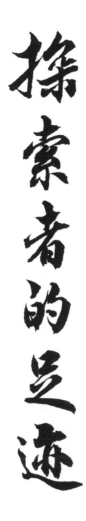

探索者的足迹

U0258387

刁承湘 ◎ 编著

復旦大學 出版社

序 一

　　研究生教育是国家培养高层次人才的顶层教育阶段。新中国成立 70 多年来,尤其是改革开放恢复研究生招生以来的 40 年,我国研究生教育坚持与国家发展、社会进步同呼吸、共命运,走过了从无到有、从小到大、从弱到强的不平凡历程,走出了具有中国特色的研究生教育发展道路;构建了具有中国特色的现代学位制度体系,实现了立足国内培养高层次人才的战略目标,形成了完整的不同层次、不同类型的研究生培养机制;建立了具有中国特色的研究生教育质量保障体系,提升了中国研究生教育的国际影响力,培养了大批高层次创新型人才,基本满足了我国改革开放对高层次人才的需求,为国家经济建设、社会发展和科技进步做出了基础性、支撑性贡献。

　　自 1978 年以来,随着研究生教育的恢复和学位制度的建立,医学研究生教育逐渐成为我国医疗事业高层次专业人才培养的主要渠道,提升了我国医疗卫生服务的整体质量和水平。尤其是 2003 年非典型肺炎大范围暴发后,医学研究生教育引起了全社会的高度关注和重视,被认为是"性命攸关的教育"。2020 年暴发的新型冠状病毒肺炎疫情,更是对我国医疗体系和能力的一次大考,也是对我国医学研究生教育改革与发展的有力鞭策。

　　医学研究生教育作为我国高等医学教育的重要组成部分,自 20 世纪 80 年代起,强有力地推动了我国医学事业向着健康有序的方向发展。特别是随着社会进步和科技发展,人们对自身健康的渴求程度进一步加深,培养什么样的医学研究生、如何培养医学研究生,才能满足日益增长的社会需求,成为医学研究生教育的首要问题。

　　刁承湘老师是医学研究生教育领域的专家,在医学研究生教育理论研究和学术实践中进行了艰辛的思考和探索。她几十年如一日,不忘初心,追求真理,坚持研究,深入实践。在学位与研究生教育研究过程中,她坚持学术思想开放,始终瞄准学位与研究生教育中的重大现实问题,或系统阐述,或发表评论,或直言议论,撰写了一批对我国学位与研究生教育理论建设及医学研究生教育改革和发展产生重要影响的学术论文。这些论文体现了刁承湘老师对学位与研究生教育科学研究和改革发展做出的艰辛探索和奉献,也折射出了我国学位与研究生教育,尤其是医学研究生教育理论研究和实践探索的历程。刁老师的精辟见解基本都反映在其学术论文之中,如今凝聚其心血的一部体大思精的著作即将面世。该著作采用论文汇编的形式,精选了著者发表过的有关论文。选文主题相对集中,主要聚焦学位与研究生教育,尤其是医学研究生教育的改革发展和研究生培养,反映了在我国学位与研究生教育发展的不同时期,刁老师对我国学位与研究生教育的所思所想,展现了一位探索者的足迹,对学位与研究生教育,尤其是医学研究生教育的改革、发展和实践具有重要的参考价值。今年适逢中国共产党成立 100 周年,也是《中华人民共和国学位条例》实施 40 周年,此著作是这位有着 50 多年党龄的老党员怀着对党的赤诚之心为建党 100 周年准备的献礼,也是对我国《学位条例》实施 40 年的美好纪念。

长风破浪会有时,直挂云帆济沧海。刁承湘老师论文集的出版为学位与研究生教育研究提供了富有价值的理论思考与实践参考,希望更多的学者关注和从事研究生教育研究,研究生教育领域的学术专著和论文不断涌现、百花齐放。

教育部原副部长
中国工程院院士

2021 年 6 月

序 二

　　展现在我们眼前的刁承湘老师的论文集——《探索者的足迹》,凝聚了刁老师从事研究生教育与管理数十年的实践、智慧与感悟,更呈现了在十年"文革"后我国研究生教育制度恢复、完善以及不断创新、改革的历史进程中,刁老师为此所做出的奉献。

　　细读刁承湘老师的每篇文章,作为原上海医科大学研究生的我,更有深切的感受。它慢慢将我带回研究生学习时代,回想起在上医攻读研究生时的一幕幕情景,仿佛又回到了刁老师的身边。我于1992年考入原上海医科大学研究生院攻读肝肿瘤外科博士研究生,至今已近三十年了,但当时的每一幕情景都还记忆犹新。刁老师作为研究生院的老师,对大家是严师,又似慈母。每一位研究生,无论是刚入学的年轻硕士生,还是已经待了3～5年的博士生,她都会不厌其烦地给学生们介绍学习、研究、生活,包括介绍院系、医院、学科情况及各导师的个性特点、成就等,以让我们尽快熟悉和了解学校和学科的情况,尽快适应新的学习环境与生活。刁老师常常来研究生宿舍看望大家,或聊天,或谈心,还会关心我们的生活和宿舍的卫生状况,更多的是将研究生教育与管理改革的情况以及她个人的思考,与我们沟通和交流,不断地灌输给我们,同时让我们谈谈关于研究生制度和当前研究生教育与管理的意见和建议。在教室和实验室里,我们也常常会看到刁老师听取同学们对课程和任课老师教学的意见的身影。从刁老师的每一篇论文中可以细细品味到她对研究生教育管理与实践的体会和结晶,这些形成了她的独到见解,是她参与研究生教育改革的真知灼见。她为我国改革开放后研究生教育与管理工作,尤其是医学学位与研究生教育作出了很大的努力和奉献,投入了其毕生的心血和智慧。1978—2001年,刁老师在研究生院工作的23年中,一批批毕业后的研究生,每每谈论到各自的成长和成就,都会不禁想起和感谢刁老师的亲切教诲和她对研究生事必躬亲的关怀。

从刁老师的论文中，我们除了看到有关研究生教育管理、制度设立、学位制度与研究生教育实践、改革等举措以外，还看到她对学位与研究生教育理论的学习与思考，更看到她注重研究生德智方面的教育。她在教育管理实践中，强调医学研究生应该是德才兼备、以德为先的人才，如此才能成为将来国家所需要的栋梁之材，她认为将来要成为一名优秀医生，更应该具备解病人之痛苦、抚病人之心灵、慰病人之不安的素质和优良品德，方可成为病人永远欢迎的良医。

今年是恢复研究生招生制度的第43年、我国《中华人民共和国学位条例》（以下简称《学位条例》）实施的第40年，一批批毕业的优秀研究生为我国的改革开放和中华民族的伟大复兴作出了巨大贡献，也成为我国科技、经济、文化、教育等各行各业的中坚力量和骨干。在中国共产党成立100周年之际，我们要感谢党中央在43年前作出的恢复研究生招生制度和40年前颁布《学位条例》的英明决策，也要特别感谢以刁承湘老师为代表的研究生教育管理和制度改革的实践者、管理者们所作出的巨大贡献。

感谢刁老师的研究生教育管理论文集让我先睹为快，也为我在当下和今后教育、培养研究生，以及医院的研究生教育和研究生毕业后的管理提供重要的理论依据和实践指导。相信本书能为广大的研究生教育管理者和研究生导师们如何教育、管理和培养研究生提供重要的借鉴和参考。

复旦大学附属中山医院院长

中国科学院院士　　　　樊　嘉

2021 年 7 月

前　言

　　我国改革开放以后,国家将"科教兴国"列为基本国策。党的十一届三中全会给我国高等教育带来的巨大变化就是恢复了我国研究生招生制度,并于 1981 年实施了学位制度。1978 年,上海第一医学院(现复旦大学上海医学院)成为我国首批硕士与博士学位授予单位,并开始招收研究生。就在这年 3 月,我服从工作需要和组织安排,离开了心爱的妇产科医院,回到校本部从事学位与研究生教育管理和研究生教育理论与实践的研究工作,一干就是 20 多年,其间由学校派送赴美国学习、考察学位与研究生教育 3 个月。为了这一钟爱的事业,我一直工作到 2001 年年满 60 周岁退休。退休后被研究生院返聘,在《上海研究生教育》编辑部工作。2001 年 11 月 16 日,"全国学位与研究生教育发展中心"成立了上海研究基地,是全国三个研究基地之一。基地设在复旦大学研究生院,主任由复旦大学分管研究生教育的副校长兼任,时任上海市学位办公室主任、复旦大学研究生院常务副院长和我担任副主任,我参与了基地的筹备、成立和成立后的各项具体工作。我在岗时曾在全国学位与研究生教育学会担任理事、常务理事、医学专业学位委员会和学术委员会委员等职,这使我在全国研究生教育学界得到锻炼,向兄弟学校学习到许多宝贵的经验,与研究生教育学界的前辈和同仁有着较多的学术交流,从他们身上也学到很多可贵的品质和工作的方法。可以这样说,我这一辈子除了读书、学习、做了近十年医生外,主要的时间和精力都奉献给了学校的研究生教育事业,努力使自己成为上医研究生成长和成才的铺路石子。

　　在这学习、实践和探索的过程中,我个人或与校领导、同事一起在有关杂志和学术论坛上发表了近百篇论文,反映了我在我国学位与研究生教育发展的不同时期,对我国学位与研究生教育的所思所想,留下了一个探索者的足迹。这是全校各级领导、全校导师、全校管理干部的经验总结,是学校的宝贵财富。

今年适逢我党建党 100 周年,我国也已实施《学位条例》40 周年,我决定将这些论文精选一部分汇编成论文集,作为一个有着 50 多年党龄的老党员为建党 100 周年准备的一份薄礼,也作为纪念我国实施《学位条例》40 年而汇编的一个探索者学习和工作的真实记录,与大家分享,便于大家集中阅读、思考、分析、探讨和提出批评。

这些文章原则上按时间次序排列,每篇文章均注明出处。言为心声,语言和文字是人与人之间、社会各群体之间沟通和交流的桥梁。有了沟通和交流,才有事业和社会的发展与进步。期待此论文集的出版,能起到抛砖引玉的作用,引起研究生教育学者的关注。热忱欢迎各位领导、同仁和朋友的批评和建议。

每篇文章都独立成篇,在汇编时未作修改,均是原文收录,难免有些重要文章的重要论点或文字会有所重复,敬请各位读者谅解。期待着与大家一起,和而不同,渐趋共识,砥砺前行!

刁承湘

2021 年 5 月

目 录

基础医学研究生教育改革途径的探讨

刁承湘　李金钟

基础医学教育是医学教育的重要组成部分。基础医学研究生教育在医学院校,尤其是重点医学院校,有着极为重要的地位。

我校基础各学科所占的比重很大,在学位授权点的数量、指导力量、研究生人数等方面均占全校的30%左右(见下表)。

	类别	全校总数	基础医学数	占百分比/%
学位授权点	硕士	45	14	31.1
	博士	26	10	38.4
导师人数(指第一导师,不包括导师小组)	硕士	239	59	25.0
	博士	41	13	31.7
1978—1985 年研究生招生人数	硕士	859	280	32.8
	博士	72	30	41.7
1978—1985 年毕业研究生人数	硕士	379	101	26.6
	博士	10	5	50.0
留校人数	硕士	224	61	27.2
	博士	9	3	33.3

几年来,在研究生的培养工作中,学校注意不断总结经验,以不断提高研究生的培养质量,对已毕业的研究生曾进行过毕业后的情况调查。1986 年初,我们又参照国务院学位委员会关于质量评估的要求,对部分基础医学学科进行了硕士学位质量的评估。本文着重讨论在评估工作中专家小组提出的一些问题,

指出基础医学研究生教育和学位授予工作中一些带有共性的方针政策问题,并进一步探讨完善和改革我国基础医学研究生教育的措施和途径。

一、 基础医学研究生教育和学位授予工作中一些带有共性的方针、政策问题

1. 关于硕士和博士学位的授予标准问题

目前,我国授予的硕士和博士学位有统一的质量标准,硕士生是按二级学科培养的。在受检点生理学专业,专家们审查了 6 名受检研究生的论文工作,并结合自己培养研究生的体会及国外的学位情况,深感我国对硕士学位论文工作的要求偏高、学制太长。生理学专业 6 名研究生的学位论文全部登载在《生理学报》上,其中一名研究生的毕业论文获 1985 年上海青年科技工作者(生理学会)优秀论文三等奖;一名研究生的毕业论文被录用为英文版《中国生理科学杂志》创刊号的第一篇文章,由于他的硕士学位论文和已发表的科学论著水平较高,在申请赴美国纽约州立大学攻读哲学博士(Ph. D)学位时以较强的竞争力获得了该校的奖学金。基础医学部中西医结合基础专业一名研究生在硕士研究生学习阶段研究"血管上的 α 型阿片受体",论文被评为 1985 年上海市科协青年优秀论文二等奖,发表后收到 82 封(16 个国家)来信索取论文单印本。专家们认为,我校目前培养的不少硕士生论文已接近博士论文水平。这种情况带来以下一些实际问题:一是影响了对硕士生的全面培养。近年来,由于过多地强调硕士论文的"创新"和"创造",要集中较多时间用于论文工作,而影响了对整个学科的全面了解,影响了对研究生教学等实际工作能力和实践环节的全面培养,尤其是对应届本科毕业生考取的硕士生进行全面培养更难些。二是由于硕士生要求偏高,对博士生的要求更高,这给博士生的实际培养工作带来困难。我校不少博士生导师常因考虑这一问题而影响招收博士生的积极性。三是不利于早出人才、快出人才。医学院校本科生学制一般是 5~6 年,甚至 8 年,硕士生 2~3 年(实际上都是 3 年),博士生又是 3 年。这样,培养一个基础医学博士从本科生算起至少也要 11~12 年。不少导师还希望本科生毕业后工作 1~2 年再当研究生。这样,时间就更长。四是由于对硕士生的要求偏高,与国外的学位不相当。

2. 关于学位课程

一是课程设置缺乏科学性和规范化。

我国的《学位条例》对学位课程的要求比较笼统,对学分制的要求更不具体。

因此,造成各培养单位对学位课程的理解和要求不一致,缺少规范化。而且在课程的结构层次安排上也不太合理。针对二级学科开设硕士生课程的指导思想不够明确,对研究方向相关的课程安排偏多,课程内容偏窄,使部分研究生的基础打得不够扎实。生理学专业受检 6 名研究生当时所选的几门课程虽是恰当的,但对生理学科范围内的知识掌握得还不够广泛,对边缘学科课程的选修不多,尤其是分子生物学的知识需进一步深入了解。

二是教学方式、教学组织形式等不适应研究生的培养要求。

目前的研究生教学中,教学方法仍是老师灌得多,启发引导少;在教学组织形式上,仍较多地沿用一个教研室开设一门课程的传统习惯,在教学内容上还不够宽广和灵活。在当今新兴学科不断出现,学科之间的互相渗透和交叉越来越多的形势下,如何开设更多的硕士生课程给学生选修? 如何加强硕士生课程与本科生课程的衔接? 如何确定结构层次比较合理的学分比例? 如何加强实验室建设,开出更多的实验课程? 如何使医学科学从生物医学模式向生物—心理—社会医学模式过渡? 这些都是需要进一步探讨的问题。

3. 关于招生对象和培养方法问题

生理学专业受检的 6 名硕士生中一名是 1967 年医学院毕业生,一名是大学本科应届毕业生,4 名是 1976 和 1977 年毕业的三年制大学生。6 人中仅一名毕业于上医,其余都毕业于其他兄弟医学院校。实践说明这 3 种不同来源的研究生有着不同的特点,各有所长,也各有所短。由于入学考试时是从 30 多名考生中择优录取的,不少人有一定的基层工作经历,入学后又经过了比较严格的训练,使各人扬长避短。因此,毕业质量比较高,用人单位普遍反映较好。

这几年来,研究生中的应届毕业生比例增加。他们精力充沛、思想活跃、思维敏捷、分心的事少,但缺少实践工作经验,独立工作和解决实际困难的能力较差。但从生理学教研室对研究生的培养来看,经过初试和复试的严格挑选,入学后全面而严格的培养,不少人成长较快。所以,我们认为本科生可以作为基础医学硕士生的招生对象,而且要注意招收兄弟院校的毕业生,这样有利于学校之间的"杂交"。但研究生的入学考试放在毕业实习阶段,这确实冲击了本科教学和毕业实习,这是需要解决的问题。优秀的在职人员录取为研究生,有较好的培养基础,有利于出好人才,但原工作单位往往卡住不放。今后除应扩大和改进委托和定向培养外,国家应采取一定的政策和措施,以鼓励和吸引更多的在职人员报考研究生。

硕士生的培养方法必须强调德、智、体全面发展,强调"三基"的严格训练,整个培养过程都必须十分重视能力的培养。基础医学研究生教学实践是不可忽视的实践环节。要注意对研究生自学能力和刻苦钻研精神的培养,要重视实践环节、动手能力的训练和对现代实验技术的掌握。目前,硕士生培养工作中,过多地强调论文的研究结果,不十分重视全面培养和撰写论文的全过程,硕士生选题有贪大求全的倾向。而且课程学习和论文工作分成了两个阶段,如何把两个阶段有机地结合起来也是值得研究的。

4. 关于培养经费问题

导师们普遍认为目前研究生的培养经费太紧,拨款方法也不完全合理。医学的研究对象是人,无论是基础医学,还是临床医学,其科研工作都需要在动物身上做试验,而绝不能把人当作试验品,这是由我国的社会主义制度所决定的。加之,很多实验都需要有较先进的设备仪器,没有实验室就无法搞科研,仪器设备不更新,科研水平也提不高。目前,实验动物都调价了,一只小白鼠需 1 元,一只大白鼠需 2 元多,一只小白兔需 10 多元,一只狗则需要 30~40 元,甚至更多。研究生的助学金标准和书费标准都提高了,而研究生的培养费用依然如故,不管文、理、医、农,都按人头拨款,这就没有考虑到各类学科研究生的特殊性。

5. 关于毕业后的培养、使用政策等问题

基础医学硕士毕业生主要应作为高校师资和科研机构的研究人员。从我们对毕业研究生的调查情况来看,他们对毕业后的培养和使用多数是满意的,有的存在专业不对口的问题(主要是分到外地的)。此外,还反映了以下一些存在的问题。

(1) 如何让他们在学术上尽快地锻炼和成长。留在上医教研室的研究生除了在校内接受严格训练和培养外,还必须创造条件让研究生参加各种学术活动。但由于经费、名额及资历等方面的限制,较少有机会参加全国性或国际性的学术会议。如何为研究生争取机会,让有所成就、有培养前途的中青年早些"出名",这是培养学术接班人中值得注意的问题。

(2) 承担教学任务和参加科研工作之间的关系。毕业以后如分配在高校任教,则首先要承担教学工作,过好教学关。从师资培养的角度来说这是完全必要的。但往往由于工作安排、实验室安排等方面的原因,科研工作不太容易继续进行。有的研究生刚毕业时对自己原来的科研课题有不少设想,但又常常难于实现。若是分到外单位则更难,有的单位根本就没有科研条件。

(3) 国内培养和出国深造的关系。目前的"出国热"不仅对在校研究生冲击大,影响国内培养的计划性和导师的积极性,而且影响毕业后的研究生。个别教

研室由于派出国缺少计划性,留下的研究生绝大多数都出国了,影响了师资结构,对各项工作的全面完成也有一定的影响。我们认为,国内培养与出国深造两者既统一,又有矛盾,必须妥善安排。硕士生和博士生主要应该立足于国内培养。国家教委对在校研究生的出国问题应有明确的规定。

二、 对完善和改革我国基础医学研究生教育的几点设想和建议

(1) 减少培养层次,缩短硕士生培养年限,明确各层次的培养目标。

目前,研究生教育分为博士、硕士和研究生班 3 个层次,研究生班学制 2 年,2 年全部读课程,不做论文,也无教学要求,这实际上相当于国外的"课程硕士"。培养方法与本科生培养如何区别? 我校尚无成熟的经验。研究生班对考生并无多大吸引力。已招的研究生班学生,思想不太稳定,担心 2 年后分配的工作单位无条件搞科研,将来就无法获得学位,等于"白读了两年书"。我们设想,研究生班可与各种教师进修班合并,作为在职高校教师的培养途径,而不要纳入研究生的培养轨道。

硕士阶段缩短为 2 年,2 年中除修完学位课程外,还需进行科研工作的培养和训练,可让学生先在教研室的各个研究室轮转工作,然后再做一个课题,写出有一定水平的论文。同时应进行教学实践的训练,采用研究生兼助教的办法,不仅可以兼任本教研室的教学,也可兼任邻近学科的教学,以拓宽知识面。总之,硕士生的培养目标应侧重于基础的扩宽,通过各种实践环节进行能力的培养,而不侧重于论文专题的深入。硕士研究生应该是"通才",而不是"专家",但要为他们将来成长为专家奠定好基础。

博士生培养阶段着重深入课题研究,以科研为主,通过论文工作取得独立从事科学研究工作的能力,在研究工作上应有创见。同时通过"渗透性"的学习方法,在硕士生基础上进行"博"的培养,2~3 年取得博士学位。

(2) 学位课程必须规范化,结构层次合理,开课方式灵活多样。

我们认为硕士学位课程应包括两类,即必修课和选修课。必修课又包括公共必修课(如政治、公共外语、专业外语,约 10 个学分),专业必修课主要是指二级学科在研究水平上的基础及专业课(包括基础理论、专业知识和实验技能),一般约 14 个学分。选修课程是指研究方向上的课程或边缘学科的课程,约 6 个学分。基础医学研究生兼任教学,并要写出心得体会,通过者也可给予学分。这样的结构层次似乎比较合理。

在教学的组织形式上,要特别重视多学科联系的联组教学(另有总结材料,这里从略)和实验课的开设。教学方法要灵活多样,应以自学讨论为主,听课为辅。课堂上重点讲科研思路和科研方法,多给资料,一般性的内容应留给学生自己看,引导学生进入学科的前沿。这样,才能为研究生今后的学习和工作打下较扎实的基础,使研究生向能想、能做、能读、能写与能认的方向发展成为"aggressive"式的人才。政治课可指定参考书,让学生自学,老师组织讨论辅导,最后写出类似论文和心得体会的文章,取得学分。

(3) 发挥高校的优势,加强基础与基础、基础与临床的联系与协作,采用多学科联合培养的办法,培养出更多的适合"四化"要求的有用人才。

随着自然科学的发展,医学各学科之间的互相渗透也十分明显,某一专题研究常常需要组织多学科共同攻关,某一科研成果的获得往往需要多方面的协作和配合。所以,研究生的培养,尤其是博士研究生的培养,采用多学科联合培养的方式,培养跨学科的有用人才,应引起足够重视。高等学校还可采用与科研机构、生产单位联合培养的方式,以培养更多的"四化"建设人才。研究生管理部门应在这种横向联系工作中起协调作用,上级领导部门应在经费等方面给予关心和支持。

基础医学的研究生有一部分可与临床共同培养。这样的研究生可参加一定的临床工作,着重进行临床基础理论的研究,如临床药理学、临床微生物学、临床生理学等。重点医学院校的临床研究迫切需要这方面的人才。

(4) 发挥重点高校的工作母机作用,加强研究生院的建设,不同规格的学校培养不同层次的人才。

党中央关于教育体制改革的决定中提出多层次、多种规格培养高级专门人才,这是完全正确的,是就全国进行宏观指导而言的。重点高校,尤其是首批建立研究生院的重点高校,必须把培养研究生提高到与本科生并重的地位,要办出特色和水平。这些高校一般都拥有较多的博士授权点,我们认为凡有博士授权点的学科、专业应重点培养博士,把硕士与博士阶段变为"连贯制",采用资格考试进行淘汰,同时可接受无博士授予权的单位推荐优秀硕士生攻读博士学位,也可接受委托定向培养,为边远地区培养高层次的人才。

国家教委应给已建立研究生院的高校一定的投资,解决目前研究生院既无资金,又无设备的状况,以适应研究生教育事业发展的需要。在已成立研究生院的重点高校中,研究生与本科生并重的指导思想,国家教委应有明文规定。如何体现"并重",又如何贯彻"并重",这是关系到研究生院的发展方向问题,应给予充分重视。

参考文献

［1］教育部研究生教育与学位制度考察组.关于英法和瑞典研究生教育和学位制度的考察报告［J］.学位与研究生教育,1985(3)：82－92.

［2］北京钢铁学院赴美、加考察组.美国、加拿大九所大学的研究生教育［J］.学位与研究生教育,1985(3)：93－97.

［3］孙志毅.谢少文等专家教授提出关于改革研究生培养制度的若干建议［J］.学位与研究生教育,1985(4)：9、32.

(原载《医学教育》1987 年第 1 期)

对研究生实行筛选制的几点认识

刁承湘

一、 引进竞争机制，实行筛选制，是培养创造性人才、增强研究生成才动力的需要

从某种意义上说，世界范围内经济及科学技术的竞争，就是人才的竞争。20世纪 80 年代我国年轻的研究生正赶上这一时代。同时，我国现代化建设也给他们提出了艰巨的任务。他们应该迎接挑战，敢于竞争，成为时代的强者。因此，必须在培养工作中增强研究生的竞争意识，引进竞争机制，才能使大批富有创新精神的人才脱颖而出。

研究生入学后，绝大多数人是勤奋学习、积极上进的，但也有一部分研究生学习目的不够明确，学习欠刻苦；也有人认为考上研究生"准能毕业，稳拿学位"。造成这一现状，原因是多方面的，有思想教育不够的问题，也有管理制度不严的问题。而缺乏竞争，没有坚持筛选与淘汰也是原因之一。最近 2 年，一些导师反映，有的研究生常这样问老师："我的工作做到这样的程度可以通过答辩吗?"言下之意，若能通过答辩就不想再作深入研究，因为论文做得再好，也是拿一样的学位，拿一样的工资。研究生培养工作中的这些弊端，直接抑制了学生创造能力的发挥。我们很难期望在这种长期缺乏竞争气氛的环境中能培养出富有创造性、具有竞争能力的人才。

因此，在研究生教育中，必须引进竞争机制，坚持筛选和淘汰，在提高普遍水平的基础上，促进优秀人才的成长，淘汰不合格的学生。这是培养创造性人才的需要，也是促进研究生成才的动力。

二、 对研究生的筛选和淘汰应贯穿于培养的全过程

研究生的知识水平、科研能力和人才素质等情况,可通过考试和日常工作表现出来。这是对他们进行筛选的依据。在把好研究生招生入学质量关后,研究生在校学习期间,导师和各级领导应加强对研究生的培养和考察。研究生管理部门在加强各教学环节管理的同时,还必须建立规章制度,使筛选有章可循。近几年来,我校根据国家有关条例及规定,结合我校的实际情况,制订了一系列规章制度。根据这些规定,我校从 1984 年起试行优秀硕士生提前攻读博士学位,先后选拔了 40 名优秀硕士生提前攻读博士学位。另一方面,在 1980—1987 年先后处理了 17 名硕士研究生、3 名博士研究生。

1. 把好研究生招生入学的质量关

我校在研究生录取工作中严格执行录取标准和政治审查,加强复试,注重对学生的心理素质、学习目的和实际工作能力的了解。对已被录取的研究生在注册前进行体检复查和政治复核。1982 年,2 名新生因体检复查不合格,被取消了入学资格。1987 年,一名新生未办入学手续即做出了违反校纪校规的事,经校长批准被取消了入学资格。

2. 在思想品德方面必须坚持高标准、严要求

我国是社会主义国家,培养的研究生不仅业务质量要高,而且思想品德要好。作为医学院校的研究生还必须具有良好的医德。因此,我校对思想品德、科研道德和医德方面存在问题的研究生,除进行严肃的思想教育外,还根据其错误情节的轻重和认识态度的好坏,给予各种处分,实行必要的淘汰。迄今为止,因这方面问题被退学的有 4 名,给予行政记过处分的有 1 名,给予警告处分的有 2 名,毕业后已授学位又被撤销学位的有 2 名。对这些学生的处理,既教育了本人,也教育了大家;既严肃了校纪,也维护了我国学位制度的声誉,在导师和研究生中引起了较好的反响。

3. 加强学籍管理,实行优升劣汰

我校制订的各项规章制度,其基本精神就是通过严格的管理,鼓励优秀者上进,淘汰德、智、体方面不宜继续培养者,以保证培养质量的普遍提高。

根据这些规定,我校每年都选拔 10 多名优秀硕士生参加博士生入学考试,合格者提前攻读博士学位。另一方面,对不合格的学生进行处理,直至中止学习。一名硕士生因考试作弊受到警告处分,该门课程考试作零分处理。一名博

士生,在论文工作期间动手能力差、科研素质不好,虽经多方帮助,进步不大,不宜继续培养而中止学习,按硕士生结业重新分配工作。学分制试行办法除规定硕士生修满规定的学分外,为衡量学生的学习质量实行了"绩点制",规定必修课平均绩点在 2.0 以下者不得授予学位。

4. 坚持学位授予标准

能否授予学位,论文固然是重要的衡量标准,但又不是唯一标准,还必须从学位课程、教学能力、品行表现等方面综合考虑,防止"一篇论文定学位"的倾向。我校根据学位条例的规定,先后有 5 名硕士生未授予学位。其中一名因两门课程不及格而未授予学位;两名同等学力者因未按规定补学有关本科生课程而未授予学位;还有一名因科研能力、教学能力较差,学位论文收集例数太少未授予学位,但允许其在一年内补充、完善实验工作,根据其工作成果,可以再申请一次论文答辩。这些做法,对保证学位授予质量起到了积极的作用。

总之,对研究生的筛选应贯穿于从招生到毕业的整个过程,随时发现问题,随时加以处理,研究生在哪个节不合格就在哪个环节给予淘汰。

三、统一认识,是对研究生实行筛选的重要保证

要真正进行筛选和淘汰,会遇到不少困难和阻力。一是提起筛选,好像就意味着淘汰差生,而忽视了竞争的另一方面——鼓励上进者。二是社会上对被淘汰的研究生存在偏见,一提起是退学、受过处分的研究生或是未获得学位的毕业研究生,有的同志和单位马上认为是"处理品",不太乐于接受。三是一些领导和管理人员,担心处理一个人,会招来一大堆麻烦。四是有些导师把自己和学生"捆在一起",担心自己的研究生被淘汰了,别人会认为是自己的水平低,培养得不好,有的甚至帮研究生说情。因此,要真正做到筛选,必须统一认识。

第一,必须明确筛选的目的,一是鼓励优秀学生冒尖,为拔尖人才成长创造条件;二是淘汰差的、不合格的学生;三是促进研究生普遍水平的提高。

第二,对被淘汰的学生要有一个正确的认识,不应歧视,要合理安排工作。只要我们引导和使用得当,他们同样可以为"四化"出力。

第三,要使大家认识到,从严治校、严谨治学、培养品学兼优的学生是学校各级领导、全体教师和管理人员的光荣职责。研究生入学后能否学好,能否取得学位,主要取决于研究生本人的素质和努力,导师和任课教师尽了自己的责任,就要敢于坚持标准、严格要求、实事求是。

第四,要造成一种社会舆论,研究生因思想品德、业务学习或健康状况不合格而被淘汰,这是理所当然的。处理不合格的学生是学校的权利,社会各方面应给予理解、支持和配合。

四、 重视思想教育,营造竞争环境,制定配套政策,保证筛选工作的顺利进行

现在在校的硕士生大多是 30 岁以下的青年,他们中的绝大多数是好的和比较好的,因思想品德、业务学习或健康状况等原因而被淘汰的,总是少数。即使是被淘汰的学生,我们仍应从关心青年一代出发,认真做好思想工作。我校对受过处分的研究生,研究生院领导、各单位领导和导师,都从思想上给予严肃的批评和热情的帮助。经过教育,有的学生表示要吸取教训,痛改前非,接受学校的处理。考虑到这些学生还年轻,犯错误的原因也是多方面的,在他们对自己的错误有了较深刻的认识后,根据其错误情节和本人的认识态度,组织处理可以相对宽一些,这样更有利于他们今后的成长。

要努力创造一个促进人才成长的竞争环境,让更多的创造性人才脱颖而出。导师要善于发现人才,提倡学术民主,鼓励学生"青出于蓝而胜于蓝"。对有特殊科研才能的学生,学校可以设立科研奖励基金,以鼓励他们完成更高水平的科研论文。在学制和毕业分配上不要一刀切,优秀学生达到培养要求后可提前答辩和分配,要允许优秀毕业研究生挑选条件好的工作单位。

在实行研究生筛选制度时,国家应制定配套政策。例如,对冒尖人才要有鼓励措施,对被淘汰学生的出路和待遇应作出明确规定。我国已恢复研究生制度十年,但至今没有一个正式的、全国统一的学籍管理办法,这给实际工作带来了困难。我们建议国家教委要尽快制定研究生学籍管理的法规,以利于宏观控制和指导。如果没有配套的政策和措施,筛选和淘汰制度就难以执行和坚持。

(原载《学位与研究生教育》1989 年第 6 期)

临床医学博士研究生培养工作的发展与启示

刁承湘　姚　泰

　　1978 年恢复研究生教育制度及 1981 年实施学位制度以来,医学类学位与研究生教育发展较快,取得了很大的成绩。但在临床医学研究生的培养上还存在一些问题,需要进一步研究、解决。例如,在临床医学研究生的培养过程中,在一定程度上偏重科学研究能力的训练和学位课程的学习,对临床技能的训练重视不够,毕业后对工作的适应能力不够理想;硕士生和博士生的培养截然划分为两个独立的培养阶段,培养周期过长,难以统筹安排系统、连续的临床工作能力训练。为此,卫生部从 1982 年起即着手研究临床医学高层次人才的培养途径,探讨临床医学研究生教育制度的改革方案。1983 年底,卫生部与教育部联合发布了《关于培养临床医学硕士、博士学位研究生的试行办法》,并在北京医科大学、协和医科大学和上海医科大学试行。此后,卫生部又组织专家组,对临床医学研究生的培养问题进行研究,广泛听取各方面的意见,制定了《培养医学博士(临床医学)研究生的试行办法》(以下简称《试行办法》),经国务院学位委员会、国家教育委员会、卫生部审核通过,于 1986 年正式下达试行。这是临床医学研究生教育制度改革的一大进展。

　　现在,全国已有 30 多所医学院校试行这一培养制度。北京医科大学、协和医科大学和上海医科大学招收的第一批临床医学博士生已先后有 30 多人毕业。这一制度的试行引起了越来越多的领导和临床医学专家的关注。

　　从 1984 年以来.我校共有 17 个临床专业招收了临床医学研究生 312 人,其中 101 人进入了第二阶段学习。我校首批培养的临床医学博士生,已有 12 人通过了毕业考试和论文答辩。

　　1989 年 4 月,卫生部组织了 28 名临床医学专家对我校首批临床医学博士生的培养质量进行了检查和评估。在检查过程中,专家们亲自参加了 4 名临床医学博士生的临床能力考试和论文答辩,实地考察了我校的培养条件,分别召开了研究生和导师座谈会。通过检查评估,专家们认为,这次进行能力考试和论文答辩的 4 名临床医学博士生具有良好的医德医风,有为祖国社会主义建设和临床医学事业献身的精神。业务考核表明,他们对基础知识掌握得比较扎实,知识面广,具有一定的教学和科研能力,掌握了一门外国语,能独立处理本学科的疑难病证,均已基本上达到了主治医师的水平。我校 1988 年底毕业的 8 名临床医学博士生(其中有 2 名外国留学生)也是符合原定培养目标的,他们已具备成为优秀的临床、科研结合型人才的条件。专家们根据在我校检查的初步结果,一致认为培养临床医学博士生这一途径是可行的。

培养临床医学高层次专门人才的初步实践,给了我们几点有益的启示。

(1) 临床医学博士研究生的培养应紧紧围绕着三种能力的训练。

第一,按照我国传统的培养住院医师的方式培养学生的临床医疗能力,实行分阶段连续培养。第一阶段可让学生在本专业各科室轮换学习,达到一般住院医师的规定水平。第二阶段,按照对有经验住院医师的要求进行培养,并让学生接受不少于半年的总住院医师的训练和不少于 1 年的专科训练。这样,在 4～5 年内,研究生的临床工作能力可达到主治医师的水平。第二,要求临床医学博士生指导实习医师和一般住院医师工作,以培养博士生的临床带教能力。第三,通过阅读文献、撰写文献综述、收集科研资料、分析研究结果以及完成毕业论文等科研基本功的训练,培养博士生的科研能力。在这三方面能力的培训中,应特别注重临床医疗和临床思维能力的培养。在科研训练方面,则强调培养科研思维能力和研究方法,为以后独立开展科研工作打下基础,而不过分强调做出创造性的研究成果。

根据《学位条例》的要求,临床医学博士生需修完规定的学位课程。我校根据临床医学研究生的特点,用 4 个月的时间让学生集中学习公共必修课、基础课和专业基础课以及科研方法学课程,分散学习专业课,鼓励学生自学大量文献资料。这样,可使临床医学博士生的基础理论较扎实,知识面较宽,符合《学位条例》所规定的"具有坚实宽广的基础理论和系统深入的专门知识"的要求。

我们坚持《试行办法》所规定的培养目标,切实抓紧培养计划的落实,使大多数临床医学博士生的临床工作能力达到本科同年毕业医师的水平,而科研能力、外语水平、知识结构则优于本科同年毕业医师。因此,在条件较好的教学医院,通过这种培养方式对临床医学研究生进行严格的训练,完全有可能为临床不断输送能独立承担医、教、研任务的高层次专门人才。

（2）实行双向选择，提高培养质量。

《试行办法》规定，第一阶段培养结束时进行中期考核筛选。学习成绩差、业务能力低或医德不合格者，应终止学习，作为第一阶段结业，另行分配工作。学习成绩、业务水平一般者，继续学习1年，进行临床训练和完成科研课题。通过答辩者可授予临床医学硕士学位。各方面都较优秀者则进入第二阶段，即临床医学博士生培养阶段。第二阶段结束时，最优秀者通过毕业考试和论文答辩，获得医学博士（临床医学）学位，将有可能成为教学医院临床学科的师资，部分学生获得博士学位后将分配到有关医疗单位，担任临床医师。还有部分研究生经毕业考试和论文答辩后，答辩委员会专家认为未能达到临床医学博士学位水平，则授予临床医学硕士学位。

在临床医学博士生的整个培养过程中既有动力，又有压力。

学生在报考临床医学博士研究生时，要选导师、选专业、选单位；而入学考试、复试都特别注重临床医疗和临床思维能力的考察。在入学后的各种考试、考核、答辩和毕业分配，则是导师、医院选择学生。这种双向选择激发了师生双方的积极性，密切了师生关系，促进了学科梯队的建设，同时给医院人事制度改革提供了新的模式，对促进人才交流也有积极的意义。

（3）通过导师的主导作用和学科集体培养临床医学博士，建立健全多层次的管理。

临床医学研究生在各科室轮换频繁，完成论文的时间分散，导师不可能跟着学生转。要保证培养质量，必须采用多层次的管理体制。导师起主导作用，负责检查、指导学生完成学习计划和论文写作。导师要特别注意学生医德医风的培养。教研室主任全面领导，检查督促，组织专业课的学习、考核与考试；教研室秘书协助主任完成各项具体工作。病房主治医师和其他医护人员具体负责临床带教，是临床带教的主要力量。实验室研究人员和技术人员要支持研究生的课题研究。各级领导重视，有关人员在各个层次上分工合作，重视学科的整体建设与提高，这对保证临床医学博士生的培养质量至关重要。

（4）将研究生推上工作第一线，委以重任，放手让他们在实际工作中锻炼。

在临床工作上压担子，条件许可时让研究生多管床位；担任总住院医师期间，可负责院内外会诊；可派他们短期出国，学习操作先进的仪器设备，要鼓励研究生以自己的论文参加国内外学术会议；可让他们参加接待国外学者，担任学术翻译；当研究生在业务上达到一定水平时，可提前安排担任总住院医师或代理主治医师工作。这些行之有效的措施促进了人才的快速成长。

临床医学博士研究生的培养还处在探索阶段，《试行办法》还需在实践中不断完善，试行中遇到的问题也还有待深入探讨并加以解决。

（1）进一步明确培养目标和培养方法。

对临床医学博士生在医疗和教学方面的要求，经过这几年的摸索，已比较具体和明确，但对科研论文和学位课程的要求不够明确和具体。检查组的专家们认为，对临床医学博士生论文的基本要求可以包括以下 4 点：①选题要紧密结合临床实际；②结果对临床有实际应用价值；③通过完成科研课题，使博士生得到科研能力和科研方法的训练；④临床观察分析和实验室工作不硬划界线，应根据主客观需要和可能决定，学位课程的要求、学习内容与培养方法应逐步规范化。

（2）必须理顺临床医学研究生培养制度、住院医师、进修医师制度及本科教育试行的七年制教育制度这几方面的关系。

学校的附属医院同时承担这几种不同规格和要求的临床专门人才培养任务，在临床安排、手术机会、管理带教等方面都会出现困难。

（3）目前，临床方面的博士生导师数量较少、年龄偏高。我们希望在第 4 批学位申报审批博士生导师时考虑培养临床医学博士的需要，在临床博士点学科内多增加一些中年临床医学专家为博士生导师。

（原载《中国电力教育》1989 年第 1 期）

第一代外国临床医学博士在这里成长

刁承湘

　　1984年初,两位苏丹留学生——艾布白克尔和巴黑特,在大学本科毕业回国工作了2年后又回到自己的母校——上海医科大学,攻读临床医学博士学位。他们分别在著名外科学专家吴肇光教授和妇产科学专家张惜阴教授的指导下,被培养成为我国第一代外国临床医学博士。

　　冬去春来,几度春秋。5年来,上海医科大学为他们的成长作了怎样的探索和尝试? 两位留学生在这里的学习、生活情况如何? 在此我们向大家作一真实的报告。

一、 为了过好汉语关

　　艾布白克尔和巴黑特两位医师曾在我校读完医本科,可以称得上"中国通"了。但是,在学位课程学习阶段,要跟上进度,听懂每一门课程,记好课堂笔记,阅读中文资料,困难还是不小的。为了帮助他们克服困难,医学统计学的任课辅导老师多次来到他们的住处,一次又一次地给他们个别辅导,直到他们弄懂为止。其他课程的学习也都要为他们"开小灶"。经过多方面、多途径的努力,加上他们自己的刻苦学习,他们终于顺利地通过了规定的学位课程考试。

　　课程学习结束后,他们就来到医院接受严格的临床训练。根据我校制订的临床医学研究生培养方案,第一阶段要从体格检查、书写病史开始训练。这对外国留学生来说也是难关。听懂中国话虽无大问题,但要写好一份病史,总得花上好几个小时。有一次我们去病房看望巴黑特医师,他正在将病人的各种化验报告整齐地贴在病史的附页上,并准备写病程记录。巴医师苦恼地要求说:"我每天要花很多时间做这些工作,我写中国字的速度很慢,能不能允许我少写些病史。"导师张惜阴教授没有同意他的要求,而是让他像中国学生一样,从最基本的训练做起。

汉语文字方面的困难要数撰写毕业论文了。1988年下半年,他们着手整理科研资料,撰写毕业论文,两位留学生不约而同地向导师提出用英文撰写毕业论文的要求。吴肇光教授同意艾医师先用英文写成初稿,吴教授花了几天时间仔细地为他作了修改,然后让他再译成中文,导师再次修改,经过几次反复,一份中文的毕业论文写成了。巴黑特医师克服了不少困难,也用中文写好了毕业论文,但是"外国人写中文,使人看不懂",导师为他修改了六七遍,教研室还组织专家为他的论文"集体会诊",认真审查,最后才算定稿。巴医师感激地说:"写论文不仅提高了我的中文水平,也提高了我的妇产科专业水平。"

二、 赢得病人的信任和爱戴

两位外国留学生在我校学习期间,以他们认真负责的服务态度和较好的医疗技术,赢得了病人的信任和爱戴。

每天清晨,其他医师尚未开始上班,艾医师已来到病房,为病人换药,询问病人的病情。经他收治的不少病人都说:"这位外国医师真好。"在中国,一般妇女都不愿意找男的妇产科医师看病,当然更忌讳让一位外国男医师检查了。刚安排巴医师看门诊时,导师和妇产科医院的领导都担心病人不愿意让巴医师诊治,专门请了一名高年医师带他。由于巴医师虚心学习,对病人体贴耐心,检查认真仔细,病人也就愿意找他看病了。

5年来,两位留学生工作责任心强,认真负责,没有出过任何医疗事故。一次,妇产科医院门诊来了一位急腹痛病人,面色苍白,血压偏低,巴医师详细询问了病史,并作了认真检查,在上级医师不在的情况下,他果断地作出"宫外孕"的诊断,并立即为病人作了剖宫产探查手术。手术证明了他的诊断是正确的,病人也转危为安。病人和家属都一再感谢和称赞巴医师。

在临床实际工作中,他们赢得了病人的信任和爱戴!

三、 导师们的心血

研究生的成长离不开导师的辛勤栽培。为了将两位留学生培养成临床高级专门人才,中山医院和妇产科医院根据留学生的具体情况,同时考虑到他们回国后的工作需要,在医疗、教学及科研等方面作了全面的安排。

在临床技能训练方面,导师全面负责,指定主治医师以上的专门人员带教。艾布白克尔从进入临床工作起,就由外科副主任吴光汉副教授亲自带教,从外科手术的消毒、切开、缝合、修补、阑尾切除等基本操作教起,循序渐进,逐步放手。刚开始时艾医师非常着急,担心这样下去学不到技术,回去不会开刀。吴教授知道他的这一心情后笑着说:"别着急,什么时候该放手做什么样的手术,我心中自有打算,现在最重要的是打好基础,练好基本功。"艾医师遵循导师的教导,认真对待每一个病例,仔细做好每一次手术。4年多来,由于导师们辛勤指导和严格要求,艾医师能正确地诊治外科常见病和一般疑难病例,而且还能独立施行胃部大切除术、总胆管切开、胆囊切除、乳房根治等比较复杂的手术,较好地处理外科急症及常见术后并发症,临床工作能力初步达到普外科低年主治医师的水平。

妇产科专业的巴医师每轮转到一个科室或病房,都有一位相对固定的主治医师负责带教,这不仅使他的临床医疗水平进步很快,而且在医疗专门技术上也得到很大提高。张惜阴教授擅长作腹腔镜检查,巴医师师从于张教授,学到了这方面的专门技术,3年中他做了100多例腹腔镜检查,无一例事故。妇产科医院举办全国性腹腔镜学习班,巴医师作为学习班的带教老师之一为学员们示教,具体带他们操作,受到学员们的赞扬。

为了使两位留学生在我国学习期间得到一定的科研能力训练,他们在导师的指导下,较早地选择了科研课题。选题时,巴医师向导师提出:"我们国内不孕症的病人较多,我希望寻求一种简单易行的诊断方法,以便回国后能用上。"导师张教授尊重巴医师的意见,爱惜他的这种学习积极性,经反复商量,选择了"腹腔镜用于不孕症的探讨"作为科研课题。巴黑特在临床工作中收集病例,整理资料,完成了毕业论文。在巴医师和艾医师的毕业论文答辩会上,答辩委员会的专家们一致认为,他们的选题来自临床实际,研究结果又对临床有一定的实际应用价值。

5年的努力,换来了硕果。1988年12月28日和1989年1月4日,巴黑特和艾布白克尔分别通过了毕业能力考试和论文答辩。校学位评定委员会审核了他们的临床能力和科研论文,决定授予他们医学博士(临床医学)学位。

1989年3月25日,上海医科大学召开了隆重的外国留学博士毕业典礼及学位授予仪式,校长汤钊猷教授向身穿博士服、头戴博士帽的艾布白克尔和巴黑特颁发了毕业证书和学位证书。艾布白克尔和巴黑特感谢学校对他们的精心培养,他们说:"学位只是一种形式,本领才是根本。"他们决心要为学校争气,用自己的双手筑起"中国—苏丹"两国之间的桥梁。

两位苏丹留学生带着学校的重托回国了,我国培养的第一代外国临床医学博士将在苏丹的国土上不断成长。

（原载《学位与研究生教育》1990 年第 3 期）

研究生教育管理的实践与思考

刁承湘

我 1978 年开始从事学位与研究生教育管理工作，12 年来，在这岗位上通过学习、实践、再学习，摸索了一些管理方法，有一些初步的工作体会，现将自己对研究生教育管理的实践和思考写出来，以求同仁指教。

一、 实践的启示

（1）明确管理目标，建立规章制度，是做好管理工作的前提。

研究生教育管理工作的总目标，就是贯彻执行我国关于学位与研究生教育的方针、政策，不断提高教育质量，保证培养出政治思想和业务能力全面合格的高级专门人才，在实践探索中建设具有中国特色的学位与研究生教育制度。研究生教育管理工作者的一切活动都应为着实现这一总目标而进行。

因此，管理干部首先要用心学习有关学位与研究生教育的法规，领会其精神实质，明确其目的、要求，并结合本校实际情况，根据现代管理理论，拟订一整套可遵循的规章制度，作为研究生教育和管理活动的依据和行为规范，以保证最后达到管理目标的实现。

我所分管的培养和学位工作，从管理系统的角度，又可分为计划管理、组织管理、质量管理及档案管理等方面，其中质量管理是整个管理工作的核心。这些年来紧紧围绕这些方面的管理，我们制订了一系列规章制度，其中有些是属于执行我国的学位条例及有关上级部门的规定而制订的，有的是根据上级精神结合我校的实际情况作出的规定。我们将这些资料汇编成册，发给全体导师和研究生管理干部，使我校的研究生教育管理工作有章可循。

（2）深入实际、了解情况、协调关系、解决问题，是管理干部必须遵循的基本工作方法。

一些管理学家将管理者的基本功能划分为"规划、组织、任用、领导及控制"，这 5 个方面都离不开对实际情况的了解。国外将管理者（尤其是领导者）的责任归纳为 6 个"W"（即 what、who、why、where、when、which），其实质就是解决一系列的"为什么"。而要了解和回答这些"为什么"，首先必须了解情况。管理干部不能把自己的工作局限在办公室，要走下去，深入到基层。我与办公室的同志经常参加研究生的开题报告，了解研究生的选题情况及可能遇到的困难；旁听研究生的论文答辩，了解研究生的论文质量；列席临床医学研究生的临床能力考试，研究如何改进考核办法，发现培养工作中的问题；到研究生的课堂听课，了解课程教学情况⋯⋯我还利用一切与研究生可能接触的机会，了解他们的思想、学习和生活情况。

这样做的好处是：①增加管理信息量，为回答"为什么"提供依据，减少工作中的盲目性；②总结基层单位的经验，及时加以推广；③发现问题，及时通报，当好领导的耳目；④协调各部门各单位的关系，解决导师和研究生实际工作问题。

（3）在管理工作中将"管理、服务和育人"结合起来，是研究生教育管理工作的根本宗旨、出发点和归宿。

我们的服务对象是导师和研究生，管理工作者应该全心全意为他们服务。育人是高校各项工作的核心，研究生的特殊作用和地位更要求我们管理干部必须把育人放到战略地位去认识。近几年来，我比较重视将"管理、服务和育人"结合起来，具体做法是：①将业务管理工作与思想教育工作结合起来。如结合教学和学位管理对研究生进行学习目的和学习态度的教育，结合学籍管理对研究生进行校纪校风教育，对要求退学及与国外联合培养的博士生进行爱国主义教育。②在服务育人中将思想工作与解决实际问题结合起来。研究生常将研究生院当作"娘家"，遇到困难常来找我们，我一方面给他们讲清科研工作、临床工作的艰苦性，要有吃苦的思想准备，同时也依靠基层领导，协助解决研究生的实际问题和困难。③管理育人要动之以情，晓之以理。管理工作是做人的工作，就得了解人、理解人，只有感情相通了，道理才听得进，思想工作才能奏效。④在服务和管理工作中，管理干部要尊重导师，热爱学生。对导师要热情、尊重和耐心，对学生要关心、爱护和引导。

（4）加强学习和研究，是管理干部不断进取的源泉和动力。

研究生教育管理是高等教育学和管理科学的综合性应用学科，对我这样一个医生转行搞管理工作的人来说,要适应管理工作的需要,唯一的办法是学习。首先是向管理工作的老前辈学习,向周围的同事学习,向兄弟学校的同行学习。我还将每次外出学习或开会都看成学习和提高的机会,接待兄弟学校来访,也注意学习兄弟学校的经验。二是向书本学习。我感到,一个研究生教育管理干部需要学习的东西实在太多了,我们现在的工作情况不允许脱产学习,而主要依靠在职学习。因此,这些年来,我将大部分业余时间及节假日用于学习,自学了《高等教育学》《大学管理概论》《医学科学研究方法入门》《现代教育思想引论》《论智能培养》等书的有关章节,并将有关研究生教育的杂志当作良师益友。学习对提高管理工作的认识,适应工作的需要,无疑起着潜在的作用。

结合工作,不断研究和总结,这是比较有效的学习方法。十几年来,我逐步养成了一种习惯,做一段工作及时回顾与总结,想一想,写一写,结合实际学习马列主义基本理论和有关研究生教育的方针政策,使基本立论符合社会主义方向。我先后在《学位与研究生教育》《中国高等教育》《医学教育》《上海研究生教育》等杂志上发表文章 20 篇。这些文章紧密结合自己的工作,内容涉及课程建设、博士生培养、临床医学研究生培养、基础医学研究生教育改革、研究生筛选制、研究生思想工作等方面。管理干部也应像高校教师一样以严谨的治学态度和缜密的思路来对待教学管理工作,做到以工作带动研究,以研究促进工作,不断提高管理水平与工作效率。

二、 对研究生教育管理的思考

思考之一,提高研究生管理干部的教育理论和管理理论水平迫在眉睫。

我校各级研究生管理干部以医学院校毕业的业务型干部转行干此工作的居多。尽管我们这些同志都有把工作做好的强烈愿望,但由于缺乏教育科学和管理科学的理论素养,我们的管理水平基本上都仍处于经验管理阶段,往往比较习惯于根据上级指示和已有的规范,就事论事地解决问题,"经验"也往往容易停留在感性阶段。这一现状必然限制了我们管理水平的进一步提高,进而也会影响研究生教育的进一步发展。面对这一现实,我们管理干部固然应该抓紧时机学习,同时我们也希望学校和各级领导采取切实措施加强管理干部的教育,提高管理干部的理论水平。

思考之二,必须重视对研究生教育管理科学的研究。

研究生教育管理工作是我们组织研究生教育活动正常进行的最基本手段。

它是一种特定形态的生产力。研究生教育管理的优劣,是关系到研究生教育能否生存和发展的大事。因此,加强对研究生教育管理科学的研究,将加深我们对研究生教育一系列问题的认识,提高管理水平,推动研究生教育事业的发展。

现在,国务院学位委员会、国家教委已重视对研究生教育的研究,并下达了一些研究课题。但我们每个培养研究生的单位难以把研究工作放到应有的位置。管理人员忙于应付日常事务性的工作,很少有时间作些深入的调查和认真的分析,写出的论文也多是工作总结性质的,缺乏有事实、有分析、有理论的高水平研究论文。导师也很少有时间考虑这方面的研究。各单位怎样组织起一支不脱产的研究队伍,如何结合工作开展研究生管理科学的研究,如何使我们培养出来的研究生走与工农相结合的道路,如何使管理工作科学化,这是摆在我们面前的重大研究课题。

思考之三,优化管理队伍,重视研究生管理干部岗位知识、工作能力的培训,提高管理水平和工作效率。

研究生教育管理人员要有合理的知识结构、专业结构和年龄结构。他们必须热爱研究生教育事业,忠于职守;他们最好来自不同的专业、具有较广泛的学科和专业知识,熟悉或掌握计算机管理;他们还必须具有较强的管理和组织工作能力以及良好的工作作风;在年龄结构上应该是老、中、青结合。

由于种种客观原因和世俗的偏见,管理工作和管理干部至今仍未被人们所重视。因此,管理干部后继乏人已是个大问题,哪里还谈得上优化队伍呢!管理人员来了就干,根本就没有岗前培训。长此下去,管理水平从何提高!

思考之四,研究生教育发展的关键时刻,管理工作应采取怎样的对策?

我认为,研究生教育目前处于一个关键时刻,管理工作也面临许多新问题和难题。

研究生的培养质量是研究生教育的命根子,而现在一些客观因素对保证培养质量是不利的。例如,"出国热"使高校师资(尤其是重点大学)受到很大冲击,给研究生开课带来影响,有的课程因任课教师出国未归而停开;研究生科研经费不足,研究生学习积极性下降,使导师培养研究生的积极性受到阻抑;研究生招生制度的改革,在职人员的比例扩大了,培养工作如何适应这一形势;研究生生源(尤其是博士生)不足,考生素质呈下降趋势,入学后如何培养以保证质量;社会不良风气有向学术界蔓延的趋势,研究生论文答辩如何确保质量;学籍管理和各项规章制度失去以往的权威性,有的学生我行我素,甚至钻学籍管理的空子……这些都是我们必须面对现实和迫切需要解决的问题。

现在,社会大环境正日益向健康稳定的方向发展,这为学校小环境的治理整顿创造了有利条件。研究生管理工作应重视这些现实问题的研究,采取对策,使研究生教育不断健康发展。

(原载《学位与研究生教育》1991 年第 3 期)

美国的博士生教育

刁承湘

　　笔者曾利用在美国学习考察的机会,详细了解了美国的学位与研究生教育情况,直接参加了一些大学的研究生教育活动。本文就考察中了解的信息,谈谈美国博士研究生教育的过程和特点,希望对我国的博士研究生教育有所帮助。美国的博士学位是大学或学院授予的最高学位。一些名牌大学的研究生院将博士研究生的招生和培养工作放在首位,因为博士研究生的数量和质量往往代表了学校的学术水平和地位。博士学位包括研究型博士学位和专业型博士学位两种类型。

一、 研究型博士学位

　　研究型博士学位(research doctorate)是一种学术理论研究型的学位,无论哪一学科获得该学位者均称为哲学博士(Ph.D)。我所考察的 10 所大学各自形成了规范化、科学化的培养制度和训练方式。尽管各个学校的计划并不完全一致,但其总的培养过程、训练方法等基本一致。

　　1. 招生与录取

　　申请攻读哲学博士的学生需提供以下资料:GRE 成绩(外国学生还需提供TOFEL 成绩)、2 或 3 封专家推荐信、学生自我介绍和说明(着重介绍自己的知识与能力背景、攻读该专业的目的及动力)、大学学习成绩。

　　研究生院将以上材料转给各学科。各系或学院设有招生委员会,负责审查这些材料,并对申请表的内容逐项进行评分,然后按评分高低和录取人数的比例发通知给申请者,通知其来校面试。以耶鲁大学为例,面试的内容包括两方面:①导师与学生见面,交谈随便,涉及面广泛,着重了解学生的反应是否灵敏、有无好奇心、科学素养如何,对专业方面的内容并不过多地提问;②用 3 天时间让申请者与老的研究生一起生活和工作,使其熟悉研究生的生活和学习情况,以确定自己的志愿。

根据材料审查和面试的情况,招生委员会提出录取名单报研究生院,而研究生院对录取名单并不过多干预,学生被录取后就作为博士候选人,定在某系或某学科学习,但并不确定导师。

2. 课程学习和实验室轮转

研究生根据各学科制订的博士生培养计划,入学后首先进行课程学习,完成规定的学位课程和选修课程。这些课程一般在 2 年内完成,课程考试成绩要求在 B 级以上,有的大学还规定要有 2 门课程的成绩为 A 级。

学生在完成课程学习的同时,被安排在 2 或 3 个实验室进行轮转,每个实验室轮转 6~8 周,每完成一个轮转需提交一份书面报告,并在一定范围内口头报告自己的工作。与会者及指导轮转的老师都是根据学生的学习态度、努力程度、报告内容、口头与笔头表达能力进行评分。轮转也是学生进行科研能力基本训练的途径,学生通过轮转初步学会实验技术。实验室轮转又是师生互选的过程。学生通过轮转可初步了解各导师的研究方向及专长、实验室条件等,轮转结束时学生可选择自己感兴趣的课题和所喜爱的导师,而导师也在学生轮转过程中考察和了解学生,并从中选择素质好的学生。这种互选普遍受到双方的欢迎。

除以上这些训练外,下列各种形式的学术活动对培养学生的思维能力、表达能力、获取最新信息和发扬民主的学术作风都很有好处:①由学生主讲的 Seminar 课程。②小组讨论会。课题组每周举行一次这样的会议,由课题组成员轮流报告自己的工作。有些系部也定期举行这样的会议。③杂志俱乐部(相当于我国的文献读书报告)。每次由一个人重点准备阅读某一篇杂志的内容和体会,详细介绍给其他与会者。

3. 资格考试

完成课程学习和实验室轮转后,学生可提出参加资格考试的申请。导师同意后由系部组织考试委员会,考试委员会一般由 3~5 位专家组成。考试方式各个大学并不一样,大致有以下几种形式。

(1)命题笔试加口试。有关课程任课教师的命题,涉及面很广,可以是几百道小题目,也可能是几十道大题目,大多数闭卷考试,写几十页答卷,考 10~18 小时。也有的学校给学生几天时间,学生可以拿着试题去图书馆找资料,写出答案。笔试通过后再进行口试,考试委员会的专家可以"天南地北、海阔天空"地进行提问。这种提问常要进行 3～4 个小时,学生如果没有扎实的基础和广博的知识往往难以通过。

(2) 课题申请报告或研究计划。由学生提交一份科研课题计划(或者是一份科研基金的申请报告),所选课题与自己的博士论文或以前所从事的工作无关。也可由考试委员会给题目,由学生查阅文献资料和寻找别人没有解决的问题,提出解决的办法。首先要提出背景资料,讲清课题的目的、意义、设计、实验方法及预期结果等。考试时由学生报告,委员们进行广泛的提问。

(3) 阅读文献与科研设计相结合。哈佛大学的某些专业要进行两次资格考试。第一次考试由考试委员会给学生 3 篇文献和一定的阅读时间,然后就与文献有关的问题进行笔试与口试,侧重于了解学生的阅读、理解和分析文献的能力。第二次考试一般在上述考试半年后进行,要求学生独立设计与自己科研课题毫不相干的研究课题,提交一份书面报告,由考试小组提问。此次考试侧重了解学生独立思考的能力和知识面。

哈佛大学和耶鲁大学逐步采用后两种资格考试方式。资格考试是一种“卡人”和发现人才的手段,通过这样的考试可以淘汰不合格的学生。只有通过资格考试的学生才能进入课题研究阶段,才真正取得博士研究生资格。

4. 科学研究

学生通过资格考试后,由系部组织导师和 3 或 4 位与课题研究有关的专家成立论文委员会。委员会每半年至一年碰头一次。碰头会上,研究生汇报自己做过的工作及结果分析,并详细提出进一步研究的计划。汇报中,委员会成员可以随时提问和指出错误,分析其可能遇到的困难,以供学生进一步研究时思考。每次检查以后,由委员会主席写出评价学生研究进展的书面报告,经研究生导师、委员会成员和研究生本人签字后送研究生院,存入研究生档案。

科学研究是哲学博士的主要培养内容,是研究生充分发挥自己的聪明才干、向导师学习的过程。在这一过程中,导师注意充分发挥学生的主观能动性,给学生以较多的自主权。这主要体现在:研究课题是在学生掌握了较多背景资料、熟悉一般技术的基础上由导师与学生商量而定,由学生提出设计方案,导师十分尊重学生的思想,课题确定后主要靠研究生埋头苦干、独立工作,导师一般较少过问。整个科研过程,导师的作用在于:选题时掌握方向;研究过程中导师以自己丰富的实践经验,在学生走到十字路口时给予指点和引路,拨正方向,解决学生遇到的困难和问题;论文撰写过程中审改把关,并反复修改论文。有的学生说:“综合成文、导师修改论文,这是从导师处学到东西的最好机会。”

5. 论文答辩和学位授予

论文工作完成,系部即组织论文考试委员会。研究生的论文委员会是论文考试委员会的成员,请外校专家较少。学院的院长指派一名对该专业较熟悉的专家,代表院长参加答辩,监督答辩会议是否公正。答辩会公开进行。学生报告论文后,与会者都可提问,学生随问随答。然后,与会者退场,委员会成员"关起门来"提问 2 小时左右(每位委员提问 10～15 分钟)。

哲学博士论文研究一般需 3 年,有的长达 4～5 年,要求学生在研究领域有新的发现或见解,有一个比较系统的专题研究结果,有较强的独立科研工作能力。如果在学期间没有公开发表的论文,则一般不能进行论文答辩。有的学生读了 7～8 年,还无法进行论文答辩。

美国的科学博士学位教学计划也存在不少问题,一是修业年限过长,毕业时年龄太大,二是淘汰率高,资格考试淘汰率达 30% 左右。

二、专业型博士学位

专业型博士学位(professional doctorate)是为不搞学术理论研究又有创造能力、并愿意在某一传统专业或新兴学科方面做出贡献的人而设立的应用性学位。如企业管理博士、工程学博士、牙科博士、医科博士等。此外,也有为培养不从事学术研究只看重教学的教师而设立的最高专业学位,如教育博士。美国的医学学位制度(除基础医学外)属专业博士学位。根据美国医学教育的惯例,高中毕业后先到大学(或学院)学习 4 年,获得科学学士学位。或者在其他专业学校学习 2～4 年,接受专业教育,然后考进医学院学习 4 年。以耶鲁大学医学院的教学计划为例,第 1 年学生学习基础课程,第 2 年学习基础与临床的桥梁课程,第 3 年学习临床课程,第 4 年参加一些科研工作和临床见习。经过 4 年培养,毕业时即可授予医学博士学位。该学位是从事临床医学专业的先决条件。在美国只有医学博士一级学位,没有医学学士和医学硕士学位。

关于美国的博士学位,有一点还需加以说明,就是关于双学位,即学生可以同时获得两种博士学位。康乃尔大学医学院同时制订了 M. D - Ph. D 训练计划和 Ph. D - M. D 计划。M. D - Ph. D 训练计划是:学生进入医学院,先读 2 年基础医学课程,然后转到研究生院攻读 2～3 年某一专业的研究生课程并从事科学研究,然后再回到医学院读 1～2 年的临床课程,达到 M. D 和 Ph. D 的最低要求。这种学生毕业时同时授予医学博士和哲学博士双学位。Ph. D - M. D 训练计划是：医学院毕业获得医学博士学位的人，还可以到研究生院接受 3～5 年的基础医学研究训练，达到要求获得哲学博士学位，将来成为基础学科的师资。目前，美国医学院毕业生竞争后一种双学位的人并不多，因为美国大学教授的待遇不及医师。而竞争 M. D - Ph. D 双学位的人有增多趋势，因为申请到这一特殊训练的学生可以从研究生院得到奖学金和一份能支付整个 6 年生活费用的薪水，而且毕业后既有医学博士的高收入，又具有哲学博士的学术地位，颇受人尊重。

（原载《学位与研究生教育》1992 年第 6 期）

满腔热忱育人才，辛勤耕耘结硕果

——记博士生导师顾玉东教授

唐佩琭　刁承湘

上海医科大学手外科研究所所长、博士生导师顾玉东教授是享誉中外的手外科、显微外科中年医学家，他先后获得全国劳动模范、上海市科技精英、上海市先进标兵等多种殊荣。翻开他的科技档案，映入我们眼帘的是一大堆科研成果：1980年"胸大肌肌皮瓣手术"获卫生部乙级成果奖；1985年"静脉蒂动脉化游离腓肠神经移植"获国家发明三等奖；1987年"足趾移植术"获国家科技进步二等奖……顾教授在忙于科研和医疗的同时将自己的渊博知识和精湛技术传授给学生，在研究生教育园地辛勤耕耘，积累了丰富的经验。

一、 研究生教育是人才培养、梯队建设、学科发展的重要保证

1978年，我国恢复研究生招生时，由于晋升制度"冻结"，顾教授还是一名讲师，他积极参加当时手外科开拓者杨东岳教授培养研究生的工作。1981年，杨教授因病去世，年仅43岁的顾玉东医师挑起了手外科的医、教、研重担。他深知研究生教育是人才培养、梯队建设、学科发展的重要保证，以满腔热忱哺育人才。顾教授先后培养了15名硕士生，毕业后8名留在手外科工作，其中4名已晋升为副教授，是该科的骨干力量。另外4名是主治医师队伍的主力。这样，手外科在近10年时间内形成了以毕业研究生为主体的结构合理的师资梯队。

顾教授极为重视将研究生推向科研第一线，让学生大胆地在学术舞台上施展才华。他指导的研究生科研课题中有一项获国家发明奖，一项获国家科技进步二等奖，二项获上海市科技进步奖。15名硕士生的毕业论文均在各类全国性专业学术会议上作大会交流，并发表在国家级各类专业杂志上。

面对这累累硕果，顾玉东教授感慨地说："研究生培养不仅出了人才，建立了梯

队，而且出了成果，发展了学科。"在他的带领下该学科已成为全国手外科学术中心。

二、"临床实践是科研工作的源泉，祖国大地是出成果的沃土"

顾教授曾多次为我校新入学的研究生谈自己的成长之路，他说："临床实践是科研工作取之不竭的源泉，祖国大地是出成果的沃土。"

在长期临床实践中，顾教授每每看到病人那布满忧愁的脸和几乎残疾的肢体，心如刀绞。他带着大量临床工作中的理论和实际问题，提出一个又一个科研课题。

他指导研究生结合国情、结合临床实际选择科研课题，将选题重点放在关系广大病人健康的难题上，树立病人的需要就是科研的需要的思想，牢牢树立科研为临床服务、科研为病人服务的观点。因此，研究生每完成一个科研课题也就解决了一个临床难题。15 名毕业研究生的毕业论文都为临床实践作出了贡献，为科学发展作出了贡献，使我校手外科的诊疗技术随着研究生的培养而不断提高。

臂丛神经损伤是当今手外科的棘手难题。他大胆摒弃国外消极悲观的方法——单纯的臂丛神经检查手术，通过研究，精心设计了将控制呼吸运动的膈神经移位到上肢的肌皮神经上，恢复了上肢的屈肘动作。他又在世界上第一个创造了健侧颈神经根移位法，极大地开拓了臂丛神经损伤的治疗途径。1989 年，在瑞士洛桑举行的国际臂丛神经损伤治疗专题国际会议上，顾教授为大会作了 4 个专题报告。大会执行主席惊呼："这次会议，可以说是一次中国臂丛神经治疗的经验报告会。"

足趾移植再造手指失败的严酷事实，又使顾教授陷入了沉思。他指导和带领研究生钻入解剖室，对足部解剖进行了深入研究，结合临床所见寻找失败的原因，提出了"两套供血系统的理论"。这一发现，犹如一把"金钥匙"打开了足趾移植再造手指从"必然王国"走向"自由王国"的大门。

由于顾教授在手外科、显微外科取得多项研究成果，近年来他多次出国讲学和参加国际会议，婉言谢绝美国显微外科专家的高薪聘请，放弃在国外工作的机会。他对研究生说："一个人的价值在于对社会的贡献，而不在于占有多少，索取多少。""我们是炎黄子孙，是党和人民培育了我们，我们要把在祖国学到的技术用来为祖国、为人民服务，为祖国争先。在祖国的大地上出成果、创新路。"他高度的爱国主义精神深深地感动和教育了自己的学生，出国深造者也像他一样按期回国。

三、 将"严""导""爱"结合在一起，培养德才兼备的接班人

一名优秀的导师,应当是研究生的严师、向导和益友。顾玉东教授就是这样一位深受学生尊敬和爱戴的导师。

顾教授一向严格要求自己,同样严格要求学生。他的一位研究生在《吾与吾师》一文中写道:"平时最让我们高兴的自然是能与顾老师一起看门诊,听他查房,跟他做手术,一起做实验,因为那样可以学到许多许多东西,但心底里又'怕'与他一起工作。因为导师很认真,要求很严格,来不得半点马虎。"他常手把手地带研究生做手术,一遍又一遍地示教,将自己的知识倾注给学生。他常对研究生说:"病人是我们的上帝,我们的技术是病人给的,应该把技术再还给病人。只有认真地了解每个病人,自己才会有真正的提高。"他把自己的爱心和聪明才智无私地奉献给病人。他很忙,经常很迟才能回家,但不管多迟总要回病房查看重危和术后病人。他说:"这样,我心里才踏实。"顾教授对学生的严格要求不是简单的指责和训斥,而是以自己的言行给学生一种无形的督促。一次在查房中,他发现一位研究生病史书写不认真,查房后他翻开病史认真地写起了病程记录。导师这一无声的命令使学生感到自己的不足,此后他再也不马虎从事了。

顾玉东教授认为,培养研究生的科研能力并非是我们的最终目的,导师的责任在于通过这个过程培养学科发展的接班人和全心全意为病人服务的高级人才。因此,在研究生的培养过程中他十分重视对学生思想素质的培养,对学生进行全面的指导。在实验操作中培养研究生一切从病人出发的科研态度,要求研究生将科研看成是为病人服务的一种高级手段,而不是把病人看成是科研的对象;在科研过程中,对研究生关心集体、尊重他人、尊重协作单位进行指导;在学习知识、获取信息等方面进行学习方法的指导;在科研工作中进行实事求是、严谨的科学态度的引导,培养学生科学的思维方法和独立工作能力。而在这些指导中,侧重于把握方向,大胆放手让学生去探索。顾教授还将对研究生的指导看成是向学生学习的过程,他说:"导师只有把指导研究生工作的过程看成是一次学术上的再学习、思想上的再提高的过程,就会和研究生一起为事业的发展共同努力、共同提高。"

榜样的力量是无穷的。导师的言传身教是对研究生内在素质的培养和熏陶。一位研究生说:"从顾老师那里不只是学到了专业知识,更重要的是学会了怎样更好地做人。"

正是这种"严""导""爱"结合在一起孕育着深厚的师生情，培育了一个又一个德才兼备的手外科接班人。

四、 一个团结向上、生气勃勃的集体，一个向世界水平冲刺的学科专业

研究生的培养主要靠导师，但在科学腾飞的时代，导师不可能是全才，因此如何发挥集体的力量，共同培养好研究生，这是当今培养研究生过程中的重要问题。

手外科、显微外科是 20 世纪 60 年代后新兴的综合学科。在临床工作中它涉及骨科、整形外科、血管外科及神经外科，在基础工作中则涉及解剖学、病理学、生理学、生物化学、生物力学及统计学等学科。因此，发挥集体力量、重视各学科之间的渗透与交叉，加强与基础学科的协作，对保证和提高研究生的培养质量非常重要。

顾教授是手外科集体的核心和带头人。他一再教导研究生和全科同志要树立"四心"，即"对病人的高度同情心，对工作的高度责任心，对事业高度的进取心，对同志对集体的高度团结心"。这"四心"使手外科成为了团结奋进的集体。在研究生培养工作中，顾教授十分强调集体的智慧和力量，研究生的科研课题，从设计、研究方法、进展情况，直至论文的预答辩和修改，他都组织全科同志认真讨论，充分发扬学术民主。这样，全科同志也都关心研究生培养工作，认识到研究生培养是全科的大事，促进了学科导师队伍的建设。他对年轻医师也满腔热情进行培养，他现在的助手有 4 位副教授、5 位主治医师，有的已单独招收和培养研究生，有的参加研究生导师小组。他们在学科带头人的带领下瞄准该领域的前沿课题，为解决一个又一个临床难题而奋力拼搏。

就是这样一个团结向上、生气勃勃的集体，一个向世界水平冲刺的学科专业，为研究生创造了一个良好的学习、工作、发展的环境与条件。在这里学习的研究生都说："这是一个催人奋进的地方"。

（原载《学位与研究生教育》1993 年第 5 期）

研究生教育在高等学校建设中的战略地位

刁承湘　姚泰　汤钊猷

纵观各国研究生教育,可以看到三个共同特点:第一,研究生教育是在本科教育的基础上培养高级专门人才,是高等教育结构中的最高层次;第二,研究生教育都与本国的学位制度密切结合,以培养高等学位人才为具体目标;第三,研究生教育是为适应社会、经济、科技和教育的需要而发展起来的,它的发展又促进了社会生产和科学文化教育水平的提高。

1978 年,我国恢复研究生招生对高等学校建设起着十分重要的作用。本文结合我校 14 年来研究生教育的发展,分析论述研究生教育在高等学校建设中的战略地位。

一、"本科学士生—硕士研究生—博士研究生"培养体系的形成,使研究生教育成为一个独立的培养层次

我校研究生教育的发展大致经历了三个阶段。

第一阶段(1949—1959 年)是研究生教育的初创时期,研究生由单位保送,培养单位审查批准,不经入学考试直接录取。有初步的研究生培养方案,目标主要是培养学校师资和科研人员。

第二阶段(1960—1965 年)是研究生教育的发展时期,有明确的培养目标,学制 3 年,培养制度趋于完善,培养措施更落实,但 1963 年后入学的研究生,因"文化大革命"开始,多数未读完全过程。

以上两个阶段,学校共培养研究生 222 名,但当时未建立学位制度,研究生教育在整个学校的教育体系中处于从属地位。"文化大革命"期间研究生教育中断。

第三阶段(1978 年至现在)是研究生教育的恢复和全面发展时期。其主要特点是:

(1) 建立研究生教育管理机构,明确了研究生教育在学校建设中的重要地位,研究生教育发展迅速。1978 年恢复研究生招生后,1981 年我校即根据《中华人民共和国学位条例》授予首批硕士学位,并开始招收博士生。1985 年 1 月,经国务院批准,我校作为首批成立研究生院的 22 所高校之一,建立了研究生院。学校明确提出了"研究生、本科生并重"的办校方针和"全校办研究生院"的指导思想。14 年来我校研究生教育发展迅速,至 1992 年底已毕业硕士生 1 190 名,博士生 210 名,为"文化大革命"前毕业研究生总数的 6 倍多。

(2) 建立和完善了研究生教育管理的各项规章制度,保证了研究生的培养质量和研究生教育的持续发展。

(3) 实行了学位制度,形成了比较齐全的学位授权点布局。目前我校共有 49 个硕士学位授权点,硕士生导师 647 名;博士学位授权点 32 个,国务院学位委员会批准的博士生导师 117 名。自 1981 年至 1992 年底,11 年间共授予学士学位 6 043 人,硕士学位 1 219 人,博士学位 189 人。实行学位制度后,在学校中形成了"学士学位—硕士学位—博士学位"的培养体系,研究生教育成为独立的培养层次。这是医学教育发展中历史性的转折,标志已建立了独立的高等医学教育体系。

二、 研究生教育的发展促进了学科的发展和学术梯队的建设,提高了学校的学术水平,使学校在社会上的地位发生了重大的变化

学科发展和学术梯队建设是高等学校一项带根本性的战略任务,而研究生教育的发展推动了学科发展和梯队建设,提高了学校的学术水平。主要表现在以下几个方面。

(1) 根据我校 13 个国家重点学科 1992 年上半年的总结资料,获奖项目的 80%～90%均有研究生参加。

目前,我校承担的"八五"课题,博士点基金和自然科学基金课题都有研究生参加。我校承担的两项"863"科研项目,负责人闻玉梅和宋后燕教授都是博士生导师,承担和参与这两项高科技研究任务的大多数是博士生和硕士生。生物化学专业目前承担一项有 96 万元科研经费的自然科学基金重大科研课题,4 个子课题中的 3 个分别由 3 位已获博士学位的毕业研究生负责,他们正带领 10 名研

究生进行研究。总之,研究生已是我校科学研究的一支生力军。

(2)通过培养研究生促使学科形成相对稳定的研究方向和学科间的协作,提高了学科的学术地位。

在研究生教育中,对研究生按二级学科、专业进行训练是十分重要的,研究生的科研课题基本上是在学科的某一研究方向上选定。十多年来,通过研究生培养,各学科点已逐步形成了相对稳定的研究方向,并各具特色,这是学科具有竞争能力的关键。

20世纪四五十年代以来,学科发展的综合趋势日趋加强。为顺应这一发展趋势,学科之间的互相渗透越来越多。研究生所选的课题往往需要多学科协作完成。我校在研究生培养中要求有关学科建立导师小组,导师小组可由同一学科不同课题的导师或不同学科的导师组成。因此,研究生教育的发展为基础医学、临床医学、预防医学和药学各学科之间在更广泛和更深入的研究领域互相沟通和协作提供了条件,有利于发挥学校的综合优势,提高学科的学术水平。

(3)留校研究生充实师资队伍,使师资队伍结构发生了质的变化,提高了师资队伍的总体学术水平,对学科和学校发展带来深远影响。

至1992年底,我校共选留毕业研究生742名。他们充实到教学、医疗、科研队伍中,使我校师资队伍的结构发生了质的变化(表1)。

表1 我校教师队伍中具有研究生学历人员比例

	教授级	副教授级	讲师级
全校总数	342	473	775
其中研究生毕业的人数	48	120	208
百分比(%)	14.04	25.36	26.83

注:a. 以上数据以1992年底统计为依据。

b. 各职称中仅指医、教、研第一线的教授(研究员、主任医师),未包括护理、管理等系列的相应职称者。

c. 正高职称中有40名为"文化大革命"前毕业的研究生。

师资队伍的这些变化给学校带来的综合效应表现在以下几个方面。

(1)科学研究有了一支稳定的队伍,保证科研工作持续稳定地进行。我校历年来申请获准的科研项目数及成果获奖项目数在全国医学院校中均名列前茅。这些成果的取得是因为有一批以研究生导师为主体的科研骨干队伍,近年来具有研究生学历的导师成为这支队伍中的新生力量。以1992年我校获准的各类科研项目为例,全校的科研基金项目有 98 项,其中课题负责人为研究生学历的有 32 项,约占 1/3。1992 年,校青年科学基金 37 项中 25 项的课题负责人为研究生学历,占项目总数的 67.56％。今后几年内我校教师队伍中具有研究生学历的人员将逐年增加。他们具有较好的科研素养和科研潜力,将对保证我校科研工作持续、稳定、高水平的进行带来长远的影响。

(2)涌现出一批优秀的学科梯队接班人。我校 1991 年选拔了一次第三梯队学科带头人的培养对象,其中 73％为研究生学历。1993 年 5 月,学校举行的中青年学术研讨会,聘请专家对他们的报告内容、表达能力及外语水平等进行评分,旨在从中再次选拔一批第三梯队学科带头人的培养对象。参加报告的中青年教师中 6.28％为研究生学历,他们的报告内容、形式、表达能力及英语水平等均优于非研究生毕业者,专家评分在 80 分以上者,80％为我校自己培养的硕士、博士。生物化学专业副教授查锡良 1982 年获得硕士学位后出国学习 2 年,按时回国后在职申请获博士学位,担任教研室副主任,不仅承担和获得多项成果,而且承担了本科生和研究生教学任务和教材的编写,已独立指导 2 名硕士研究生,参加了博士生指导小组。1991 年 8 月,他第二次出国进修,1993 年初按期返校。在这次中青年学术研讨会上,他获得了最高分。影像医学学科王建华在学期间师从林贵教授,从事肿瘤的介入治疗研究。毕业后留中山医院与另一名临床医学博士一起开设了肿瘤介入治疗病房。他医术高明,医德高尚,被任命为放射科副主任,并确定为重点培养的学科带头人。儿外科郑珊是我国自己培养的第一位小儿外科临床医学博士,由于她在医、教、研各方面表现突出,近年来获得多项殊荣,1991 年被评为国家教委表彰的“做出突出贡献的优秀博士学位获得者”,上海市第三届“银蛇奖”一等奖获得者,1992 年被评为“上海市新长征突击手”。上海市第四届“银蛇奖”一等奖获得者潘力是我校神经外科学博士生。经过几年艰苦探索,他成功地研制出国内第一台能同时用 CT、磁共振和 X 线定位的通用多功能脑立体定向仪,填补了我国在该领域的多项空白。这批后起之秀将成为我校各学科跨世纪的学科带头人。

此外,我校还有十多位优秀毕业研究生现在走上各级领导岗位,基础医学院副院长刘银坤、药学院副院长吾敏之、华山医院副院长谢毅、中山医院副院长王玉琦、儿科医院副院长王卫平、肿瘤医院副院长朱雄增以及教育处、国际交流处、科技开发处的处长都是研究生。他们既是各学科的中年接班人,也是双肩挑的中青年干部,他们给我校干部队伍也带来了勃勃生机。

(3)提高了高校教学水平,有利于贯彻党中央提出的“两个全面”发展方针。

作为高校教师,留校研究生精力充沛,外语水平好,接受信息快,善于将自己的科研成果充实到教学内容中去,使教学内容不断更新。他们一般都具有较好的素质,能为人师表。这样的师资,对保证高校"全面贯彻党的教育方针、全面提高教学质量"有着深远的影响。

三、 研究生培养模式、培养类型的多样化,使学校能根据社会需要不断输送高层次医学人才

恢复研究生教育初期,我校研究生的培养模式比较单一,培养出来的研究生偏重于科学研究。尤其是临床各学科,3 年培养基本不接触临床,毕业后临床实际工作能力不强,往往需要临床补课。由于我国内陆和边远地区与沿海地区各方面尚存在差距,毕业生分配时出现"东南飞"现象,难以满足内陆和边远地区对人才的需要。为此,我校在研究生教育中较早地进行了两方面的改革:其一,自1984 年起对临床学科研究生的培养模式进行改革,在实践中探索培养应用型人才的途径与方法;其二,自 1985 年开始,向内陆和边远地区招收委托培养研究生和定向研究生,以培养应用型人才为主(表 2)。

表 2 我校历年来招收应用型研究生及委培生、定向生情况

年份	1984	1985	1986	1987	1988	1989	1990	1991	1992
硕士生招生总人数	124	215	231	200	166	160	166	157	163
应用型硕士生人数	36	94	55	59	54	67	72	60	73
委培生、定向生人数	0	26	32	28	27	66	41	62	34

至 1992 年底,我校已毕业临床医学博士生 103 名,临床医学硕士生 93 名。1989 年,卫生部组织 23 名临床医学专家对我校首批毕业的医学博士质量进行评估,对这种培养模式和研究生质量给予了肯定。我们对临床医学博士生的培养质量追踪调查结果表明,按照这一模式培养出来的博士生,其知识结构和技能水平均能适应临床医学发展的需要。这一教学成果已于 1993 年 3 月初通过了专家鉴定,并获得国家教委优秀教学成果二等奖。

我校培养的委托和定向研究生回原工作单位后,不少人已成为工作骨干,挑

起了医、教、研大梁。影像医学毕业临床医学博士生刘庆伟、王滨,回到原工作单位泰山医学院和潍坊医学院后,均已担任 CT 室主任,为在这些地区开展 CT 诊断工作作出了开拓性的贡献。某医学院 5 年内共选送 20 多位在职人员来我校定向或委托培养,已回医院的 4 位均已成为学科骨干。

研究生教育中的这些改革,无疑对高校建设亦具有战略意义。

四、 研究生教育的规模和学科点的布局逐步适应社会对专门人才的需求

高等学校发展研究生教育,受到社会对高级专门人才结构需求的制约。招收研究生的学科点布局、研究生教育的发展规模都取决于社会对研究生的需求。过去 14 年中,研究生教育的发展,大大地促进了学校与社会的联系,促进了国家建设、社会发展和医学事业的发展。

我校处于上海这样一个开放的国际性大都市。研究生的论文选题应紧密结合有关国计民生的重大实际问题,研究的成果应能及时推向社会,或为政府决策部门提供制订政策的理论和科学依据。这样做可促使研究生培养面向社会主义建设主战场。我校环境卫生专业一位博士生的论文《黄浦江上下游地区饮水污染和人群消化道肿瘤死亡关系的流行病学研究》为上海市政府的黄浦江上游引水工程提供决策的科学依据。1988 年,上海甲肝大流行,我校流行病学专业研究生通过现场与实验室研究,从污染的毛蚶中找到甲肝病毒,提出了甲肝流行的传染源根据,从而控制了甲肝的继续蔓延。肝癌是目前危害人民健康的恶性肿瘤之一,我校发挥基础与临床结合、内外科结合、中西医结合的优势,数名研究生在导师的指导下,从肝癌的病理学基础、肝癌的基因调控、导向治疗、介入治疗及中西医结合的治疗等方面进行综合研究,在肝癌的早诊早治方面达到国际先进水平。大量事实表明,我校研究生在导师指导下从事的各项研究使学校与社会建立了广泛的联系,为社会发展作出了重要贡献。

《中国教育改革和发展纲要》中指出:"高等教育担负着培养高级专门人才、发展科学技术文化和促进现代化建设的重大任务……努力扩大研究生的培养数量……为了迎接世界新技术革命的挑战,要集中中央和地方等各方面的力量办好 100 所左右重点大学和一批重点学科专业,力争在下世纪初,有一批高等学校和学科、专业,在教育质量、科学研究和管理方面,达到世界较高水平。"面对当前世界科技革命的挑战,我们必须抓紧当前我国经济迅速发展的机遇,把研究生教

育的改革进一步深入下去,培养更多适应于我国社会主义现代化需要的高质量的医药卫生人才,为国家作出应有的贡献。

(原载《学位与研究生教育》1993 年第 6 期)

关于医学学位制度改革的意见

刁承湘　　王亚平

近几年,关于医学学位问题,不仅引起医学界的广泛关注,而且也引起国务院学位委员会领导们的关心。卫生部就设立医学专业学位问题曾组织过调查研究和专家论证,但至今未有定论。其症结在于,一是对医学专业学位设立的目的不够明确,二是对专业学位设在哪一级学位认识不一致,三是专业学位与现行的临床医学研究生教育制度和住院医师培养制度的关系没有理顺。笔者认为,我们不能就专业学位而讨论专业学位,而要对我国现行的医学学位制度进行全面的考察,并与发达国家的医学学位制度作比较研究。本文仅借鉴国外的医学学位制度,对我国的医学学位制度提出几点改革意见,以期引起同道的讨论,进而探讨适合于我国国情的医学学位制度。

一、 我国现行的医学学位制度的弊端

《中华人民共和国学位条例》规定,我国的"学位分学士、硕士、博士三级"。《学位条例》还规定,高等学校本科毕业生,成绩优良,达到规定要求者授予学士学位。我国现行的医学学位也是学士、硕士、博士三级,但在硕士和博士这二级学位中均包括了三种不同类型。硕士学位包括科研型医学硕士、应用型医学硕士(临床医学)、本科七年制医学硕士。博士学位也包括科研型医学博士、应用型医学博士(临床医学)、本科八年制医学博士。这样的医学学位制度存在以下弊端:

(1) 根据我国的学位条例,硕士和博士属于研究生学位,因此七年制的"本科医学硕士"和八年制的"本科医学博士"均不符合我国学位条例的规定,在理论上很难解释。

（2）临床各学科的导师和带教老师，面对两个不同层次、三种不同类型和各个不同年级的研究生还有本科生，难以区别对待、因材施教，易造成"大锅饭""一篮子教"，长期下去可能影响教学质量。

（3）几种不同类型研究生的培养目标、培养办法、论文要求、答辩、考核方式与时间规定都不一样，给培养和管理工作带来困难。

（4）与大多数国家的学位制度难以对等。

针对以上弊端，医学专家和研究生教育管理干部多次呼吁，必须尽快理顺医学学位制度，以利于医学研究生教育制度的改革与发展。

二、 国外的临床医学教育制度和医学学位制度概况

医学科学始于临床实践，由于人会患病而产生了医学，后来发展分化为基础医学、临床医学、预防医学及药学等，在我国还有中医学和中西医结合，但不管哪一类，都具有很强的实践性。自出现学位制度以来，世界各国的医学教育家都十分重视临床医学教育，在处理临床医学教育与医学学位这个特殊问题上，作了许多探索。时至今日，各发达国家已经形成了与本国国情相符的医学学位制度。尽管各国的学位制度不同，但多数发达国家的医学学位制度主要分为两种类型。

1. 专业博士学位型（professional doctorate）

这是为不搞学术理论研究，又有创造能力并愿在某一传统专业或新兴学科方面作出贡献的人而设立的应用性学位。美国和加拿大的医学学位属专业博士学位。

2. 研究博士学位型（research doctorate）

这是一种学术理论研究型学位，无论哪一学科获得该学位者均称为哲学博士（Ph. D）。它对发展科学研究工作和培养学生的科学研究能力很有用处。

美国的医学专业学位只有医学博士一级，没有医学学士和医学硕士。在美国，临床医师由医学院培养，医学院一般招收大学或学院毕业的获理学士、文学士及更高学位的学生，在医学院再学习 4 年，毕业时授予医学博士学位（M. D）。这一学位是从事临床医学专业的先决条件。在美国的大多数医学院，学生可同时攻读两种学位，如 M. D - Ph. D、M. D - MPH 等。

基础医学教学和研究人员，多由研究生院培养的哲学博士学位获得者担任。临床各学科不培养哲学博士，从事临床科学研究的人才主要来源是医学博士与哲学博士学位获得者及博士后受训者，他们主要从事临床基础理论的研究。

美国临床人才的培养采用住院医师培养制度,不搞研究生学位制度。在美国获得 M.D 学位后仍然没有行医的资格,必须经过一年的实习医师训练,并通过全国医学考试委员会(NBME)主持的第三部分考试(为实习医师考行医执照而设立的一种考试,每年都举行)。通过第三部分考试取得行医执照后即可进入住院医师训练阶段,时间至少 2 年,其中少数优秀者选拔担任 1 年总住院医师。经住院医师训练后即在临床教授或专家的指导下接受专科训练 3~5 年,结束时由相应学科专科委员会组织考试,通过者取得专科医师证书,成为某一专业专科医师。取得专科医师证书后,还必须终身接受继续教育。各专科学会或主管部门采用定期更换执照的制度以保证医师接受终身教育制度的推行。

美国的医学教育和医学学位制度可用以下简图表示:

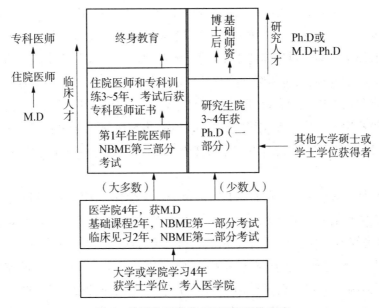

图 1 美国的医学教育和医学学位制度

由上图可以看出,美国临床医师人才与基础师资、研究型人才走的是两条不同的培养途径。

三、 对我国临床医学教育和医学学位制度的几点建议

基于目前我国医学学位制度的现状,借鉴国外医学学位制度,结合我国国

情,提出以下几点建议。

（1）将博士学位明确分为科学博士和医学博士两大类。这两类博士的培养目标、培养方法和要求均不相同,前者偏重于科学研究,相当于国外的 Ph. D,后者侧重于临床工作能力训练,根据(86)学位字 22 号文件进行培养。我国现行的科研型博士授予医学科学博士,基础医学、预防医学和药学博士点的博士生授予此类学位。临床医学学科除实验条件较好、科研经费较多的临床研究所外,一般不培养科学博士,而主要按(86)学位字 22 号文件培养医学博士。

进入第 2 阶段的临床医学博士,在有条件的单位,今后可增加必要的基础和实验方法课程,增加科研论文的工作时间,提高论文水平,适当延长学制后,可逐步过渡到授医学博士和医学科学博士双学位。卫生部部属重点医学院校及设有较多临床博士点的医学院校是培养此类研究生的主要基地。

（2）医学硕士学位仍应作为一个独立的一级学位存在,这是由我国的国情所决定的。我国是一个发展中的国家,目前还不具备充足的经济实力和设备条件在所有的学校和学科培养博士生,博士生的培养主要还是集中在设有博士点较多的医学院校;而大量的医学院校仍以培养硕士生为主,社会需要这一层次的人才。有些用人单位认为,在目前的条件下,博士毕业生"留不住、养不起",宁愿要硕士毕业生。但从教育"面向未来"来考虑,将来医学硕士学位可作为一种中间学位,博士生经中期考核,不宜作为博士生培养者,可作为硕士生培养,授予硕士学位。

（3）七年制本科生教育如何办？是否需要继续办？国家教委和卫生部在总结各试点学校的做法和经验后,应该作出决策。目前,在国家未作出最后决策前,为解决培养、学位授予及毕业后待遇等诸多矛盾,建议给各试办学校更多的办学自主权,将这种学制看成是"本科—硕士研究生"的连读制度;或将本科七年制学生入学第 5 年结束时进行"五·七"分流,其中优秀者推荐免试进入临床医学研究生第一阶段,与公开招收的临床医学研究生一起按(86)学位字 22 号文件第一阶段的培养要求进行课程学习和临床培养,经 2 年培养后进行第一阶段的能力考试,其中 50%左右的优秀者进入第二阶段(临床医学博士阶段),再培养 3 年后达到培养要求,通过毕业能力考试和论文答辩者授予医学博士(临床医学)学位。

（4）大量的临床医师仍应走住院医师培养道路,根据卫生部规定的住院医师规范化教育进行培养,由卫生部统一制定考核标准,每年进行考试,合格者发给住院医师合格证书;晋升主治医师后在专科教授或专家的指导下进行专科训练2~3年,经过中华医学会相应专科委员会考核后发给专科医师证书,并继续接受终身教育。这类人才主要满足临床医师的需要。我国幅员广大,人口众多,大批临床医师还需走这一道路。但是,为了在住院医师培养工作中引入竞争机制,让更多的住院医师有机会获得专业学位,可多种方式沟通住院医师培养与临床医学研究生培养的渠道:①推荐优秀住院医师定向或委托报考临床医学研究生;②高等医学院校附属医院的优秀住院医生可推荐"插班"进入临床医学研究生的第二阶段;③提倡在职旁听研究生课程和在职完成科研论文,符合在职申请学位的住院医师可在职申请专业学位。卫生部根据专业学位培养的目标与要求,另行制订在职申请学位的办法,经国务院批准后执行。

(5) 医学专科教育在相当长的历史时期内还得保留,但不必授予学位。我国广大农村、山区缺医少药的现状还是比较严重的,且医学本科毕业生现在尚无可行的政策保证他们到农村、山区的基层卫生机构服务。因此,我国医学专科教育在相当的历史时期仍应保留,以满足基层卫生保健医疗工作的需要。专科教育不授学位,这是由我国特定的国情所决定的。

以上建议若得以实施,则既理顺了医学学位制度,又体现了分层次办学的指导思想,也有利于与国际学位制度对等。笔者恳切希望以上陋见能起抛砖引玉之作用,以引起医学界的讨论,共同探讨适合我国国情、具有中国特色的医学学位制度。

(原载《学位与研究生教育》1994 年第 2 期)

研究生教育如何适应社会主义市场经济的几点思考

刁承湘

中共中央、国务院印发的《中国教育改革和发展纲要》(以下简称《纲要》)提出,"初步建立起与社会主义市场经济体制和政治体制、科技体制改革相适应的教育新体制。只有这样,才能增强主动适应经济和社会发展的活力,走出教育发展的新路子,为建立具有中国特色的社会主义教育体系奠定基础"。作为高等教育最高层次的研究生教育,如何适应社会主义市场经济? 社会主义市场经济的建立和逐步完善对研究生教育有什么影响? 高等教育包括研究生教育面临的新情况、新问题如何解决? 这是广大研究生教育工作者所关注的热点问题。本文仅就社会主义市场经济与目前研究生教育改革的有关问题提出来讨论。

一、 正确认识研究生教育发展的外部条件和内部规律,主动适应社会主义市场经济

一是外部条件。研究生教育作为高等教育的最高层次,是社会大系统的一个子系统,它的存在和发展必然需要一定的外部条件并符合其自身的内部规律。

研究生教育发展的外部条件,即它的存在与发展,受社会的政治、经济、科技、文化等多种因素的制约,同时积极主动地为之服务,逐步建立起与之协调发展的机制。长期以来,在单一的高度集中的计划经济下所形成的研究生教育体制必然与要建立的社会主义市场经济体制不相适应;人才市场的逐步形成,研究生教育的单一培养模式也难以适应市场的需求;社会主义市场经济体制的建立与完善,必然对研究生教育的数量、质量、规格及效益提出新要求,研究生教育必须主动与之相适应。总之,研究生教育不改革,不仅不能为经济和社会发展服务,研究生教育本身也不可能得到发展。我们只有正确认识这些外部条件,才能

提高对研究生教育改革的必要性和紧迫性的认识,积极主动地研究如何适应经济和社会发展的要求,探索改革的新路子,解决前进中的矛盾。

二是研究生教育的内部规律。研究生教育是一个独立阶段的教育,不同于本科教育,也不是本科学制的延长,在培养制度、教育方法、培养内容等方面有其自身的规律与特点。我们只有正确认识和遵循这些规律和特点,才能改革不合理的东西,全面贯彻党的教育方针,全面提高教育质量,使研究生教育向着正确的方向发展,不为市场经济消极的东西所左右。

我们提出要正确认识这两个问题,就是要全面、主动地研究社会主义市场经济理论,把它们的精神实质弄清楚,并考察其客观规律,然后再研究研究生教育的教学制度、管理体制、招生和就业制度等,使之有总体设计,分步骤实施,思想要积极,方法要稳妥。要充分注意党的"十四大"报告中指出的,要"看到市场有其自身的弱点和消极方面"。这一点对研究生教育可能带来哪些影响,要在思想上、理论上做好准备,并在实际工作中提出对策。这是我们所说的研究生教育主动适应社会主义市场经济体制的含义。只有这样才能防止和纠正那些不能正确反映和适应社会主义市场经济体制的种种经济行为,防止和纠正违背研究生教育规律的某些主张与做法。

二、 正确认识社会主义市场经济和研究生教育的各自特点,在理论上做出正确的判断,在实际工作中做出正确的决策

社会主义市场经济和研究生教育是两个不同的领域,各有其特点和规律。社会主义市场经济,是社会主义商品经济的逻辑延伸。商品经济就是商品生产和交换的总和。支配商品经济活动的主要规律有价值规律、竞争规律及供求规律。反映市场经济特征的三大原则是自由竞争原则、国家调控原则及社会平衡原则。它们是互相依存的有机整体。只有坚持这三大原则的统一,才能保证社会主义市场经济高效、有序、协调地运行。研究生教育担负着培养高级专门人才和发展科学技术以促进现代化建设的重大任务。一个国家的研究生教育情况标志着它的生产力和科学技术的发展水平;一个学校的研究生教育情况则反映了该校的师资力量、设备条件、学术水平和管理能力。研究生教育活动的基本规律是根据党的教育方针和我国的学位条例,培养适应社会主义建设需要、推进社会全面进步的高级专门人才。

由于这两者的基本规律不同,研究生教育在适应社会主义市场经济体制改

革时,就需要做出正确的判断,根据教育规律有选择地确定在哪些方面必须与经济体制相适应。基于这样的认识,对一些似是而非的问题就可以做出判断,正确认识和处理。诸如,《纲要》中提出学校面向社会自主办学,而没有提出面向市场,因为高等教育是培养人的实践活动,不可能全部面向市场,由市场调节。作为高层次的研究生教育,只有其中为物质生产领域所培养的劳动力专门人才,以及科技发明、创造、推广和应用的研究成果具有商品性质,可以进入市场,而不能说研究生教育市场化,人才也不能与商品等同。《纲要》在提到高等教育时,是作为国家社会主义建设事业的一部分,并且是战略重点,高等学校不是企业,因而学校的人力、物力、财力的资源配置,不能完全依靠市场,"学校企业化"或"学校产业化"的提法以及搞层层承包的做法,都是与《纲要》精神不符的。又如,即使要引进"竞争机制""按需招生",强调"供求关系",也应在教育理论指导下使之具体化,而不能简单地搬用经济概念和活动的具体做法。譬如,市场竞争机制的引入,对扩大办学自主权有利,可以根据学校自身的条件和社会需求,形成多样化的办学格局和模式,办出特色;既重视理论,又重视应用,这对提高研究生教育质量是有好处的。但竞争机制不能强调过头,现代医学教育和科学研究,不仅要讲竞争,还要讲协作。许多科学技术问题并非单一学科所能解决的,要多学科合作才能取得科学成果,即使是培养人才,也得学科交叉才能培养出复合型人才。忽视了研究生教育的这一特点不是我们所主张的。

三、 抓住社会主义市场经济体制建立的有利时机,加速研究生教育改革的步伐

社会主义市场经济体制的建立,既向研究生教育提出了挑战,同时也为研究生教育的改革和发展提供了机遇。我们必须抓住这一有利时机,加速研究生教育改革的步伐。

(1) 改变研究生单一的培养模式,适时调整专业设置,适应社会对多层次、多规格人才的需要。我国以往对研究生的培养可以概括为课堂学习与学位论文并重的单一培养模式;招生是按培养单位的条件和导师科研工作的需要而确定招生计划及研究方向,较少考虑(或者说是几乎不考虑)社会对人才的需要。这是研究生教育与市场经济不相适应的弊端之一。自1986年以来,医学率先在临床医学中培养以临床技能训练为主的应用型人才,经过多年的实践,这一培养制度已得到培养单位、用人单位、导师及研究生本人的肯定和拥护。我校每年毕业

的临床医学博士和硕士都被"抢购一空"。近年来,报考临床医学研究生的生源也增多,说明这一培养模式有着很好的社会效益。总结成功的基本经验在于:培养方法适合临床医学特点;培养内容符合临床医学发展的需要;人才的知识结构和能力结构适应临床医学高层次人才的要求。今后,我们除了进一步改革和完善这一培养模式以外,还应积极探索预防医学和药学应用型人才培养的途径。我校预防医学的老前辈苏德隆、顾学箕教授在研究生培养中特别强调现场工作和社会调查。我们应在以往培养工作的基础上,进一步从制度、方法及内容等方面探索预防医学应用型人才的培养。药学如何走出学院、走出实验室,走与大的药厂合作的产学研结合的培养人才的道路,这也是药学研究生培养中改革的方向。

社会对医药卫生人才的需要是多方面的。近年来随着人口的老化和社会医学问题的增加,老年医学、医学心理学和社会医学的重要性越来越明显。我们应顺应医学和社会发展的需要,适时设立这些学科专业,尽快招收和培养这方面的人才,以满足社会需要。

在现代科学技术飞速发展的形势下,对一个医生来说,他所受的教育并非一次性的终身教育。社会除了需要我们培养的博士、硕士以外,广大在职医师还有知识更新的要求。高等学校的研究生院在完成研究生培养任务的同时,可利用现有的师资力量和为研究生开设的课程,举办研究生课程班、短训班,这样会进一步提高办学效益,满足社会对多层次、多规格人才的需要。大学后继续教育应当列入高等教育体系,国外也早这样做了,我国的试验也证明这是可行的。

(2)加快研究生教学改革,提高毕业研究生的适应能力。随着社会主义市场经济的发展和变化,研究生教育要注意技术市场和人才市场的需要,推进教学改革。改革的重点应该是树立研究生培养的全面质量观,调整培养人才的知识结构和能力结构,以适应经济和社会发展的需要。

首先,要树立研究生培养的全面质量观。以往我们常常是以研究生的课程学习成绩和论文的学术水平作为培养质量高低的评价标准,这是必要的,但是不全面的。一个在市场经济大潮中能竞争取胜的学生,不仅要有扎实的基础知识,充足的发展后劲,先进的专业理论,独特的学术见解,而且要具有较高的外语水平、获取信息的能力和良好的个人素质(包括全心全意为人民服务的思想和道德,以及不怕挫折、勇于创造、勇于献身、善与人处等品质)。要培养这样的人才决非易事,不能仅仅靠学课程、做论文,而要对学生进行全面的能力培养,积极鼓励学生深入学习知识,灵活应用知识,面向社会实际,提高动手能力,增强社会责任感。这里就涉及两个问题：一是对研究生的培养方法和内容要进行改革，如扩大学生选课的自主权，开出更多的选修课程，包括信息论、控制论、社会学等非医学课程。适当降低对硕士研究生论文的要求，强调对学生外语能力、科研能力及运用知识能力的培养。二是要逐步建立起全面评价研究生能力的制度和方法，如考试成绩不仅仅是试卷分，要有课程学习的"课堂"分，毕业时不仅仅有一篇专业论文，还要求获得多种证书，如外语六级证书、计算机应用的合格证书，还要有社会实践（教学、医疗等）评语，博士生实验室轮转要达到要求等。这样，我们培养的人才方可以自身的社会价值和较高的能力与水平主动适应市场经济的竞争环境，为社会作贡献。

其次，优化研究生知识结构。既要考虑高层次人才深广的知识面，又要注意适应社会主义市场经济的发展需要。目前，我们为研究生所开的课程是根据现有师资的能力、水平和精力而设立的，尚难完全满足不同层次、不同专业研究生的选课需要。特别是反映学科的最新发展动向、最新研究成果的课程少，几乎没有为博士生开设课程，硕士生的课程偏向于按研究方向和科研课题选课，知识面过于狭窄。针对这些问题，我们将采取以下措施：第一，从修订专业培养方案入手，按二级学科合理设置课程。第二，对现有课程中的主干课程，分期分批组织专家听课、评估，水平高的课程进一步充实为博士生课程，淘汰"差"的课程。第三，依靠计算机中心，为研究生开设不同水平的计算机课程，以适应现代医学和社会发展的需要。第四，各学科努力将科研成果和国外的动态充实到课程中去，以不断更新课程内容。总之，在课程建设方面，困难还有很多，任务还相当艰巨，但改革的方向是明确的。

最后，应更加重视发挥研究生在培养教育中的主体作用。研究生，特别是博士研究生，他们的理论、知识都有一定基础，具有独立钻研能力，对他们的培养教育与本科教育有着本质的区别。但我们现在的培养工作受传统教育思想的束缚，仍是"灌"得多，"包"得多。学位课程由导师选定，科研课题基本上也是由导师指定，研究生较少有自己的自主权，这样就养成了学生的依赖思想，使学生缺乏参与意识和成就感，限制了学生创造力的发挥，学生毕业后适应能力差。今后我们除了要继续发挥导师的作用之外，还要努力创造条件，使学生施展自己的才能有一个宽松的条件。如允许学生根据自己的兴趣选课；学生对老师指定的课题可发表自己的见解；鼓励研究生积极承担导师的科研任务；积极做好研究生兼助教、兼科研、兼医疗、兼管理工作，锻炼提高研究生各方面的能力，充分发挥他们的聪明、才智和主观能动性。

（3）转变观念，开拓思路，适应改革的新形势。面对社会主义市场经济体制的建立，作为研究生教育管理工作者，我们面临许多新问题，必须在实践中加强学习。例如，在招生制度改革上，强调按需招生，放开计划外招生，但要确保质量，防止人才培养的盲目性；在国家教委、国务院学位委员会向设有研究生院的高校下放了许多自主权以后，学校如何形成自我约束机制，保证研究生的培养质量；单纯的国家拨款无法满足研究生培养的需要，如何多方集资，筹集培养经费。总之，在市场经济不断深入发展的新形势下，我们要从计划经济的束缚下解放出来，转变观念，把握机遇，迎接挑战，以积极的姿态投入到研究生教育改革中去。

四、 冷静地对待社会主义市场经济对研究生教育的不利影响

我们正处于从高度集中的计划经济向社会主义市场经济过渡的阶段，一个新的体制在建立和完善的过程中不可避免地会出现一些问题，转轨时期给研究生教育带来的不利影响是不容忽视的。当前要注意以下问题。

（1）在强调应用型人才培养的同时，不能忽视科研型人才的培养和基础研究。为适应社会发展的需要，在研究生教育中强调应用型人才的培养，这是必要的、正确的。但是，教育自身的特点决定了它是面向未来的前瞻性事业，我们在考虑研究生教育发展和改革时，都要有超前性、预见性。就医学来说，基础医学是其他学科发展的基础和后劲所在。而目前基础学科的教师更为清贫，科研经费相对不足，报考基础学科的研究生生源也在逐年减少。这一现状应引起各级领导的重视，在研究生招生、拨款、奖学金评定、科研基金申请等方面，对基础学科应有一定的倾斜政策。当然，基础学科也应在市场经济大潮中找出路，改进科研手段，加强学科之间的渗透与合作，重视科研成果的转让，进行高科技开发，使基础学科走出困境，不断发展。在制订研究生招生计划时，科研型研究生要有一定的比例。在研究生论文选题中除注意应用型研究外，也要重视基础理论研究和前瞻性研究，尤其是博士学位论文更需瞄准学科前沿。总之，我们要较全面地理解邓小平关于"三个面向"的教育思想，克服短期行为，使应用型人才和科研型人才、应用研究与基础研究协调发展。

（2）出国、"下海"对教师队伍的冲击，影响高校教师队伍的稳定。当今国际经济社会发展极不均衡，导致我国高级专门人才向发达国家单向流动。人才的国际交流，无论是对发达国家还是发展中国家都具有积极而长远的意义，但由于目前我国经济仍处于劣势地位，人才回国尚有困难，必然出现人才流失。这一人

才流失现象一方面使相当的教育投入以人力形式流入发达国家,造成我国研究生教育实际上的低效益;另一方面,由于大量流失的人才一般是社会精英,这又在一定程度上削弱了高等教育发展的后劲。

在国内,随着市场经济的建立,人们价值观念发生改变、教育界的收入分配与市场经济规律产生矛盾、收入反差强烈,使高校留不住人,现有教师向经济效益好的单位"跳槽",或为提高收入而"下海",或为改善收入而搞"第二职业",一心一意搞教育的人越来越少,教育质量面临滑坡。另一方面,优秀毕业研究生首选出国或到三资企业,也不愿留在高等学校。这些都是对高校师资的又一冲击波。

稳定的教师队伍和良好的校园环境对研究生教育的发展至关重要。我们寄希望于国家经济发展得快些,综合国力强些,教育投入大一些,教师待遇提高些,改变目前四个投入不足的状况。这就寄希望于营造"尊重知识、尊重人才、尊师重教"的社会风尚;当然也寄希望于高等学校自身在改革中增加活力,走出困境,让高等学校真正成为社会主义精神文明的坚强阵地。

(3)市场经济对研究生人生观、价值观、道德和心理带来的消极影响。市场经济给研究生的思想带来多方面的冲击。在商品经济"等价交换"原则的影响下,部分研究生奉行"贡献"与"索取"应该等价的观念,过于强调自我价值,缺乏奉献精神;在商品经济中的买卖关系、金钱关系、追逐利润日益突出的情况下,研究生显得过于清贫,他们的心理难以平衡;商品经济带来市场开放、自由贸易、自主经营、自由竞争,这一方面给研究生积极的影响——增强自主意识、参与意识和竞争意识,但也带来消极的影响——以自我为中心,"自我设计",强调个人奋斗,缺乏社会责任感和振兴中华的使命感。

因此,在目前形势下,因势利导做好研究生的思想工作,加强马列主义、毛泽东思想的理论学习,抵制拜金主义、享乐主义、极端个人主义及社会上某些腐败现象对研究生的侵蚀,进行爱国主义、集体主义和社会主义教育,增强民族自尊、自信、自强精神,使他们树立正确的理想、信念和价值,这是研究生德育工作迫切需要解决的问题。

社会主义市场经济体制的逐步建立,为研究生教育的改革和发展提供了良好的机遇,同时也对研究生教育工作提出了更高、更迫切的要求,但只要我们认真地学习和贯彻《纲要》,就一定能将研究生教育的改革和发展推向一个新阶段。

┃ 参考文献 ┃

［1］余立.社会主义市场与高等学校改革[J].上海高教研究,1993(2)：1－4、15.

［2］中国教育改革和发展纲要[N].《文汇报》,1993－02－27(1).

［3］现代市场经济的三大原则[N].《中国教育报》,1993－07－28(3).

［4］李煌果,王秀卿.研究生教育概论[M].北京：科学技术文献出版社,1991.

（原载《学位与研究生教育》1994 年第 4 期）

上海医科大学研究生导师队伍分析

陆 强 赵 蓉

指导 刁承湘 金锡鹏

高等院校学术水平的高低,往往取决于师资队伍的水准。作为师资队伍中最高层次的一部分——研究生导师,不仅为国家培养大量高质量、高层次的研究生,还为国家创造体现学术水平和社会、经济效益的科研成果。高等院校中各学科、专业导师的学术水平和队伍结构决定了高校的教学水平、科研实力以及发展潜力。因此,在一所高校的发展建设中导师往往起着至关重要的作用。

在今后的 5～10 年内,我校导师队伍将面临大幅度新老交替的历史时期,如何着眼于 21 世纪,使我校的导师队伍保持稳定性、延续性和发展性,以适应现代科学技术和医学教育发展的需要已刻不容缓。本文对我校导师队伍现况作了初步调查与分析,以便采取相应的对策措施,促进导师队伍的建设,推动学科的建设和发展。

一、 资料来源与方法

(一) 课题资料来源

资料来自:上海医科大学研究生院历年所存导师资料记录;上海医科大学各学院、医院及研究所有关导师的材料及记录;上海医科大学人事处有关档案材料;有关人事干部、研究生管理人员的咨询整理材料。调查对象包括国务院学位委员会批准的上海医科大学博士生导师 117 名,上海医科大学学位委员会批准的硕士生导师 642 名(以上数字均以 1993 年 4 月底的统计为准)。博士生导师多是从硕士生导师中遴选产生,642 位硕士生导师不包括已批准的 117 名博士生导师。

（二）方法

分析原始导师档案材料,按立项内容对所有对象进行普查,采用描述性方法。全部数据在 dBASE 和 Epi-lnfo 软件支持下完成处理分析。

二、结果与分析

（一）博士生导师

117 名博士生导师分布于全校的 32 个博士学位授权点。其中,已去世 10 名,退休 34 名,定居国外 1 名,现实际在职仅 72 名,占总数的 61.5%(表 1)。这 117 名博士生导师中,男女占比分别为 77.8% 和 22.2%,有 88% 的人担任了一定的行政职务,并且绝大部分博士生导师在从事自己的教学科研的同时,也积极参与学校的各项组织管理工作。

表 1　上海医科大学博士生导师在各博士点分布情况

学科专业	批准数	在职数	学科专业	批准数	在职数
内科学	13	8	眼科学	2	1
儿科学	6	4	耳鼻喉科学	2	1
神经病学	2	1	影像医学	3	1
精神病学	2	1	放射治疗学	2	2
皮肤病学	3	1	肿瘤学	4	3
传染病学	3	1	中西医结合基础	5	5
核医学	1	1	中西医结合临床	4	3
外科学	20	10	流行病学	3	2
妇产科学	4	3	环境卫生学	2	1
卫生统计学	2	1	病理学	4	2
劳动卫生学	3	1	病理生理学	3	2
人体解剖学	3	2	微生物学	3	2
组织胚胎学	3	1	生理学	4	3

学科专业	批准数	在职数	学科专业	批准数	在职数
生物化学	3	3	药物化学	1	1
生物物理学	1	1	药剂学	1	1
免疫学	2	1	药理学	3	2

1. 年龄情况

在职的 72 位博士生导师,平均年龄 62.4 岁。人数分布最多的年龄段为 61～65 岁,有 31 人,其次,56～60 岁为 19 人,66～70 岁为 15 人。由此可见,我校在职的博士生导师队伍存在着年龄老化的问题。

2. 学历与学术水平情况

博士生导师中具有研究生学历的有 32 人,仅占 27.4%,这主要与国家以前的学位制度有关。博士生导师中去过国外进修或学习 1 年以上的有 59 人,占总数的 50.4%,其中 15 人获得了国外的硕士及以上学位,同时他们都在国内外各种学术团体或刊物中担当一定职务,并参与了国家级出版社出版的专业书籍的编写工作。调查显示,这些博士生导师是我校各学科、专业的带头人,其学术水平都处于国内领先或国际水平。

3. 招生情况

1981－1993 年,117 名博士生导师共招收了 490 名博士研究生和 814 名硕士研究生,平均每人招收 4.2 名博士生和 7.0 名硕士研究生。

4. 批准导师资格情况

从 1981 年开始,我校共有 4 批教师被批准为博士生导师,时间分别为 1981 年、1984 年、1986 年和 1989 年,这些博士生导师被批准时的平均年龄分别是 62.1 岁、60.6 岁、59.5 岁和 55.6 岁(表 2)。总体而言,博士生导师批准时年龄偏大,但每一批批准时平均年龄都较前一批小,可认为有关部门已注意到这一问题并采取了一定对策。从表 2 还可看出,第二、三批批准的博士生导师的高学位比例与国外进修学习的比例都较第一批、第四批低。这主要是"文革"十年学校基本上没有培养过研究生,与国外的学术交流已趋中断的客观原因造成。

表 2　上海医科大学博士生导师批准情况

批数	批准年份	人数	批准时平均年龄(岁)	高学历情况		国外经历		平均招生数	
				人数	%	人数	%	博士生	硕士生
一	1981	29	62.1	11	37.9	19	65.5	4.8	9.4
二	1984	12	60.6	3	25.0	4	33.3	6.8	8.8
三	1986	35	59.5	3	8.6	6	17.1	4.1	6.3
四	1989	41	55.6	15	36.6	27	65.9	3.1	5.2

(二) 硕士生导师

全校 642 名硕士生导师中，退休 140 名(占 21.8%)，出国和自动离职 43 名(占 6.7%)，在职 442 名(占 68.8%)。硕士生导师中女性占 33.5%，大量的女知识分子走在教学科研的第一线。在职的硕士生导师中，有 72.9% 的人担任了各教研室和研究室的正、副负责人及以上职务，在教学、科研和管理上都起着领头羊的作用。

1. 年龄情况

在职的 442 位硕士生导师中，年龄最大的为 70 岁，年龄最小的 30 岁，平均年龄 55.5 岁。人数分布最多的年龄段是 55～60 岁，有 144 人；其次，50～55 岁为 133 人，60～65 岁为 79 人。一般讲，硕士生导师为正高级职称的 65 岁退休，副高级职称的 60 岁退休，但实际上在教学、科研第一线奋斗着的主要是 50～65 岁的这些导师，硕士生导师队伍的年龄老化问题也很突出。

2. 学历和国外经历等情况

在职的硕士生导师中，正高级职称 271 人，副高级职称 171 人，各占 61.3% 和 38.7%；有硕士及以上学历的 126 人，占 28.5%；在国外进修学习超过 1 年以上的有 166 人，占 37.6%；在各种国内外学术团体、刊物中任职或参与国家级出版社出版的专业书籍的编写有 282 人，占 63.8%。由以上数据可以说明，我校的硕士生导师队伍具有相当实力，是我校学术的中坚力量。

3. 招生情况

642 位硕士生导师共招收了 1 196 名硕士研究生，平均每人招了 1.9 名；在职的 442 位硕士导师共招收了 727 名硕士研究生，平均每人招了 1.6 名(表3)。可以发现，第一批批准的硕士生导师招生最多，以后逐批减少。一般导师资格批准后,不能很快就有招生名额,其中批准超过 3 年,但从未招生过的就占总数的 9.5%,有 42 人(表 4)。招过研究生,但以后又连续 3 年未招生者有 100 人,占总数的 22.6%,可见硕士生导师中不招生的现象比较严重。

表 3　上海医科大学各批硕士生导师批准和招生情况

批数	一	二	三	四	五	六	七	八	九	十	十一	十二
批准人数	135	30	19	116	42	52	59	109	3	10	29	38
批准时平均年龄(岁)	60.0	57.3	64.0	51.8	53.5	53.5	52.0	50.2	48.3	49.3	45.4	49.2
招生总数	565	92	24	247	79	54	63	60	1	0	3	0
每人平均招生数	4.2	3.1	1.3	2.1	1.9	1.0	1.1	0.6	0.3	0	0	0

表 4　上海医科大学各批硕士生导师招生人数情况

批数	一	二	三	四	五	六	七	八	九	十	十一	十二	合计
未招生	1	1	0	14	5	12	9	56	2	10	25	38	173
招 1 人	2	2	1	17	10	15	26	35	1	0	3	0	112
招 2 人	6	3	1	9	8	2	9	11	0	0	0	0	49
招 3 人	3	3	2	11	6	3	4	0	0	0	0	0	32
招 4 人	8	2	0	12	6	2	1	2	0	0	0	0	33
招 5 人	5	0	0	6	1	0	0	0	0	0	0	0	12
招 6 人	3	3	0	7	0	1	0	0	0	0	0	0	14
招 7 人	4	1	0	3	0	0	0	0	0	0	0	0	8
招 8 人	3	1	0	0	0	0	0	0	0	0	0	0	4
招 9 人	0	1	0	0	0	0	0	0	0	0	0	0	2
招 10 人	0	0	0	1	0	0	0	0	0	0	0	0	1
招 11 人	1	0	0	0	0	0	0	0	0	0	0	0	1
招 14 人	1	0	0	0	0	0	0	0	0	0	0	0	1
合计	37	17	4	81	36	35	49	104	3	10	28	38	442

三、 讨论与建议

(一) 突破年龄限制,改革遴选制度

研究生导师既要具备相当的创造性,也需要有一定的带教经验,35～45 岁正是符合这一要求的"黄金时段"。我们现在的导师年龄与此不相协调,绝大多数导师的年龄超过了科研和带教的最佳年龄区,体力、精力、智力、思维等已力不从心。上海医科大学 117 位博士生导师,在职的只占 61.5%;642 位硕士生导师中,能招生的仅占 68.8%。导师的年龄老化已不适合人才的培养和发展。

我校现行的导师制度是经过遴选产生导师,而有资格参加遴选的必须具备某些先决条件,其中职称是首要一条。职称往往是与学历、资历、年龄挂钩的,致使许多年富力强、充满创造力的中青年教师因资历浅、年纪轻而不能及时晋升,不能被遴选为导师。针对这种现象,我们应该突破年龄限制,在现有制度下,定期遴选,政策向中青年教师倾斜,把一些中青年学科带头人吸收到导师队伍中来,增加新鲜血液。有关部门应建立起一套更有利于人才发展和培养的遴选制度,审核导师资格时更多地考虑实际能力、学历、工作经历和科研经费等因素,年龄和资历只在其次。对一些经验丰富的老年导师,可居于二线,著书立说,充分发挥传帮带的作用。

(二) 多种培养方式结合,扩大招生名额

导师出现多年不招生或少招生的情况,原因主要有:①研究生导师招生名额不够。以 1993 年为例,计划招收博士生 100 人,硕士生 161 人,442 位硕士生导师要平均 3 年多才能摊上一个计划名额。②导师科研任务少,科研经费不足,导致导师无法招生。③有导师把注意力过多集中于经济效益,相对忽视了科研和招生。④少数人把导师当作一种荣誉,一种资本,而不是一种责任和义务。对此我们建议:①增加招生名额,在计划名额已定的情况下,积极寻求各种途径、渠道,采用多种形式增加招生名额,如自筹资金、自费、联合培养、委托培养等。②对于导师队伍更应注重队伍素质,并非数量越多越好,应宜精勿滥。③对于博士生导师,原则上应不带硕士研究生,更多地把精力放到博士生培养上,使硕士

生导师有更多机会来带硕士生。④对于连续多年不招研究生的导师应采取一定的措施,如规定连续几年以上不招生的导师将自动除名。

（原载《中国高等医学教育》1994 年第 6 期）

关于医学学科群建设的几点认识

陈　渭　刁承湘

自从国家教委提出和组织"211工程"的实施计划以来,学科建设越来越引起各高等学校,尤其是重点高校的重视。最近一年多来关于组建"学科群"的问题又成为学科建设中的一个新的兴奋点。

为改变现有的学科结构,适应科技与医学发展的需要,积极而稳妥地组建学科群,这是学科建设中应该重视的问题,同样也是研究生教育基地建设中的重要问题。本文仅就组建医学学科群的问题谈些粗浅的认识,以起抛砖引玉作用。

一、 关于学科群的构建理论

《辞海》中对"学科"有这样一段定义:"学科:①学术的分类。指一定科学领域或一门科学的分支。如自然科学部门中的物理学、生物学,社会科学部门中的史学、教育学等。②教学的科目。学校教学内容的基本单位。如普通中、小学的政治、语文、数学……"高等学校中的"学科"包含了以上两方面的内容。而"学科群"顾名思义应该是多个学科联合(或联系)起来的群体。高校的学科群是个具有内部结构的系统。它的兴衰与发展受学科自身发展的内部规律和人类社会发展的需求两方面的制约。

1. 学科发展的内在规律

人们对客观世界的认识总是由浅入深、由易到难。医学的发展也符合这样的规律,并经历了4个发展阶段:《人体结构》一书问世是医学进入器官水平的标志;《细胞病理学》一书又使医学进入到细胞水平;1931年,电子显微镜的发明使医学提高到亚细胞水平;1949年,第一个分子病——镰形红细胞贫血的发现则是医学进入分子水平的最早范例。此后,随着若干具有里程碑意义的研究成果的发现,如染色体与遗传、DNA 双螺旋结构的出现、DNA 及 RNA 的生物合成、反转录酶及限制性内切酶的问世等,不断地将医学推向分子生物学的更高水平。

医学学科的发展,毫无疑问受到这一规律的影响。一方面,随着科学研究越来越深入,学科之间形成梳齿状的结构模式(图 1);另一方面,学科又互相交叉、联合、协作,有综合的趋势,形成网络状学科结构(图 2)。

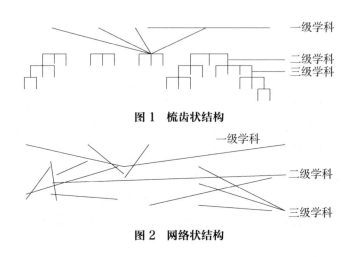

图 1　梳齿状结构

图 2　网络状结构

"学科群"的提出正是顺应了学科的第二种发展趋势。

2. 人类社会需求对学科发展的影响

对医学来说,学科发展除受疾病的发病与防治、新药的开发与研制、高水平诊断技术的出现与应用所制约以外,还受到人类社会的政治、经济及社会因素各方面的影响。顺应社会需要的学科发展迅速,兴旺发达,反之则发展滞缓,甚至衰败。10 多年来,某些传统的基础学科若不注重与其他学科的交叉,不重视引进新的科研方法,学科发展就相当困难。而另一些顺应社会和医学发展需要的学科,有的蓬勃发展,有的方兴未艾。

因此,我们在研究组建学科群时首先要考虑以上两个制约因素。一方面,要顺应学科发展的自身内部规律;另一方面,要满足人类社会发展的需求。只有这样,组建的学科群才具有生命力。

二、 关于医学学科群的基本特征

根据以上的构建理论,一个好的学科群应该具有以下特征。

1. 高水平的基础学科为源头

世界一流大学整体学术水平高,主要是由于拥有实力雄厚的基础学科,这是学科发展的源泉。回顾医学发展的历史,医学的每一次发展进步均建立在基础医学进步发展的基础上,而当前基础研究对临床医学的战略意义比过去任何时候都更为重要。因此,学科群必须以高水平的基础学科作为源头。例如,我们若要建立肿瘤学学科群,则必须以生物化学、病理学及免疫学等基础学科的高水平研究作为支柱。

2. 体现预防、治疗的综合优势

无论组建什么医学学科群,都是为了提高科学研究水平,最终达到为防治重大疾病服务这一目的。因此,学科群应体现预防、治疗的综合优势。

3. 形成多学科、跨学科的交叉网络

我校具有基础、临床、预防医学和药学比较齐全的学科,在组建学科群时,要打破原有学科专业、学院、医院的界限,根据"资源共享、优势互补、协作攻关"的原则将相关学科组织起来,形成交叉网络,进行合作科研攻关,以创造高科研效益,培养高水平人才,使学科建设跨上新的台阶。

三、 关于医学学科群的总目标

如前所述,医学学科群建设的最终目标是为防治重大疾病服务,提高人民健康水平。目前,我们组建学科群还应更多地着眼于 21 世纪,总的目标是以下几点。

1. 高水平的科学研究

现代科技的发展,一些重大科研项目的承担和完成,直至最后取得成果,需要多学科、各方面力量的通力合作。因此,确定学科群中各学科协同攻关的大科研项目或系列研究,形成综合力量,进行高水平的科学研究,力争取得突破性的科研成果,这是构建学科群的首要目标。

2. 高层次人才的培养

学科群在人才培养方面应以培养研究生为主,成为"人才培养的高地",博士生和博士后研究人员应占相当比例,他们是进行高水平科学研究的生力军,从事开创性的研究工作。同时应进行交叉学科联合培养,将研究生培养成复合型师资队伍的后备力量,以适应 21 世纪对人才知识结构、能力结构的要求。

3. 综合性的学科优势

19 世纪末 20 世纪初,医学学科向着纵深方向发展,有越分越细的倾向,如内科学又分为心内、血液、肾病、消化、呼吸、内分泌、风湿病等多个三级学科,而且还不断向深、细方向发展,似乎将人们的眼光引向"狭窄"。但是,人类社会是一个统一的整体,尤其是现代科学需要作多学科综合研究,于是出现了生命科学、环境科学、材料科学等,科学技术进入了"大学科"时代。现在动脉粥样硬化的机制和防治不仅仅是心内科专家研究的问题,也是生物化学等相关学科的专家研究的热点。

在冠心病的治疗中,通过基因工程研制出溶血栓药物,中西医结合治疗更具有中国特色,近来又引进国外染料激光超声消融先进技术。这种多学科综合研究的趋势,已打破了原有的学科界限。

我们在着手组建学科群时,应瞄准以上目标,最后达到出成果、出人才、出经验、出效益及营造学科发展环境的学科建设目的。

四、 组建学科群时应注意解决的几个问题

"学科群"这一概念,越来越频繁地被各级领导引用和出现在各类报刊、杂志上,引起大家的关注,并作为一种促进学科建设与发展的新措施被各校用于学科建设的规划中。但我们还没有经验,也没有现成的做法,需要摸索和探索。

在组建学科群的过程中,必须重视和研究解决以下问题。

1. 学科群与现有的研究中心、研究所的关系

我校现有 20 个研究所、10 个研究中心。它们当中有的已开展了卓有成效的工作,有些经验可供组建学科群时参考和借鉴。有的学科群就以研究所和科研中心为核心,联合相关学科而组成,最重要的是团结和协作,切不可重复和"打架"。

2. 关于学科群的组织形式

学科群是紧密的联合"实体",还是松散的"联邦"? 根据有关专家了解的国外情况,"实体"组织容易出成果,但根据目前的实际情况,还只能是"松散的联邦"。为组织好这一"联邦",必须解决好两个问题:①选好一个带头人或称之为"领衔教授"。他必须有很高的威望,知识面广,精力充沛,能团结大家奋力攻关,组织大家申请大课题,具有奉献精神。②要有一个"司令部"。司令部的主要领导是"领衔教授",同时有几位副职,配备专职秘书,负责信息和人、财、物的管理。

若无以上两条,学科群将流于形式。

3. 关于学科群的活动形式与内容

形式多样,主要是:联合申请大课题,组织协作攻关;落实课题研究,沟通研

究信息;联合举办国内外学术会议,扩大学术影响;为研究生开设联组教学课程,联合培养研究生,将教学、科研紧密结合起来。通过这些活动,提高学科的学术水平,增强学科的竞争能力,培养跨世纪专门人才。

4. 关于学科群的人、财、物、实力

这是学科群有无生命力的关键,其中人和钱更重要。人是第一位的,同时要有很强的经济实力,这样学科群才能真正启动。各相关学科都要将学科群当作自己的大家庭,形成合力,决不能各自守着自己的小山头,仅为自己的小团体着想。同时在发展过程中,各学科仍应保持或发展各自的特色。这样,在学科群的建设、发展过程中,组成学科群的各学科才不致萎缩和衰败。

学科群的建设需要有超前意识。在组建的过程中会遇到很多困难甚至障碍。在校学科梯队建设领导小组的领导下,我们应该本着"有条件的先建,创造条件再建"的原则大力推进。这绝非一朝一夕之计,而是学科建设中的长远奋斗目标。

值得强调的是,学科群建设得好,将为博士生培养创造更好的培养条件与环境,有利于扩大博士生的专业知识面,有利于发挥综合学科的优势培养复合型人才;有利于充分利用仪器设备条件,有利于形成良好的学术氛围,创造良好的育人环境。因此,这是研究生教育基地建设的重要内容,必须给予重视。

| 参考文献 |

[1] 陶爱珠.世界一流大学研究[M].上海:上海交通大学出版社,1993.
[2] 俞长高.一流理工大学学科群的特征与建设(下)[J].学位与研究生教育,1994(3):7-8.

(原载《学位与研究生教育》1996 年第 2 期)

部属医学院校研究生教育要为地方建设服务

刁承湘

当今世界,不论发达国家,还是发展中国家,均在走高等教育与经济、社会发展相结合的道路。作为高等教育最高层次的研究生教育更应顺应这一发展趋势。

十一届三中全会以来,上海正处在改革开放、经济高速发展和体制急剧转换的过程中。地处上海的部属全国重点大学,其研究生教育在为全国和行业服务的同时,如何为上海地区的经济、社会发展服务,这是我们迫切需要研究的重大课题。

一、研究部属高校研究生教育为地方建设服务,是由研究生教育的内外部规律所决定的

20 世纪 90 年代以来,我国改革开放和社会主义现代化建设事业进入了一个新的发展时期,其中一个重要特征是,确定了建立社会主义市场经济体制的改革目标。这一理论和实践上的重大突破,不仅对国民经济和社会发展起促进作用,也为教育事业包括研究生教育事业的改革与发展注入了新的活力。上海作为我国改革开放的龙头,又是高等教育体制改革的试点地区,实践证明,上海经济的发展,已为整个国家加快经济发展步伐带来了希望,也为委、部属高校为地方建设服务带来机遇。大量事实说明,经济与社会的发展,需要高等学校为之服务,而高等学校也在服务中显示了它的价值,促进了自身的改革与发展。

在这样的形势下,部属高校的研究生教育如何为地方建设服务这一新课题,有着重要的理论与现实意义。

(1)这一课题涉及部属高校如何处理为全国、行业、系统服务和为地方服务

的关系。我校为卫生部所属的重点医学院校。这一隶属关系决定了我校研究生教育为全国,为医药卫生系统服务的办学目标。近年来,我们贯彻"立足上海,面向全国""立足国内,走向世界"的方针,在卫生部的宏观指导下积极改革研究生的招生、培养、就业工作,在全国医学院校中发挥部属高校的应有作用,为行业服务。但我校又地处上海,责无旁贷地应该为上海的经济、社会发展服务。我校的公共卫生学院、药学院是上海市属医学院校没有的。我校四所专科医院、不少研究所及许多具有特色的学科专业,在上海也都处于重要的地位。因此,我们在考虑我校研究生教育改革和发展时,应该将为全国服务和为地方建设服务密切结合。这两者应当是统一的,而不是矛盾的。

(2)部属高校研究生教育为地方建设服务,是部属高校办学体制改革的需要。近几年来,我国高等学校的办学体制改革打破了条块分割的局面,出现了合并、联合及共建等多种形式。1995年10月,上海市与卫生部正式签订了"共建"上海医科大学的协议。"共建"的实质,说到底就是上海医科大学要更好地为地方经济、政治、社会、卫生、环境服务,同时我校的建设与发展也离不开上海市的领导与支持。两者的双向服务与发展比以往任何时候都更重要。在这样的新形势下,我们研究部属高校研究生教育为地方建设服务,更具有现实意义,同时也必然会推动研究生教育内部改革和运行机制改革,使部属高校的研究生教育在双向适应和双重服务中求得自身的发展。

(3)研究这一课题,有利于发挥部属高校的三项职能,建立起研究生教育主动适应社会主义市场经济的外部规律。高等学校具有"人才培养、科学研究、直接为社会服务"三项主要职能,这已在教育界形成共识,而研究生教育是发挥高校这三项职能的最好结合点。

教育受经济制约,又反作用于经济,这是马克思主义教育理论的基本观点。研究生教育这一层次,是我国社会主义现代化建设的重要组成部分,可以看成是社会的子系统。它与政治、经济、科技、文化等子系统都有关系。我们通常所说的研究生教育外部规律,就是指研究生教育与这些子系统建立起相互依存、相互促进的辩证统一关系,以推进社会的全面进步。而这些外部规律又通过研究生教育的内部规律起作用,使研究生教育主动适应社会主义市场经济的需要。

上海已进入了我国经济发展的快车道。面临着最好的发展时期,在这样的形势下,我校研究生教育必须进一步强化自主意识、竞争意识和改革意识,在人才市场中以质量取胜,在研究生教育管理中以改革取胜,在学科建设中以特色与优势取胜,更自觉和主动地为上海的经济和社会发展服务,在服务中显示其社会价值，以进一步取得上海市政府对我校研究生教育和学科建设的支持与投入。

这就是我们提出这一课题的依据和对研究这一课题的基本认识。

二、 积极探索部属医学院校研究生教育为地方建设服务的途径和结合点

上海要建成国际一流城市，需要有一流的人才资源，一流的医疗卫生服务，一流的环境卫生，一流的卫生事业管理。在上海向一流城市迈进的过程中，我校研究生教育如何为上海建设服务？我们寻找到以下结合点。

（1）走高校与市属科研、医疗单位联合办学之路，积极、稳妥地建设校外教学、科研、医疗三结合研究生教育基地。1995 年，朱开轩同志在全国研究生工作座谈会上指出："培养研究生要以高等学校为主，并注意发挥科研单位、企业的积极性；对在职研究生提倡在研究生培养单位学习，再回原单位进行科研和学位论文工作，并可采取由培养单位根据需要聘请实际工作部门或单位中符合条件的专家共同指导研究生的培养方式，加强研究生培养单位与生产企业、社会用人单位的合作，建设并形成新型的教学、科研、生产三结合基地。"

我校自 1987 年以来，先后在上海市第一人民医院、上海市肿瘤研究所、上海市计划生育研究所、上海市第一妇婴保健院、华东医院建立了研究生教育基地。在实践中，我们确定了建立校外研究生教育基地的条件和方法。为将这些单位建成我校的研究生教育基地，从导师的遴选、招生计划的确定、研究生教育质量监控到落实这些单位的管理人员与管理机构等方面进行了全面的改革与探索。经过几年的努力，我们积极而稳妥地建立了校外研究生教育基地。在研究生教育主动适应社会需要、为地方服务、转换办学机制、提高办学效益等方面是一次有益的尝试，取得了初步的成效。

1）加强了部属高校与地方医疗、科研单位的学术联系，提高了这些单位的医疗和科研水平。市属医疗单位原先均较重视医疗工作，而科研单位则纯搞科研。建成我校的研究生教育基地后，促进了医疗、教学及科研的结合，使它们初步建立了一支导师队伍。由于研究生教育的发展，活跃了单位的学术气氛。肿瘤研究所以研究生为主，定期举行学术报告会。第一人民医院经我校遴选现已有 20 名硕士生导师、4 名博士生导师。医院领导深深体会到，医院的发展已离不开高层次人才的培养。该院泌尿外科、眼科、麻醉科被评为上海市医学领先专业，这三个学科均挂靠在我校招收博士研究生。泌尿外科在原学科带头人健康

状况欠佳的情况下,由我校培养的博士生挑起业务、行政两副重担。

2) 调动了市属单位的办学积极性,改变了单一的国家办研究生教育的方式。几年来,这些单位作为我校的研究生教育基地招收了一批研究生,单位主动挖掘人才培养的潜力,如从卫生事业费中解决临床医学研究生的津贴,用单位的科研经费作为研究生的课题经费,自筹经费招收计划外研究生。特别重要的是,通过研究生培养,单位领导的人才培养意识增强了,对本单位培养出来的人更为爱惜。

(2) 发挥我校的优势和特色,通过研究生课题为上海市政府有关部门提供高规格的决策咨询服务。上海作为国际大都市,饮水、交通、环境、食品卫生等问题越来越引起各级领导的重视。计划生育、医疗保险、妇幼卫生、社区服务更是关系到国计民生的大事,直接影响到上海经济的发展。我校公共卫生学院师资实力雄厚,导师们指导研究生就以上这些重大问题进行研究。环境卫生专业博士生对黄浦江上下游地区饮水污染和人群消化道肿瘤进行流行病学研究,为市政府对黄浦江上游引水工程的决策提供方案;该专业多名研究生对居民燃煤环境污染和人群健康危害进行研究,为市政府的"煤球炉工程"提供决策的科学依据。最近,我校研究生又针对上海市助动车猛增的现状,在导师指导下对助动车尾气的毒性作用进行研究,证明助动车的不完全燃烧尾气有致突变作用,呼吁政府部门要控制城区的助动车车辆;劳动卫生专业的研究生,深入工矿企业进行职业病调查,为职业病防治和环境污染控制提供科研参数;社会医学与卫生事业管理及卫生统计专业的研究生针对计划生育、卫生经济、医院管理、医疗保险、老年社区服务等问题进行软课题研究。近年来,上海市卫生局推出的"总量控制、结构调整"改革措施,得到卫生部领导的高度重视,在全国卫生系统引起了强烈反响。该项目最近获得卫生部科技成果二等奖,该项研究的设计和完成均有我校研究生导师参与。儿科医院、妇产科医院研究生对儿童保健、优生优育等问题进行研究,为上海市贯彻计划生育基本国策作出努力。

这些都标志着我校研究生教育正发挥着为政府提供高层次、高规格决策咨询服务的功能。

(3) 适时调整学科、专业结构和学科研究方向,为上海经济和医疗卫生事业服务。上海已提前进入老龄化城市,上海市卫生工作的重点正逐步向慢性病、老年病防治和自我保健等方面转移。为此,我校于1995年以中山医院为主体,联系市放射医学研究所和华东医院适时地审批了老年医学硕士点,并已于1996年招收首批老年医学研究生。就传染病而言,适时调整学科研究方向,对老年感染性疾病进行研究。肿瘤、心脑血管疾病已严重危害上海市民健康,我校华山医院具有神经外科、神经内科和神经放射的优势,1994 年组建"临床神经医学"学科群,并已申请列为上海市医学领先专业,将脑血管疾病定为主攻方向。我们还组织申请到肝肿瘤外科、肿瘤病理和心血管为领先专业,对肿瘤和心血管疾病组织联合攻关,培养高层次人才,以造福于上海人民。21 世纪是生命科学的年代,有人预见,未来 10 年是脑的 10 年,上海在神经科学方面应该走在前面。我校发挥多学科交叉协作的优势,以国家重点实验室为依托,经国务院学位委员会批准在全国医学院校中首先建立了神经生物学博士点,将在神经科学方面为上海的医学发展作出新的贡献。

(4) 研究生在导师指导下,积极参与上海市的防病治病工作,成为上海市医疗卫生和社会全面进步的推动力量。我校有 7 所附属医院,3 000 多张床位,临床各学科拥有在校研究生 500 多名,他们是医疗第一线不可缺少的力量,直接为上海市民防病治病服务。1988 年,上海市甲型肝炎暴发流行,华山医院全力收治 7 000 名病员,研究生直接参与病房工作。研究生院还组织在校研究生深入工厂、街道,不分昼夜地参加防治工作。流行病专业研究生在导师指导下,进行现场研究,发现毛蚶是传播甲型肝炎病毒的毒源,为市政府及时采取预防对策提供科学依据,防止了甲肝的蔓延。1994 年,上海市发现腹泻流行,我校流行病专业的研究生在导师带领下,"坐镇"卫生局进行研究,及时控制了腹泻的流行。

改革开放、经济腾飞的上海,曾发生过几次重大的交通事故,在抢救车祸中受伤的日本游客和香港知名人士的过程中,我校导师和研究生的精湛医术和高尚医德受到有关部门的表扬,树立了上海市民的良好形象。

(5) 多种方式为上海市培养和输送医药卫生高层次专门人才。上海需要各个层次的专门技术人才。我们采取多种方式为上海市培养和输送各方面的人才。

1) 接受上海医药卫生单位委托培养研究生。普陀区卫生防疫站委托我校培养的一名研究生各方面表现突出,挑起该区卫生局局长的重任,现仍在我校在职攻读博士学位。

2) 接受上海市医药卫生系统优秀在职人员在职申请学位。这些在职人员获得学位后多数已成为单位的业务骨干。

3) 接受卫生局推荐优秀中青年管理干部旁听我校卫生事业管理研究生课程,声誉良好。目前,在我校旁听课程的有卫生局党办主任、药检所副所长、胸科医院党委书记等 10 名青年干部。今后,我校还将有计划地接受卫生局的推荐,并积极为他们进一步深造提供条件,以提高上海市卫生事业管理干部的素质和水平。

4)指导研究生正确择业,积极为上海地区医药卫生事业输送高层次人才。在经济浪潮冲击下,近几年来不少学校的毕业研究生下海经商,或盲目涌向深圳、珠海等经济开发区。我们注意到这一倾向,对毕业生进行正确的就业指导,并与上海市卫生局一起组织医药卫生系统毕业生就业市场,为毕业生在上海市择业提供机遇。1991—1995 年期间我校 61.9% 的毕业研究生在上海地区就业。这些毕业生正为上海市医疗卫生事业的发展,为上海人民的健康贡献力量。

三、 初步成效和有益的启示

江泽民同志最近强调指出:"我们的教育工作必须进一步解决好两个重要问题。一是教育要全面适应现代化建设对各类人才培养的需要,二是要全面提高办学的质量和效益。"我们探索的部属高校研究生教育为地方服务的途径与方法,正是贯彻了江泽民同志的这一重要指示精神,并已取得了初步的成效,带给我们有益的启示。

第一,促进了我校研究生教育改革,使高校研究生教育主动适应社会需要,打破了长期以来教育与社会脱节、封闭式办学的传统教育模式。

第二,推进了高校与地方医疗、科研单位的合作,"优势互补,资源共享",提高高校的办学效益。

第三,近年来,由于我校研究生教育在为地方建设服务中显示了价值,争取到上海市对我校学科建设的支持,改善了研究生培养条件,增加了地方政府对研究生教育基地的支持强度。我校先后申请到 8 个上海市领先专业,4 个上海市教委重点学科,总投入近 1000 万人民币(不包括各医院的配套投入)。这对长期处于"饥饿状态"的学科无疑是雪中送炭。

第四,地处上海的部属重点高校研究生教育如何为地方建设服务,我们是作为一种教育规律去认识和研究的,并将从理论与实践的结合上进一步探讨,有利于贯彻国家教委提出的"内涵发展,结构调整"的方针。适时地总结这几年的实践经验,对普通高校、对中西部地区高校的改革与发展也会有借鉴作用。

此外,我们觉得,我校研究生教育为地方建设服务还面临一些新的问题。因此,必须逐步建立部属高校研究生教育为地方服务的运行机制。

部属高校研究生教育为地方建设服务,既是高等学校的一种职能,也是现代社会发展的必然。实质上,它是利用高校的师资、学科、人才培养整体优势,积极参与地方政府和社会的各项研究和活动。这是一种双向参与和服务的过程,也是"服务"与"依靠"和谐共振的过程。目前,我们尚未真正建立起与之相适应的运行机制,包括外部运行机制、内部运行机制和中介协调机制。

外部运行机制是指如何加强地方政府对本地区包括部属高校研究生教育的统筹规划、调控和指导。目前,我们的研究生招生计划、学科调整、经费来源均由国家教委和卫生部决定,为更好地使部属高校研究生教育适应地方经济和社会发展的需要,中央和地方政府应通过立法、咨询、市场调查及政策指导,为部属高校研究生教育为地方服务提供更为灵活的政策与物质条件。

外部机制与条件还必须通过内部机制才能起作用。这就是说部属高校要重视对学位与研究生教育的研究,形成研究生教育主动适应经济与社会发展需要的自我调控、自我约束机制,处理好面向全国与服务地方的关系,处理好教学、科研与为经济服务的关系。

目前,我们的协作与结合点,基本上属于"民间的"和"自发的",没有地方政府和中介协调机构来进行和宣传、统筹、组织和引导,使之变成自觉行动和政府行为。我们设想,上海市卫生局、各级防疫机构、医疗单位等政府部门和企事业单位可作为多样化的中介协调机构,提供服务指南、合作信息、人才需求等情况,使我们的研究生教育更好地准确定位,自主办学,适应社会需要。

▌参考文献▌

[1] 教育要解决好两大重要问题[N].文汇报.1996-03-29.

[2] 余立.高等学校与地方建设[M].上海:华东师范大学出版社,1996.

[3] 国家教育委员会.关于进一步改进和加强研究生工作的若干意见[J].学位与研究生教育,1996(1):3-6.

(原载《学位与研究生教育》1997 年第 3 期)

高校与研究所联合培养研究生好处多

顾马林　钱耕苏　刁承湘

人才外流、科技人员结构不合理、重大科研项目缺乏挑大梁的新生力量、学科接班人后备人选范围狭窄,已成为阻碍科研机构发展的因素之一。如何利用高等学校人才培养的优势,结合科研机构学科专业性强和科研支撑条件好的长处,联合培养研究生,造就一批跨世纪的高层次人才,充实和加强科研队伍,这是一个值得研究的问题。近年来,本着扬长避短、优势互补、资源共享的原则,上海市肿瘤研究所与上海医科大学研究生院已联合培养了 4 届研究生,开拓了一条培养高级人才的途径。实践证明,这样做的好处很多。

一、 有利于增强校所间学术交流、资源共享及科研协作

学科专业性强的研究所拥有一批学术造诣颇深的专家。以往他们主要从事科学研究,较少涉足教育事业,研究所与上海医科大学联合培养研究生后,高等学校聘任这批专家为研究生导师,既拓展了高校二级学科的专业广度和深度,又充实填补了学科建设中的薄弱环节,丰富更新了学科专业的内容。另一方面,由于这批资深学科带头人加盟导师队伍,充实了高校研究生导师队伍,提高了导师队伍的素质水准。如研究所的中国工程院院士顾健人教授作为上海医科大学博士生导师,为上海医科大学研究生开设了肿瘤分子生物学课程,深受师生们的好评。研究所研究生的开题报告、论文答辩也经常邀请上海医科大学相关学科的教授参加。研究所实验室全方位接收上海医科大学相关学科的研究生来做实验和完成其毕业论文。上海医科大学图书馆、校园网络中心的资料信息,研究生和研究所导师也可共享。导师之间经常有学术的交流和切磋,进而开启出新的学术思路和科研协作项目。如研究所癌基因及相关基因国家重点实验室在指导上海医

科大学肝癌研究所的博士生完成毕业论文的同时,还将协作开展肝癌基因治疗新的研究项目。这是高新技术与临床研究的一个新结合点,从而进一步促使基础研究与临床相结合,使研究所的科研工作取得更大的社会效益和经济效益。

二、 有利于促进教育、科研相结合,培养了人才,促进了科研

研究生在高校学完理论课程后,直接进入研究所开始接受一系列科研训练,并完成其毕业论文的工作。俗话说"名师出高徒",导师科研层次高,学生的学位论文则起点高,涉及的知识面广、新、深,容易出高水平的科研成果。研究所的科研环境,包括软件、硬件较好,特别是拥有足量的科研基金,为研究生完成高新技术研究的课题奠定了物质基础。

研究所国家重点实验室"八五"期间承担了国家"攀登计划""八五攻关""863计划"等国家级高层次科研项目(获各类科研经费764万元)。装备了具有国际先进水平的仪器设备,能完善地从事肿瘤分子生物学研究。

在这样的科研环境中,联合培养的研究生的学位论文与科研任务紧密结合,直接或间接地参与了国家级科研项目的研究和重点学科的建设。国家重点实验室科研人员的知识结构新颖,知识更新较快,基础理论发展迅速,为研究生培养提供了全新内容,使研究生的聪明才智能得到充分发挥。研究生的毕业论文工作已成为研究所科研计划的一部分,如此既保证了研究生高质量毕业论文的完成,又保证了科研项目进展,促进了研究所的科研工作。走与高校联合培养研究生的人才培养渠道与研究所的主要任务"出成果、出人才"休戚相关,互为一体。1993级一位硕士研究生所写的一篇论文被一致公认是一篇出色的硕士毕业论文,其学术水准和技术难度几乎达到博士毕业论文要求,并被推荐代表上海医科大学参加上海市科技论坛研究生优秀论文交流,获一等奖。该生的研究内容为研究所承担的"863计划"研究项目的主要内容之一,从下表中可看出,上海肿瘤研究所的研究生全都参加了"攀登计划"和"863计划"项目的研究。

表1　国家重点实验室在学研究生参加国家级研究项目情况

研究生层次	在校人数	参加"攀登计划"研究人数	参加"863计划"研究人数
博士	4	2	2
硕士	3		3

他们是研究所科研工作中的一支生力军。

三、 发挥研究生优势，组织研究生学术活动小组，活跃研究所学术气氛

研究生具有年纪轻、思路活、反应快及记忆强等优势。研究所自 1995 年末开始，组织研究生开展学术活动，成立了研究生学术活动小组，分工到人，负责收集生命科学研究领域内 5 本核心期刊的研究进展信息进行交流；结合开题报告、阶段汇报、中期考核、论文答辩等工作定期开展学术活动。这样，不仅可以拓展研究生的知识面，同时也活跃了研究所的学术气氛，增加了研究生与科研人员之间的学术沟通，交流了信息，也有利于锻炼培养研究生的自身素质和表达能力。在已举办的 17 次研究生学术活动中，全所有 437 人次参加。研究生的学术活动不仅吸引了本所科技人员的参加，同时还吸引了客座研究人员、兄弟院所科研人员的参加，深受科技人员的欢迎。

为保证研究生的学术活动质量，对每一次的学术报告，由指导老师和高年资科技人员用 3 大类 10 项指标以百分制形式进行考评，考评结果作为研究生教学实践学分的参考之一。

此外，研究生的培养过程，对导师本人素质的提高也是一个鞭策。无论科研道德，还是师德等方面，导师的一言一行都将给学生作出表率。故在培养人才的过程中，导师自身素质的建设，如业务、人品及情操等也得到不断的提高和升华，进而提高了研究所科研人员的整体素质和水平。

四、 高校与研究所联合培养研究生，为研究生和研究所提供了双向选择就业的最佳"立体供需见面"机会

3 年研究生的学习期限，给导师一个较宽裕的时间考察了解学生在德、智、体各方面的发展情况，特别是在政治思想品质、学术作风、发展潜力、为人处世等方面都获得了第一手的观察结果。研究所能源源不断地得到优秀"帅才"的补充，为充实科研队伍，健全人才梯队，选好苗子，培养学科接班人提供了看得见、摸得着的"人才库"。同时，研究生对导师、所从事的专业、学科发展前景、研究环境也有了充分的了解，为双向选择就业提供了良好基础。实践证明，通过这种渠道分配来的新生科研力量，业务发展快（连贯性强），能起学术骨干的作用，而且

出成果的周期短。通过联合培养研究生也强化了研究所的人才培养意识，无论是研究所领导，还是研究生导师，现在都将研究生培养放到应有的地位，并且深深地体会到，培养研究生既要结合研究所的所情，还要舍得花本钱。在初步尝到联合培养研究生"甜头"后，研究所打算进一步拓宽联合培养研究生的专业范围，增加研究生导师，挖掘潜力，"找米下锅"，增加计划外招收名额。由于是自己参与培养出来的专业人才，研究所也更为珍惜和爱护。

国务院《关于"九五"期间深化科学技术体制改革的决定》指出："支持基础性科研机构与高等学校实行科研人员双向流动、相互兼职。要采取有力措施，促进共建、共用大型仪器设备，实现资料、信息等充分共享。坚持科研、教学和人才培养工作有机结合，做到优势互补、相互促进。"几年的实践，我们感到高校与研究所联合培养研究生的途径是实实在在的优势互补、资源共享。过去研究所是单纯的搞科研，因为没有学位授权点，无法招收研究生，即使招生了也难以为研究生开出所需学习的各种课程。上海医科大学有齐全的学科专业、很强的师资队伍和良好的整体育人环境，而研究所有充裕的科研经费、先进的仪器设备和较强的科研力量，高校与研究所联合培养研究生是研究所出成果、出人才行之有效的举措，也是高校转换办学机制、提高办学效益的重要举措。

（原载《医学教育》1997 年第 6 期）

对我国医学学位制度改革的思索

刁承湘　张雪君　陈　渭　王亚平

　　如何建立起适应我国国情的医学学位制度,已引起医学界、医学教育学界和研究生教育领导部门、广大研究生教育工作者的广泛关注。协和医科大学巴德年校长、上海医科大学姚泰校长均亲自撰文就医学教育的发展趋势、医学教育的学制和学位问题,发表了很好的意见。本文结合我们1995年承担的中国学位与研究生教育学会的重点课题"我国医学学位制度的理论与实践研究",在对我国医学学位制度的现状进行调查,并与国外医学学位制度进行比较的基础上,对进一步理顺我国医学学位制度提出初步设想,以期能引起关心和思考这些问题的领导和同行的兴趣与讨论。

一、 我国医学学位制度的现状和问题

　　我们对全国86所招收医学门类硕士及硕士以上研究生的高等医学院校学位主管部门负责人发出"医学学位现状及改革建议"调查表(其中收到应答60份);在我校召开了部分导师、医学教育专家、学位与研究生教育管理干部座谈咨询会,并结合我校学位与研究生教育工作的基本实践,对我国现行医学学位制度的现状与问题初步作了分析。

(一) 现状

　　(1) 学位名称及分级。目前,我国的医学学位分为三级:学士、硕士和博士。基础医学、临床医学、预防医学五年制或六年制本科毕业生均授予医学学士学位。研究生学位中除以临床技能训练为主的应用型研究生学位称为医学硕士(临床医学)或博士(临床医学)外,其余均称为医学硕士或医学博士学位。

（2）学位类型。分为以科学研究为主的科研型硕士、博士学位和以临床技能训练为主的医学硕士（临床医学）、医学博士（临床医学）两种类型，但前者未明确为科学学位，后者一般认为是相当于美国的 Ph. D 和 M. D 之间的一种人才类型所获得的学位。公共卫生专业也均授予医学学位，药学 79.6%授予医学学位，8.2%授予理学学位，12.2%视专业侧重情况分别授予医学或理学学位。生物医学工程专业毕业的学生则被授予医学、理学、工学 3 种不同的学位。此外，还有七年制的本科生授予硕士学位、八年制的本科生授予博士学位等类型。

（3）学制与学位。本科生学制以五年制为主（药学有四年制）。此外，还有六年制、七年制、八年制等多种学制。五年制、六年制本科均授医学学士，七年制本科授硕士，八年制本科中有授博士者。硕士研究生和博士研究生学制均为 3 年。近几年一些学校试行五年或六年一贯制的硕博连读制。

（4）获得学位的途径。硕士和博士学位主要通过研究生教育获得，有一部分在职人员通过在职申请学位的途径获得学位。

（二）存在问题

（1）关于学位名称。医学、理学、工学混用；临床应用型研究生学位名称为医学（临床医学）硕士、医学（临床医学）博士，名称不规范，不利于国际合作和交流。

（2）本科学制太多，四、五、六、七、八年都有，四、五、六年制本科均授予学士学位。

（3）单一的学位名称，多重学位标准。硕士学位有科研型硕士、临床应用型硕士和七年制本科生硕士；博士学位也有科研型博士、临床技能型博士和八年制本科生博士。而我国学位条例中就只有硕士、博士学位，其授予标准也已确定。学位条例还规定硕士学位和博士学位均为研究生学位。因此，七年制本科生硕士和八年制本科生博士在理论上难以解释。

（4）基础医学、临床医学、公共卫生、药学、护理、医学工程甚至卫生事业管理等不同的学科领域，均授予医学学位，造成名不符实。

（5）多年来，对设置医学专业学位问题议而不决，究其原因是对设置专业学位的目的、专业学位设在哪一级认识不一，如何处理专业学位与现行医学学位制度、住院医师培训制度的关系，也有不同的看法。

因此，在调查和座谈中，专家和各级管理干部强烈呼吁，医学教育学界应在国务院学位委员会和卫生部学位委员会的领导下，加强对医学学位制度的研究，尽快理顺中国的医学学位制度。

二、 国外医学学位制度的概况

我们选择美、英、德、法、日 5 国的医学学位制度与我国作比较研究,现分述如下。

(一) 美国的医学学位制度

美国的医学学位,只设博士生层次教育。医学博士学位按类别划分,可分成专业型博士学位和研究型博士学位两种。

专业型医学博士(M. D)学位由医学院授予。四年制大学或学院获得文学士或理学士学位的毕业生,入医学院经过 4 年的学习,成绩合格可被授予这一学位。获得这一学位是在美国从事临床医学专业工作的先决条件。专业博士学位获得者,经过 1 年的实习医师训练,通过美国医疗执照考试(United States medical licensing examination,USMLE)的第三部分考试,然后进入为期 3～5 年的按专业定向的住院医师训练,培训期末,通过相应专业委员会的考试才能获得专科医师证书。此后,还必须接受终身继续教育。

研究型医学博士(Ph. D)由四年制大学或学院获文学士或理学士的学生以及医学院校的毕业生考入研究生院,至少经 3～4 年学习(多数需更长时间),成绩合格,通过论文答辩,则由研究生院授予这一学位。研究型博士学位获得者主要从事基础医学方面的教学和科研工作,也有少数人从事临床基础理论的研究。

此外,也有攻读医学博士和哲学博士双学位的学生,学制一般为 6 年(或更长)。公共卫生人才多由公共卫生学院培养,一般招大学本科毕业获学士学位的学生,学制 2～3 年,毕业时授公共卫生硕士。医学院毕业的医学博士,若再进入公共卫生学院学习,学制可缩短。药学专业人才由药学院培养,学制 4～5 年,毕业时授理学士学位,毕业后也可攻读硕士、博士学位(研究型)。

(二) 英国医学学位制度

在英国经过 13 年义务教育的学生,需经 2 年的预科学习,通过高级水平(advanced level)的教育证书考试,取得较好成绩,方可进入医学院学习。在医学院经过 2 年左右的基础医学课程学习、3 年左右的临床课程学习和临床实习后,通过规定的考试,获得医学学士学位。本科毕业获医学学士学位后,主要有两个去向：大部分进入临床专业培训，不同的科别有不同的培训年限，获得不同的职位和学位。如外科学士学位获得者，担任 1 年左右住院医师，通过皇家外科学院初级会员考试，再担任 2～3 年高级住院医生，通过皇家外科学会会员考试后，再担任 4 年左右总住院医生。在此期间若争取到研究工作的条件，从事 1～1.5 年的研究工作，获得一系列临床实践和科学研究成果，通过硕士论文答辩，则授予外科学硕士学位（外科的最高学位）。内科学士学位获得者，经过与以上相同时间内科系统的训练和考试，获得一系列的临床实践和科学研究成果后，通过医学博士学位论文答辩，则授予医学博士学位。也有小部分人进入医学院或理学院攻读科学硕士、哲学硕士和哲学博士（Ph. D）学位，所修学科多数为基础医学，成为医学基础学科的教师和科研人员。

（三）法国的医学学位制度

法国的医学院招收持国家考试中学文凭者。高等医学教育分为三个阶段，学制 8～10 年，第一、二阶段相当于我国的本科教育，共 6 年，第三阶段相当于其他国家的毕业后教育。第三阶段分通科教育和专科教育两种类型，学生可任选其一。通科教育的学制为 2 年，目的是更好地培养通科医生，加强职业责任心及培养一定的能力。培养过程由理论教学、医院临床实践训练、医院外实习三部分组成。完成 2 年学习、知识考察合格、临床实践训练成绩良好、通过论文答辩者，则被授予医学博士学位，准许行医，作为通科医生。专科教育的学制为 4～5 年。接受这种教育的学生，除第二阶段学习成绩合格外，还要通过住院实习期间竞争性录取考试。培养工作主要围绕科研进行。所开设的课程不仅要为学生提供全面性的知识，而且要帮助学生掌握科研方法。学生在导师指导下进行科学研究，撰写论文。论文答辩合格者被授予专科医学博士学位，作为专科医生。

药学教育由药学院承担，学制 6～8 年，学生毕业时被授予药学博士国家文凭。公共卫生学院招收完成 6 年医学院课程学习并通过专门考试者，学生通过 4 年的学习，毕业时被授予公共卫生专业医学博士国家文凭。

（四）德国医学学位制度

德国医学院学制 6 年，分三个阶段：第一阶段为临床前期，为期 2 年；第二阶段为临床学习，为期 3 年；第三阶段为临床实习，时间 1 年。6 年中要通过 3 次国家医学考试。医学院毕业生被授予证书（相当于美国的硕士证书）。大约有 10% 的优秀本科生可以在大学三年级开始攻读博士学位，到大学毕业时获医学博士学位。

在医学院毕业获得证书的学生,可以在研究室教授的指导下进行课题研究,撰写学位论文(但没有学位课程的要求),通过答辩者则被授予医学博士或医学科学博士学位,但多数毕业生均是去医院接受住院医师训练。

值得一提的是,德国的医学教育均在大学里,独立于大学之外的医学院极少。

(五) 日本的医学学位制度

日本的医学学位也设学士、硕士、博士三级。其学位制度也是参考德国的经验,战后又引进美国的经验,并根据本国的情况不断改进而形成的。

高中毕业生入医学院学习 2 年公共基础课后,再学习 4 年医学专业课程,达到规定最低分数,可取得毕业资格,获医学学士学位(进牙科或药学专业学习者,获口腔学士、药学士学位)。

本科毕业的全日制研究生在研究生院至少学习 2 年,修完研究生院规定的 30 个学分以上课程,具有在专业领域进行学术研究的能力,提交硕士学位论文,最后考试合格,则被授予医学硕士、牙科学硕士及药学硕士;或学习 4~6 年,修完研究生院规定的 30 个学分的博士生课程,在专业领域具备独立进行科学研究的能力及渊博的知识,提交博士论文并最后考试合格,则被授予医学博士、牙科学博士及药学博士。

日本还有定向和委培研究生制度及在职申请学位制度。医学院本科毕业生,也可通过国家医师考试,被准许行医、进入临床研修。

纵观 5 国医学学位制度的比较,以下几点值得我们借鉴。

(1)除美国医学院招收大学或学院毕业的文学士或理学士以外,其余 4 国与我国一样均招收高中毕业生。医学院本科毕业生,英国和日本与我国一样,被授予医学学士学位。

(2)尽管各国的学位制度不完全相同,但多数发达国家的医学学位制度基本分为两种类型:

专业型学位(professional degree),或称为职业学位。通过高水平的基础医学和临床专业训练,使之具有从事医生这一职业所需的知识结构和工作能力,并掌握相应的专业理论知识。获得这一学位是从事医师职业的先决条件。除本研究所述的美国医学博士以外,加拿大也设有典型的专业学位。法国、日本、英国医学学位尽管学位名称不完全一致,但也含有"专业学位"的意思。临床医师训练与科研人员训练是两条不同的途径,这是各国的共同点。

科学型学位(academic degree),被认为是传统的学位。其学位要求一般侧重于理论和学术研究方面。如具有进行创造性学术活动和较高水平科学研究工作的能力,在本门学科掌握扎实广博的理论知识。美国、英国的哲学博士学位,德国的医学科学博士学位,日本的医学博士学位均属于此种类型。它以培养基础医学师资和从事基础或临床基础研究的研究人员为目的。

(3) 药学学位名称不相同,有授理学学位,也有授药学学位,不包括在医学学位内。

(4) 公共卫生专业人员的培养不由医学院承担,所取得的学位名称也有别于医学学位。

(5) 本科学制、研究生教育学制各国并不完全一样。

(6) 随着各国研究生教育和社会需求的发展,美国等一些国家的学位类型出现多样化趋势。这种学位类型多样化其实质是这些国家研究生教育培养模式、培养目标、培养方式多样化的反映。如美国的约翰斯·霍普金斯大学医学院等,学生在完成一、二年级课程后可申请进入哲学博士课程,取得哲学博士学位后,再进入三、四年级学习医学院的后续课程,取得医学博士学位。这样,一部分学生在医学院就可攻读两种学位,即获得 M. D - Ph. D 双学位,毕业后既可当医生,又可从事科学研究。获得这两种学位者在美国往往是最有发展前途的人。在这里,硕士学位被作为一个中间学位;学公共卫生者还可被授予课程硕士学位等。

(7) 伴随医生整个行医生涯的临床专业培训,即终身教育制度比较完备,如美国各专科学会或主管部门采用定期更换执照的制度以保证医师接受终身教育制度的推行。英国医师的临床培训与医学学位紧密结合,法国、德国、日本都有专科医生训练制度。

三、 对理顺我国医学学位制度的几点设想

在讨论理顺我国医学学位制度时,我们对我国医学学位设置的基本依据提出以下看法。

(1) 根本的依据是社会发展对不同层次人才及其类型所提出的要求,同时受国家政治、经济、教育及科技的制约。

(2) 符合高层次人才培养的自身规律,反映高等教育的层次性和人才培养

的连续性。

（3）符合国际上学位制度的一般惯例，有利于确立我国学位制度的国际地位，有利于不同国家之间的学位对等和交流。

（4）学位类型的设置是学位制度发展和完善过程的历史轨迹的映照，我们应顺应社会发展去正确把握，而决不能随意设置，更不能以"人制"来代替"学位制"。

（5）立足本国国情与借鉴国外经验相结合。发达国家的学位制度已有较长历史，它们有许多成功的经验值得我国借鉴。我国是个拥有12亿人口的大国，是经济与科教实力不强的发展中国家。因此，我们研究医学学位制度不能脱离中国国情和我国的医学教育现状，以及中国医疗卫生工作的现状；但同时又必须有前瞻性，有长远观点，把"三个面向"作为我们考虑问题的指导思想。基于目前我国医学学位制度的现状，借鉴国外医学学位制度，结合我国国情，提出以下建议。

1）学位等级：医学学位等级仍设学士、硕士、博士三级。学士为大学本科毕业生获得的学位，硕士和博士是具有研究生学历人员获得的学位。

硕士学位仍应作为独立的一级学位存在，这是由我国的国情所决定的：①我国是一个发展中的国家，目前还不具备充足的经济实力和设备条件在所有的医学院校都培养博士生。博士生培养主要还是集中在博士点较多的医学院校，多数学校仍以培养学士和硕士为主。②我国是一个12亿人口的大国，全国经济和医疗卫生事业发展不平衡，大量需要的是本科生和硕士生。有些用人单位认为，"博士生养不起、留不住"，宁愿要硕士生。但从教育"面向现代化、面向世界、面向未来"来考虑，将来医学硕士学位可作为中间学位或过渡性学位，博士生经中期考核，不宜作博士培养者，可作为硕士培养，授予硕士学位。

2）医学院本科生学制以5年制为主。高中毕业生考取医学院后，经过5年培养，达到培养要求，成绩合格，可获得医学学士学位。对药学和公共卫生本科生，按现行的学制执行，达到培养要求，可授予药学学士和公共卫生学学士，以与医学学士学位有所区别。

3）研究生学位类型的设置。建议将研究生教育阶段的硕士和博士学位明确区分为专业学位和科学学位两种不同类型，现分述于后。

A. 硕士学位

a. 专业硕士学位：属应用型人才培养类型，着重培养具有本专业较高的实际工作能力，现行的临床医学硕士生应重点加强二级学科的临床能力培养，原培养目标中的论文工作要求,可改为文献综述或个案报告;学制仍为 3 年;作为临床医学研究生培养制度中"一个门进,三个门出"的一个出口,即入学 2 年后进行中期考核筛选,优秀者进入博士生阶段,一般的继续培养 1 年,授予专业硕士学位,特别差者在第一阶段结业。

公共卫生应用型人才、药学新药研制与开发的应用型人才也均列为专业学位。

b. 科学硕士学位:目前,我国培养的大部分硕士生均为这一类型。这类研究生的培养实行学位课程与科研论文并重。这一类型的硕士生今后在重点大学和科研院所,可不作为硕士生的主要培养类型,而将硕士生阶段作为博士生培养的准备阶段,也就是说将硕士学位逐步变成过渡学位或中间学位。在多数硕博连读试点单位取得经验后应大力推广 5 年一贯制的硕博连读制度。

B. 博士学位

a. 专业博士学位:目前,我国按国务院学位委员会(86)学位字 22 号文件的规定培养的临床医学博士,建议将临床工作能力培养目标定为达到低年主治医师的水平。为切实保证临床基本功的训练,加强科学思维和能力的培养,要强调论文工作紧密结合临床。

公共卫生也可设立公共卫生博士(doctor of public health,DPH)学位。

b. 医学科学博士学位:以培养高级医学科学研究人才为目标。培养内容以医学科学知识和科学研究能力为主,要求有扎实广博的基础和专业知识,独立从事科学研究的能力,并作出创造性的科研成果,达到培养要求,通过论文答辩则被授予医学科学博士(doctor of medical sciences,DMS)学位。这部分高层次人才主要作为基础医学师资和科学研究人才。一般说来,临床学科以培养专业博士学位为主,有条件的临床研究所可采用与基础学科联合培养的方式培养少量从事临床基础研究的医学科学博士,以提高临床基础研究水平。

笔者认为,若此方案得以实施,则既理顺了本科学制,也理顺了医学学位,有利于我国医学学位制度与国外的交流与对等。将来有条件的单位还可以摸索双学位制度(即 M.D-Ph.D 双学位)的建立。

4) 建立和完善规范化的临床医生专业培训制度。大量的临床医师应该按照卫生部制定的《临床住院医师规范化培训试行办法》,走住院医师规范化培训的道路。通过培训和考试,合格者发给住院医师培训合格证书,并作为晋升主治医师的依据。晋升主治医师者,按卫生部制定的《继续医学教育暂行规定》接受继续教育。这类人才主要满足临床医师的需要。我国幅员广大,人口众多,各地经济和医疗卫生状况相差甚远。目前,我们没有必要,也不可能将所有医师都纳入专业学位的轨道。但是为了在住院医师培养中引入竞争机制,让更多住院医生有机会获得专业学位,可采取多种措施联系住院医生与专业学位:①推荐优秀住院医生定向或委托报考临床医学研究生;②高等医学院校附属医院的优秀医生可"插班"攻读专业博士学位;③提倡在职旁听研究生课程,在职申请专业硕士或博士学位。

参考文献

[1] 孙义燧.研究生教育辞典[M].南京:南京大学出版社,1995.

[2] 秦惠民.学位与研究生教育大辞典[M].北京:北京理工大学出版社,1994.

[3] 梅人朗.中外医学教育比较[M].上海:上海医科大学出版社,1993.

[4] 姚泰.加快对医学门类博士研究生培养的改革[J].学位与研究生教育,1995(2):8-10.

[5] 刁承湘,王亚平.关于医学学位制度改革的几点意见[J].学位与研究生教育,1994(2):45-47.

[6] 秦惠民.关于我国学位类型的多样化趋势[J].学位与研究生教育,1994(1):45-47.

(原载《学位与研究生教育》1998 年第 3 期)

也谈学位授权审核办法的改革

刁承湘　陈　渭

今年第二期《学位与研究生教育》刊登了陆叔云同志的文章《走出思想误区 提高研究生教育质量》,作者对当前限制研究生教育质量的诸多因素进行了客观分析,并对今后的工作提出了建议。陆叔云同志提出了一个非常重要的现实问题,即如何排除干扰,切实将工作重点转移到提高研究生教育质量上来。从根本上解决一手软、一手硬的问题,这是作者讲的真话和实话,是我们应该提倡的文风。受其启发,笔者想就学位授权审核办法的改革谈些拙见。

一、 我国学位授权审核办法的历史功勋不可低估

自 1978 年恢复研究生招生、1981 年实施学位制度以来,我国所建立的学位管理体制和学位授权审核办法,对我国学位制度的建设和发展、研究生教育质量的保证和提高,起了积极的作用,这主要表现在以下几方面。

(1) 在我国首次建立了适合我国国情的学位授予体系和适应社会需要的学科布局。在学位授予工作中,建立了国家审核学位授予单位,实行国家审核学位授权的学科评议制度与学位授予单位建立授予学位的评定制度相结合的体系。坚持由国务院学位委员会审批学位授予单位和博士学位授权点,这在学位与研究生教育的初创和发展时期,对保证学位授予质量,发挥了很好的作用。

经过 6 次学位授权审核,我国有博士学位授予单位 299 个,博士点 2292 个;硕士学位授予单位 633 个,硕士点 8248 个,且在已有的 12 个门类均可培养博士生和硕士生,形成了适应社会需要的学科布局;同时从授予体系的建立上,使三级学位授予单位的层次比例结构在全国范围内基本适当,为实现立足国内培养各类高层次人才提供了充分的保证。

(2) 提高了学位授权单位的竞争意识,促进了研究生培养单位重视学科建设。每 4 年评审一次学位授权单位和每 2 年评审一次博士学位授权点,激发了各单位的竞争意识,不少单位的校领导将争取学位授权单位和增加学位授权点,列为自己任期工作的目标。尤其是"211 工程"的启动,研究生院和博士点的评估,也在很大程度上促进各级领导重视本单位的学科建设。经过 20 年的发展,我们高兴地看到,在研究生培养基地的建设上,贯彻分层次办学的方针,各研究生培养单位在各自的起跑线上都向前迈出了一大步。就拿我校来说,现在有 5 个一级学科获得一级学科授予权,拥有 13 个国家重点学科、8 个上海市医学领先专业、4 个上海市教委重点学科,形成了一些特色的学科专业,学科综合优势比研究生教育恢复初期大大加强,为今后的研究生培养奠定了较好的基础。

(3) 已经建立起来的授权体系和评议制度,既是政府宏观调控的手段,更是国务院学位委员会学科评议组专家们辛勤劳动和非凡智慧的结晶。国务院学位委员会根据我国国情,制定了学位授权审核办法,制定了各项方针政策,使每次审核工作有章可循。历届学科评议组的专家在学位授权的审核中,认真贯彻国务院学位委员会的方针政策,并形成了严谨、科学、公正及民主的工作作风,本着对国家负责的精神,认真履行自己的职责,严格把握质量关,严守评审纪律。这些专家,对我国学位审核制度的建立和发展,立下了不可磨灭的功勋。这些经验,对今后我国学位制度的进一步改革与发展,无疑也是非常重要的。

二、 面临改革与发展的新形势,改革现有的学位授权审核办法势在必行

张孝文同志在国务院学位委员会学科评议组第七次会议上的讲话,对我国学位与研究生教育面临的新形势作了全面、客观的分析,我们面临着最好的发展机遇,同时也面临着许多困难和问题。我国的学位授权审核办法如何适应新形势、原来的授权审核办法存在哪些弊端,这是值得我们研究的。

就学位授权审核来考察,以下几方面的问题是值得重视的。

(1) 我国现有的学位授权点已达到相当规模。我国现有的学位授权单位和学位授权点覆盖面已相当广,应该说该上的单位基本上都上了,有条件的点也差不多都上了。在去年学位办公室组织的对前 4 批博士、硕士点基本条件的合格评估中,受评学科点中有 77 个博士点、394 个硕士点未达到合格的基本条件,未通过合格评估,分别占参评博士点、硕士点的 4.5% 和 10.3%。因此,我们现在

需要在授权点上稳定规模,将工作重点放到对已有授权点的建设上。

在讨论这一问题时,有一种观点是值得研究的。一个时期曾有不少同志提出,要在某某地区填补博士点的空白;也有人提出,在讨论审批授权点时要考虑地区布局。这些提法,从某一地区来考虑,有其积极的一面,但从中国高等教育的非均衡性发展理论和战略来考虑,又是欠科学的。从高等学校自身的发展历程看,各类高等学校因所处地区发达程度不一,自身办学历史或长或短,主管部门经费投入的多寡不一等多种因素,客观上已经导致了相对非均衡性的发展。而高层次人才的培养,尤其是博士生的培养,需要学校的整体条件,甚至还与一个地区经济、科技、教育及社会的发展密切相关。因此,国家提出分层办学是非常正确的。"211工程"的实施,则是将非均衡发展、分层次办学这一事实明确化、法规化。

(2)学位与研究生教育的发展需要我们切实将工作重点转移到抓研究生教育的质量上。研究生教育质量是学位与研究生教育的生命线,重视提高研究生教育质量已成为研究生教育学界的共识,不仅领导同志多次强调,而且研究与讨论质量问题的文章屡见于各类报刊,一些单位确实把抓研究生教育质量放在重要位置。但就整体来说,正如陆叔云同志文中所说:"抓研究生培养这只手比较软,抓学位授权审核这只手比较硬。把研究生培养视为软任务,把学位授权审核视为硬任务,这在全国是普遍存在的。"原国家教委每年都要召开研究生招生工作会议和毕业生就业协调会,但研究生教育已整整恢复20年了,至今未召开过关于研讨和交流培养研究生工作的专题会议。国务院学位办也是抓授权审核和评估多,抓培养工作少。而目前的现状却不容乐观,如:生源素质有滑坡趋势;20世纪末,导师队伍将面临着新老交替;市场经济的负面效应;社会上不正之风向学术界蔓延……因此,要切实将工作重心转移到提高研究生教育质量上来,必须从各个层次上转变思想观念,强化质量意识,排除各种干扰,在"切实"两字上下功夫。

(3)研究生培养单位争上层次的学位授权热,社会不正之风向学位授权工作的蔓延,使学位授权审核工作有偏离原方向的可能。据说,每次学位授权审核前,不少单位为了上点、上层次、上规模,早作准备,四处活动,进行"公关",甚至拼凑材料,弄虚作假。正如张孝文同志所说:"近些年来,由于各方面的原因,社会上的一些不良风气也影响到学位授权审核工作。少数单位采取不适当的做法,以各种名义进行所谓的'公关'活动,企图影响学位授权审核工作的正常秩序,干扰专家的正常工作和生活。"这种状况值得我们深思。我们应该从授权审核办法上进行改革,以便从根本上使工作重心转移,使培养工作得到各级领导真正的重视。

(4) 高等学校管理体制的改革,要求各高等学校要有更多的办学自主权。今年的扬州会议,吹响了高等学校体制改革的进军号。尽管高校体制改革涉及面广、内容多、难度大,但其中重要的内容是要给高校更多的办学自主权,鼓励各校在自己的层次上办出特色,提高教育质量,提高办学效益。学位授权审核工作制度如何适应这一改革,是一个需要重视研究的问题。

总之,我们面临着新形势,必然会遇到新问题,改革授权审核办法,势在必行。

三、 对改革学位授权审核办法的几点建议

(1) 明确高校的各自定位,提倡各校在自己的层次上办出特色和水平。在现在每 2 年评一次授权点、每 4 年评一次授权单位的情况下,作为高校,尤其是校长,想上点、上层次,这是有上进心和竞争意识的表现,是完全可以理解的。因此,只要有评审授权点和授权单位的机会存在,那么争上层次、争学位授权点的热就不可避免。随着高校体制改革、“211 工程”的实施及即将进行的高校评优、专升本的高校合格评估等项目的开展,国家教育部可组织专家对高校进行实地考察和评估,最后根据国家经济、社会发展需要及财力的可能,根据学校所在地区的经济、科技、教育、社会发展与需要,根据学校的办学条件和水平,确定各高校的合理定位。这一工作可采用学校申报、教育部(可会同主管部门)组织评估、国务院批准的办法确定定位,国家进行分类指导和调控。进入“211 工程”的研究生院单位理应成为我国研究生教育的重要基地,尤其是培养博士生的高校,国家首先要抓好这批学校的示范和辐射作用,对它们的要求应更严格。这些学校在学位与研究生教育中要出成果、出人才、出经验。要定期对这些学校进行评估,对“以老大自居”、不求上进、办学质量和效益不高的学校要有制约措施,鞭策其不断上进。已进入“211 工程”但尚未建研究生院的学校,也是研究生教育的主要基地之一,但它们应以培养硕士生为主,同时培养博士生,其中条件较好的学校,应新增为研究生院,进入第一行列。在我国目前的条件下,大多数学校应以本科教育为主,有的可兼办专科。

这样的定位可相对稳定一段时间,但不是一成不变,也应优胜劣汰,让各校在自己的层次上办出特色和水平。

（2）强化社会和专业学会对各校办学水平、人才培养质量的评价,以此作为学位授权的重要依据。在美国并没有专门的学位授权审核制度,但每年都公布大学排行榜,有一套评价高校的硬性指标,很有权威性。一般排在前20名的都是美国最好的学校,前50名也是有名的大学。其中一些研究型的大学,主要是培养研究生,尤其是博士生;一些社区大学,主要是培养为社区服务的学生。在我国尚未真正健全社会评价机制的条件下,可根据"三个面向"的要求,在已有授权单位和授权点的基础上,完善社会评价制度。不搞定期评审,而是形成动态平衡与调整机制,并随着国家经济、科技、社会发展的需要,及时增加新兴、交叉学科,淘汰不合格的单位和学科。

（3）发挥高校的办学自主权,向有条件的单位放权,自行审批博士点、博士生导师已试行5年,应该说总体情况是好的。今年上半年国务院学位办对自行审批博士生导师的工作进行了评估。我们认为,对这次评估获得好评的单位,可以考虑进一步扩大放权自行审批博士点（若还未放权审批硕士点,可先放权自行审批硕士点）。具体办法由国务院学位办制定,其核心是用好自主权,保证质量。这些单位应该根据学位与研究生教育改革和发展的实际需要,制订学科建设、调整、发展的规划和措施。教育部、国务院学位委员会组织定期监控,并作出相应处置。这些单位首先不再介入全国性的学位授权的审核申报。由此,今后逐步淡化数年一次的学位授予权审核申报工作。

（4）发挥学科评议组的作用,使学科评议组的工作重心从学位授权审核逐步转移到加强学位与研究生教育的质量建设上来。学科评议组的专家是我国的宝贵财富。历届学科评议组在我国学位授权的审核、学科专业目录修订、专业学位的设置及质量评估等各项工作中立下了不可磨灭的功勋。随着学位与研究生教育工作的发展,学科评议组的工作重心应转移到提高学位与研究生教育的质量上来。我校参加国务院学科评议组的专家都是校学位评定委员会的成员,他们在我校导师遴选、学科建设、博士学位论文把关等方面发挥了很好的作用。国务院学位委员会也可考虑按学科评议组的分组情况,近期内可请评议组成员对学科专业目录调整后培养方案的修订、按一级学科授权后如何拓宽研究生的知识面、在职人员申请学位的质量控制、专业学位实施后的工作指导等方面提出咨询意见,协助学位委员会在本地区和所在学科领域发挥更大作用。

总之,学位授权审核办法改革的目标是:发挥学位授予单位的办学自主权,形成学位授予单位的自我约束机制;发挥国务院学位委员会的宏观调控和监督作用,形成符合我国国情的社会评价机制;使大部分学位授予单位从无休止地申

报审核授权点中解脱出来,使各级领导将主要精力切实转移到抓学科和梯队建
设、改善办学条件、提高培养质量上来。

| 参考文献 |

[1] 陆叔云.走出思想误区 提高研究生教育质量[J].学位与研究生教育,1998(2):50-54.
[2] 张孝文.回顾过去 把握现在 规划未来[J].学位与研究生教育,1998(4):3-7.

(原载《学位与研究生教育》1998 年第 6 期)

抓住机遇，转变观念，推进改革

——试行中的临床医学专业学位的几点思考

刁承湘　王亚平　陈　渭　彭裕文

国务院学位委员会第十五次会议审议通过了《关于调整医学学位类型和设置医学专业学位的几点意见》，审议通过了《临床医学专业学位试行办法》（以下简称《试行办法》）。此后，国务院学位委员会又组织召开了临床医学专业学位指导委员会会议，对试行临床医学专业学位若干问题进行专题研讨，提出实施方案；组织临床医学七年制专家组对七年制临床医学专业的培养目标、培养方式及教学计划修订等问题进行了专题研讨。临床医学专业学位的实施，是我国医学学位制度的一项重大改革，进一步完善了我国的学位制度，具有划时代的意义。

《试行办法》规定："临床医学专业学位主要授予符合条件的临床医学研究生和在职临床医师。同时授予临床医学七年制本科毕业生……"因此，如何根据《试行办法》的要求，做好我国临床医学高层次人才的培养和学位授予工作，"是我国临床医学高层次专门人才培养方式的战略调整，不仅涉及临床医学研究生教育模式的转变，而且对住院医师规范化培训也会产生深远影响"。这样一项系统工程，在执行过程中必然会产生各种各样的问题，有的需要和学位授予单位研究对策，加以解决，有的则需要卫生部出台一系列配套政策，以保证这项事业的顺利进行。

本文结合我校实际，对实施临床医学专业学位谈谈我们的认识和设想，以期引起领导和同行的关注和讨论。

一、机遇和困难

设置临床医学专业学位在医学教育学界是一件大事，给医学学位和研究生教育带来改革和发展的机遇，这主要表现在：有力地推动临床医学研究生教育的改革，使其更好地适应社会和医学发展的需要；有力地推动住院医师规范化培训工作的开展，并探索其申请临床医学专业学位的途径与方法；明确了临床医学七年制的定位，使七年制的培养目标更明确。《试行办法》的真正实施，将会造就一支高素质的临床医疗队伍，提高我国临床医疗总体水平，提高医疗服务质量，增进全国人民健康。因此，我们应该抓住这一机遇，将这件大事做好。

但是，我们必须清楚地看到，试行临床医学专业学位在我国是首次，没有现成的经验，而临床学科多，涉及面广，试行过程中一定会遇到许多困难和问题。就我校的实际情况，将会遇到以下问题。

（1）如何理顺体制，做好协调管理工作？实施临床医学专业学位涉及多个管理部门，如研究生教育、毕业后教育、七年制临床医学教育管理部门，人事、学位授予等部门，还有众多的临床科室。各部门之间如何统一认识，统一行动，明确分工，加强合作，防止推诿和扯皮，这是一个十分重要的问题。我校是由分管教学的副校长统一领导本科生、研究生和成人教育的。因此，从学校领导层来说，可以做到"统一领导、通盘考虑、协调发展"，但在整个实施过程中还会遇到实际矛盾和困难。例如，学位授予部门在研究生院，住院医师规范化培训在成教学院，七年制临床医学生日常管理部门在教育处，学位办公室最后授学位时如何进行质量监控，部门之间如何做好衔接，都还有待于探索和理顺。

（2）住院医生规范化训练合格者，在职申请临床医学专业学位，学位办公室如何控制入口和出口？《试行办法》规定接受在职申请必须在学位授予单位从事临床工作半年，以考察其临床实际工作能力，这一规定是正确的。但是接受申请人数必然会受到临床床位数的限制，如何处理这对矛盾？

（3）临床医学专业学位试点单位的临床各学科，将会更严重地面临实习生（包括五年制和七年制学生）、住院医生、临床医学研究生、进修生"五生抢床位"的现象，而分管床位数的多少是直接影响培养质量的因素。因此，必须根据现有床位数，作为系统工程通盘考虑各生的人数，否则将难以保证质量。

（4）临床医学研究生、住院医师规范培训合格者、临床医学七年制毕业生，这是临床医学专业学位的三种授予对象，在授学位时应该是同一基本标准。如何使这三条培养途径的培养办法与要求以及能力考核等逐步趋同，这是应该研究解决的。

二、 转变观念，推进改革

临床能力是临床医学专业学位的核心。为实施临床医学专业学位，三种授予对象的培养模式都应根据专业学位的要求作适当调整。为做好调整,需在以下几个方面转变观念。

(1) 转变对"研究生"和"研究"的片面理解和重论文、轻临床的观念,切实将工作重点放到临床能力的培养上。"专业学位与学术性学位或科学学位的区别就在于是以从事特定职业为背景的,临床医学专业学位就是以做临床医师为背景。"因此,在实施过程中,对三种授予对象要求的核心都要定位在临床能力上。若按常人理解,"研究生"就是要"研究",则势必会将他们关在实验室,甚至还会强调要做分子生物学水平的研究,将论文工作放在过重的位置上,就会削弱或变相削弱临床能力的培养。

而要做到这一点,各级领导、导师、答辩委员会成员、管理干部和临床医学研究生本人必须统一认识,转变观念。从长远来说,临床医学专业学位的要求应逐步摆脱研究生的培养模式。

(2) 转变对临床工作、临床能力的片面看法,树立全面质量观。事实上,临床上诊治一个病人就是一次研究。临床实际工作能力是一个实践和经验积累的过程。临床思维能力的培养,更是一个复杂的过程。从某种意义上来说,这种能力的培养更为艰苦和复杂。面向下一世纪的医生,不仅要有扎实的医学基础知识、基本理论、基本操作技能,而且要具有较好的人文社会科学方面的知识和良好的医德医风。因此对三种学位授予对象都应重视全面能力与素质的培养与考核,不能偏于任何一方。

(3) 转变管理部门"各自为政"的观念,加强工作中的协作和沟通。如前所述,实施临床医学专业学位涉及面广、工作量大,有关部门应在校长的统一领导下,各司其职,加强协作,决不能推诿和扯皮。若不做好部门间的衔接和沟通,必然会影响工作的正常开展。我们要在实施过程中重视对管理问题的研究,探索实施专业学位的管理体制和运行机制,以提高工作效率。解决实施过程中遇到的问题,出路在于改革。

为加强对这项工作的领导,我校已成立了临床医学专业学位领导小组,由校长任组长,分管教学和医疗的副校长任副组长,以加强各方面的领导与协调。目前,要着手进行的改革主要有以下几个方面。

1) 按照新的学科专业目录和临床医学专业学位的要求,组织临床各学科修改临床医学研究生培养方案。本着科学、拓宽、规范的原则进一步改革和完善学位课程的设置,明确二级学科的轮转要求,严格考核制度。

2) 制订经规范化住院医师培养的临床医师在职申请临床医学专业学位的

实施细则。"细则"特别对如何把握入口、如何进行临床能力考试和质量监控提出具体要求和措施，增强可操作性。

3）根据国务院学位办和教育部高教司的统一部署和要求，修订临床医学七年制的教学计划，使其按照临床医学硕士专业学位的定位进行调整，避免搞拼盘。要将教学内容、教学方法的改革放到重要位置。

4）建议改革现有的进修医师制度。设想今后凡来上海医科大学进修的临床医师，必须具有本科学历，并在省、市级三级甲等医院工作。今后在进修医师中遴选优秀者，作为在职申请临床医学专业学位的对象。将进修医师与在职申请临床医学专业学位结合起来，这样将有力地保证在职申请学位的质量。

三、 严格管理，保证质量

原卫生部部长陈敏章指出："实施临床医学专业学位从一开始就要把重视质量、把好质量关放在第一位。如果一哄而起，保证不了质量，这就意味着失败的开始。"最近我校就如何加强管理，把好质量关进行了专题研讨，提出"四严格"的工作目标。

1. 严格培养目标定位

临床医学硕士专业学位和临床医学博士专业学位的授予标准都有5条，我们要全面把握。培养目标定位应使培养对象在知识、素质、能力上分别达到《试行办法》所规定的水平和标准。

2. 严格过程管理

为达到以上目标，在整个培养过程中要强化管理。我们初步考虑对临床医学研究生原有的培养计划作如下调整和改革。

（1）继续执行集中4个月进行学位课程强化学习的制度，精减课程门数。我校早就形成临床医学研究生的课程体系，专业学位实施后，我们将组织临床专家对这些课程进行评估。本着"科学、拓宽、规范"的原则，结合住院医师规范化训练的课程要求和临床医学专业学位的课程要求，精减某些内容陈旧的课程，压缩某些课程的学时数。改革教学方法，有些课程放在临床轮转期间边实践、边学习，提倡自学，导师辅导。

（2）硕士生阶段必须严格按二级学科培养，培养方案中明确各科轮转要求。博士生阶段在二级学科训练基础上，严格执行总住院医师制度和专科训练，以使其临床能力在二级学科基础上进一步在三级学科加深。

（3）严格控制脱产撰写论文、做实验室工作的时间。硕士生论文明确为病例分析或文献综述，因此可不给脱产做实验室工作时间，毕业前给1个月左右的时间撰写论文。博士生论文以解决临床问题为目的，强调科研基本功的训练（包括选题、查阅文献、撰写综述、作开题报告及实施研究等），了解和掌握临床科研的方法，参考国外培养高级临床医生的做法，主要精力搞临床，业余时间搞科研，脱产时间控制在3个月以内，以利于学生有充裕的临床实践时间。

（4）与住院医师一样，实行年度考核，对其工作量、工作效率、服务态度、参加科内业务学习等要有全面记录与考核。

3. 严格考核制度

临床医学研究生培养实行"一个门进，三个门出，中期考核筛选，择优进入第二阶段"的培养方式，在研究生培养工作中切实引入竞争机制。这是一项很好的制度，实施专业学位后必须继续坚持。但在考核中要注意以下问题：一是以二级学科组织考核小组；二是严格制订考核指标和考核方法；三是对结业者也应给出路，以使考核客观、公正。同时要参照临床医学研究生的考核办法，对在职申请专业学位者及七年制临床医学生进行临床能力考核。

4. 严格毕业标准

以往临床医学研究生毕业前虽然也有临床能力考试和毕业论文答辩两项内容，但实际操作中往往对临床能力考试重视不够，甚至是走过场。论文答辩又受大环境的影响，很少有人不通过。因此，毕业标准控制不严。专业学位实施后我们设想从以下几方面入手。

（1）强化毕业临床能力考试。这项工作可按二级学科组织专家组根据培养方案分多次进行"累积考试"，达到规定的标准方可毕业。

（2）制订论文答辩委员会评判标准，明确硕士专业学位和博士专业学位论文的客观定位，避免将标准拔高。

（3）实行医德医风一票否决制。凡在学期间在医德医风上出问题，造成不良影响者，不能转入博士阶段，严重者，不能授予学位，以保证我们培养出来的临床医学专业人员和七年制学生是医德高尚、医术高明的好医生。

为保证以上措施的实施，我校正在考虑在临床专业按二级学科组织学科专家组，由老、中、青三结合的专家组成。其主要任务是：审定入学考试科目，审定培养方案，对培养过程实施抽查和监控，统一进行阶段能力考试和毕业"累积考试"，对临床能力培养和考核进行全程监控。

为使临床医学专业学位顺利实施，我们将不断研究新情况、解决新问题。同时也希望卫生部出台相应的措施和政策，例如，在职申请专业学位入口考试办法，临床能力考核标准与办法，国家医师法如何与临床医学专业学位挂钩，卫生部如何加强专业学位实施后的宏观指导等。现在是坚冰已经打开，航道已经指明，我们将在国务院学位委员会和卫生部的领导下，继续探索与改革。

| 参考文献 |

［1］周远清. 关于医学学位与研究生教育的改革问题[J]. 学位与研究生教育,1998(2):6-7.
［2］秦惠民. 关于我国学位立法的若干思考[J]. 学位与研究生教育,1997(5):45-50.
［3］陈敏章. 把一个高水平高质量的医学学位和医学高层次专门人才培养制度带入 21 世纪[J]. 学位与研究生教育,1998(2):3-5.

（原载《学位与研究生教育》1999 年第 1 期）

对我校若干临床重点学科三年建设的回顾与思考

刁承湘　陈　渭　吴鸿翔

1995 年，上海市卫生局在全国率先推出建设医学领先专业的举措，上海医科大学先后有 8 个临床学科入围重点学科，其中列入第 1 周期建设的有心血管内科、肝脏肿瘤学、听觉医学和临床神经医学 4 个学科。经过 3 年建设，这 4 个学科均在各自的主攻方向上取得了较大的突破，并于 1997 年底顺利通过了上海市卫生局组织的验收。本文通过对这 4 个学科情况的介绍，就学科建设管理方面的工作总结出一些经验，以期为高校，尤其是进入"211 工程"的高校进行学科建设提供有益的借鉴。

一、 三年建设初见成效

学科建设成效有一定的滞后性，我校这 4 个临床学科原来就有较好的基础，通过这 3 年的强化建设，在原来基础上又前进了一大步，其建设成效主要表现在以下 5 个方面。

1. 在学科建设的主攻方向和临床主攻疾病方面有很好进展

立项时这 4 个学科都明确了主攻方向和临床主攻疾病。经 3 年建设，各学科根据合同书的要求，紧紧围绕主攻目标，在主攻疾病的诊断、治疗方面达到或超过了预期计划。

以肝脏肿瘤学和听觉医学为例。3 年来肝脏肿瘤学科围绕主攻目标——肝癌的复发与转移，找到了理想的复发预测指标，其成效如表 1 所示。这 3 年肝脏肿瘤学科围绕主攻疾病还建立了新的诊断、治疗技术 4 项。

听觉医学学科根据合同书实施计划，主攻目标为多道程控电子耳蜗和耳显微外科，经过 3 年建设，在电子耳蜗研究方面取得了重大突破。在国内首先研制

表 1 肝脏肿瘤学科建设前后对比

项目	建设前	建设后
复发预测指标	无	MMP_2. p^{53}
根切后 2 年复发率	32.5%	18.9%
根切后 2 年生存率	85.%±	96.2%
裸鼠人肝癌转移模型	无	国际首创
实验性干预治疗	无	已探讨 7 项

成功多道程控电子耳蜗,这项发明在原理设计和实施方面达到国际先进水平,并于 1997 年获得中华人民共和国专利。该学科在耳显微外科和听觉平衡方面,建成了具有国际先进水平的耳显微外科技术指导中心和国内领先的听力和平衡诊断中心,并建立了较完整的听骨库和人造听骨系列。

4 个学科经 3 年的建设,不仅带来了良好的社会效益,也为学科在保持原有优势基础上进一步发展打下了更扎实的基础。

2. 学科的科研能力增强,学术地位提高

这 4 个学科利用对领先学科投入的经费,围绕主攻方向共设立了 58 项研究课题,以招标形式由学术骨干和在读研究生承担。此外,各学科还通过申请科研基金,多渠道申请研究经费,3 年内新立科研项目如表 2 所示,3 年来获得各类成果如表 3 所示,反映学科学术地位的论文与专著如表 4 所示。

除听觉医学外,其他 3 个学科发表的论文数,与市里同批受考核的 14 个领先学科相比,分别列第一、二、三位。4 个学科 3 年内主办国际学术会议 4 次,出席国际学术会议的人数达 120 多人次。

表 2 4 个领先学科 3 年内新立项课题项目

学科名称	"九五"攻关*	自然科学基金	卫生部	博士点基金	市级	校级	其他	经费（万元）
心血管内科	1/5	1	3	2			2	175.5
肝脏肿瘤学	1/1	2	1	1			1	194.5
听觉医学		1	2	1			4	23.5
临床神经医学	0/8	4	6	3	4	3		234.0

* 该栏数字的分子为牵头项目,分母为参加项目,如"1/5",表示牵头 1 项,参加 5 项。

表3　4个领先学科获奖情况（1995—1997年）

学科名称	国家级	部委级	省市级	其他
心血管内科		4	4	7
肝脏肿瘤学	1	3	1	4(一项何梁何利奖,一项中国医学科学奖)
听觉医学	1	2	2	0
临床神经医学	1	1	1	3

表4　4个领先学科1995—1997年发表论文与出版专著情况

学科	发表论文数			40岁以下人员发表论文数			专著(本)
	国内	国外	合计	国内	国外	合计	
心血管内科	204	4	208	47	4	51	3
肝脏肿瘤学	131	39	170	69	14	83	4
听觉医学	40	2	42	11	0	11	2
临床神经医学	145	2	147	100	0	100	2

3. 人才梯队结构渐趋合理,学科发展潜力增强

学科梯队的形成,学术骨干素质与水平的提高,高层次人才(硕士生和博士生)的培养,是学科建设的核心,也是学科发展具有潜力的重要标志。各学科都将人才培养、梯队建设放在重要位置。心血管内科提出多层次、多梯队、多方位培养接班人;听觉医学对学科梯队建设提出学位博士化、学识现代化、技能领先化的目标,并按此目标组建培养和选留梯队及接班人;肝脏肿瘤学通过选送人员到国内外进修,鼓励向国外杂志投稿,给压担子等多种形式在实践中培养中青年学术骨干。各学科人员梯队的年龄、职称和学历结构渐趋合理,4个学科人员梯队骨干中具有博士学位者从立项时的18名增加到现在的41名,具有硕士学位者从立项时的40名增加到现在的59名,并各有1名45岁以下中青年人选上海市卫生系统的"百人计划"。在立项时接班人问题最为突出的耳鼻喉科,由于王正敏教授始终将梯队建设放在突出位置,成效显著。现在我们欣喜地看到,该学科1名博士后、3名毕业博士生作为学科带头人的接班人加以培养,1名博士后、7名毕业博士生作为学科各个主要研究方向的学术带头人进行培养,使

老一辈开创的事业后继有人，为学科持续、稳定地培养高层次人才打下基础。

4. 设备改善、技术更新

我校各临床学科发展不平衡，多数学科申请的科研经费被用于维持科研，仪器设备尤其是大型仪器设备的添置和更新比较困难。通过领先学科 3 年建设，每个学科投入 210 万元（卫生局投入 100 万元，医院匹配 100 万元，上海医科大学投入 10 万元），这对各学科来说，有的是雪中送炭，有的是如虎添翼。

4 个学科共购买万元以上仪器 91 台（件），10 万元以上的仪器设备 36 台（件），实验室用房面积从立项时的 $2430\,\mathrm{m}^2$ 增加到现在的 $4470\,\mathrm{m}^2$。听觉医学新建耳显微外科实验室，为研究生、进修生进行颅底显微外科技术训练提供了实验场所；临床神经医学投资 60 多万元第一次建立 $140\,\mathrm{m}^2$ 的实验室，初步具备了细胞培养、杂交及有关神经分子生物学研究的基本条件。

5. 形成了良好的学科建设氛围

3 年来领先学科的建设在我校临床学科引起强烈反响。非领先学科积极创造条件争取成为领先学科，医院的领导也将学科建设当大事来抓。已列入市领先学科的专业初步形成带头人抓学科建设，全科人员关心学科建设，相关学科和科室支持学科建设的学术氛围。这样的学术氛围在学科建设的实践中形成，又进一步促进了学科建设。

二、 取得成效的主要经验

为总结这 4 个学科取得成效的经验，我们从管理体制、运行机制等方面进行了探索。

1. 政府、单位、学科三方面积极性的发挥和三级管理体制的形成

政府部门为提高上海市的医学水平，在全国率先提出建设领先学科的新举措。各单位（包括所在医院和上级主管单位）积极响应，狠抓管理，匹配资金按时到位，在人力、物力、财力上全力以赴保证领先专业先行。学科带头人更是使出"全身解数"，有的学科带头人说："这是我有生以来感到压力最大的一次。"三方面的积极性形成合力，使领先学科的建设确实处于领先地位。学校、医院、学科三级管理体制日趋成熟，并发挥了重要作用，更好地发挥了研究生院在学科建设中的积极作用。

从多年学科建设管理的实践来看，研究生院作为校一级抓学科建设的管理部门有以下有利因素：学科建设的核心是人，研究生是高层次人才梯队的主要

来源;科学研究是推动学科建设的最活跃因素,也是评价学科建设成效的重要指标之一,而导师和研究生是科研工作的主力军和生力军;我们在工作中自觉地将学科建设与硕士点、博士点建设、研究生招生和选留毕业生结合起来,加强与科研处和人事处的联系,在学科建设中当好校领导的参谋;加强与各单位和学科带头人的联系,做到上情下达、下情上达,努力为各学科点服务。

各医院(二级管理单位)普遍成立学科建设领导小组,党政一把手亲自抓学科建设,定期召开领导小组会议,研究、讨论学科建设中的问题,做好各方面的协调工作。这一级领导是否到位,对学科建设起着重要作用;而学科内部的管理不断完善,是三级管理最终得以落实的关键。

2. 学科建设"以人为本",以项目和任务带动人才培养和梯队建设

众所周知,学科带头人对于学科发展起着至关重要的作用。毋庸置疑,我校这些学科的良好运转,首先得益于有这样一批高素质的学科带头人。这4个学科的学科带头人,两位为工程院院士,一位是上海市科技精英,一位是年富力强的中年专家。他们不仅在学术专业上有着相当深的造诣,而且善于创建良好的学科建设氛围,管理、协调、带动好整个学科。领先学科的建设对培养好合适的学科接班人也相当重视,他们把这个问题真正摆到议事日程上,高度重视接班人的培养。学科点通过鼓励在职攻读研究生、选送人员到国内外进修学习、鼓励向国外投稿和申请课题、压工作担子等方法提高现有在职人员的素质和水平。现在一批中青年学术骨干在完成课题项目和建设任务的过程中得到了培养和锻炼,而这又使学科形成合理的梯队,以保证持续稳定地培养高层次人才。

3. 在实践中探索学科建设的运行机制

(1) 强化竞争意识与激励机制。从领先学科的申报到年度考核、三年验收,每次汇报与检查,无不充满"竞争"。每个学科带头人都有这样的体会,虽然领先学科的地位是靠实力竞争得来,但由于采用滚动模式,已经进入的学科不仅要按照合同要求去完成建设目标,而且面临着来自全市范围内其他单位同类学科的竞争压力。从这一点来说,保持领先地位并不轻松,稍一懈怠,学科的领先地位就有丧失的危险。因此,必须在竞争中求生存。另一方面,第一周期3年建设的成功与否也关系到能否追加经费投入,能否直接转入第二周期建设等。

(2) 强化过程管理,明确目标管理。在领先学科建设与管理过程中,科学的管理是学科建设顺利进展的重要保证。在第一周期的运转过程中,我校制定了领先学科管理条例、经费管理及档案管理办法、关于学科带头人及学科秘书职责等的规定。各学科结合各自实际,健全了各项制度。从各项有关管理制度不难

看出,过程管理的力度相当强:每季度填报情况联系表;按年度计划进行年度考核;3 年一个周期结束,按合同书进行验收等。所有的考核和验收指标都围绕着实现主攻目标进行,包括学术队伍建设、人才培养、科学研究、条件改善、学术交流及管理水平提高等,同时特别强调学科建设的社会效益。由于经费的下拨不是一次到位,而是分年度进行,并与考核的优劣挂钩,所以当年的年度考核情况是否良好决定了次年的经费是否能顺利到位。这样环环相扣,使学科点始终感受到压力,保持着危机感,促使大家不断努力。从结果来看,严抓过程管理的措施是必要的,效果是良好的。

(3)反馈机制的恰当应用。信息反馈理论在管理工作中是不容忽视的。上海市卫生局在每次考核或验收后,汇总专家们的意见进行分析,及时将存在的问题反馈给学科点、医院和学校主管部门。这样,学科点能及时调整把握研究方向,并针对反馈意见提出相应的整改措施,不断把学科建设向前推进。

4. 业务专家与管理专家密切配合

专家是一笔宝贵的资源,能否利用和善于利用好这个资源是做好科学管理工作相当重要的因素。在领先学科建设中,无论是竞争进入重点学科的评审工作,还是年度的实施计划考核以及 3 年结束时验收评分均体现了这一点,即充分依靠专家,请专家审核,听取报告和汇报,根据指标体系进行评分,使审核和考评力求公正、公平、合理、科学。在年度考核表及 3 年验收表中,由有多年科研管理经验的管理专家精心设计考核指标,从各个角度反映学科建设的成效;各学科的现场验收也聘请了管理专家和管理干部参与。依靠业务专家和管理专家,并使两者密切配合,这是领先学科建设一大特色和成功经验所在。

三、 对进一步搞好领先学科建设的几点思考

对学科建设来说,现存的最大问题还是人才梯队,尤其是学科带头人接班人的问题。这 4 个学科的 4 位学科带头人在学术界有较高学术地位,但其接班人还缺少磨炼,中青年学术骨干中冒尖的人不多。面对越来越严峻的挑战,如何巩固第一周期的建设成果,使学科建设迈上新的台阶? 笔者有以下几点想法。

1. 进一步探索学科建设效益辐射的途径

1997 年,我校提出学科建设的战略是"突重、扬优、改老、扶新、带动全面"。重点学科固然重要,但"荷花虽好,还需绿叶扶持",必须重视重点学科的辐射效应问题。目前,我校的硕士点和博士点中有国家重点学科、上海市重点学科(包

括领先专业)、校重点学科和一般学科点,其梯队、条件及总体实力差距较大,如何通过重点学科(或领先学科)的建设带动其他学科的发展?在领先学科进入第二周期建设后我们应更重视探索学科建设效益的辐射途径。例如,基础与临床联合申请重大课题,交叉学科联合培养研究生,实验室对其他学科的研究生开放,共同组织学术会议,向校外推广新技术、新方法等,使重点学科的建设成效对全校乃至全市、全国发挥更大的领先作用,同时将领先学科建设成功的经验向其他学科推广。

2. 进一步强化效益优先、"以人为本"的思想

医学要取得大的成果,提高临床诊治水平都需要较长的周期,因此第二周期仍需强化效益,对成效明显、优势突出的学科加大支持力度,使其向更高的目标冲刺。"人是决定的因素",进入第二周期后各学科除继续重点培养学科带头人接班人、中青年学术骨干外,应将研究生教学放到更重要的位置,及时将研究成果充实到研究生教学中,将新方法、新技术、新理论编成电化教学内容。这样,才能提高学科培养高层次人才的能力与水平。

为做到以上两点,一定要加强基础与临床的结合,发挥各自优势,联合攻关。这样,才更容易出成效。基础与临床联合,也更容易培养出复合型人才。

3. 经费的使用上要从重视硬件建设转向重视软件建设

第一周期用于购置仪器设备的经费约占总经费的 60%～70%,从总体上看,所急需的仪器设备基本上可以满足。第二周期主要应充分发挥仪器设备的作用并对之及时进行保养、维修,同时适当添置部分设备,但必须更重视和增加对人才培养、科学研究、学术交流、教材与图书信息方面的投入,必要时把钱用在学科培养对象的基本生活条件改善和送到国外学习先进技术上。从长远看,为稳定人才,作出这样的早期投入是必要的,这直接关系到学科发展的后劲。面对知识经济时代的到来,增加学术交流(尤其是对外学术交流)和图书信息的投入是非常必要的,对保证学科活力和领先有重要意义。

4. 注意吸取系统内其他单位的学科建设经验,及时组织总结、交流,不断提高管理水平

上海市领先学科来自全上海范围内医疗卫生系统的不同单位,尽管这些学科的依托单位背景不同,但就学术水平而言,都是在上海乃至全国有着领先水平的佼佼者。就其管理来说,也都有各自独到的地方。领先专业建设要积累学科建设的经验,将积累的经验迅速运用到下一轮的建设中去,及时总结各学科、各单位的做法和经验,组织学校和全市交流,必将进一步推动领先学科的建设。

▎参考文献▎

［1］毛禹功.高等学校学科建设规划与系统工程[J].学位与研究生教育,1997(5):35－39.

（原载《学位与研究生教育》1999 年第 4 期）

试论研究生的素质教育

刁承湘　张　春　周志俊

全国教育工作会议明确提出了全面推进素质教育的指导思想,上海市最近召开的教育工作会议也再次强调了在不同教育层次、不同类型学校实施素质教育的重要性。素质教育成为各界,尤其是教育界讨论的热门话题,由应试教育转向素质教育成为当前我国教育改革的主旋律,也是我国面向 21 世纪的教育战略选择。如何认识实施素质教育的意义? 作为最高层次的研究生教育,如何进行素质教育? 这既是理论问题,又是实践问题;既是现实问题,更是一个发展方向问题,需要深入研究。作者仅对研究生的素质教育(以下均简称为"素质教育")谈点粗浅认识,以与大家交流商榷。

一、 素质教育的内涵和本质

素质,从心理学角度讲是先天性的,但今天我们讲"素质",有一个约定俗成的看法,即不是先天的,而是后天培养的。素质教育是依照人的发展和社会发展的需要,发挥学生身心发展的潜能,弘扬学生的主体性和主动精神,促使全体学生的身心得到全面和谐发展的教育。因此,素质教育是一种发展教育,是受教育者个性发展和社会发展要求相统一的教育。在研究生教育这一层次,素质教育是以生理素质为基础,身体心理素质为中介,政治思想道德素质为核心,科学文化素质、创新精神和实践能力为导向的整体优化教育,最后造就"有理想、有道德、有文化、有纪律"的社会主义建设者和接班人的骨干。

素质教育的特点主要表现在:

(1) 主体性。受教育者始终处于主体地位。发扬学生的主体精神,学生本身要有很强的主体意识。研究生一般都已形成了自己的世界观,有一定的分析、思考问题的能力,我们的教育是促使他们适应需要、主动地发展,使他们形成独立的人格和高尚的情操。

（2）整体性。素质教育的对象是全体学生,使每个学生都得到发展;素质教育的内容具有全面性,应包括政治思想道德、科学文化、创新精神及实践能力等各方面;素质教育工作的全方位性,要贯穿于研究生教育的全过程和各个环节;素质教育评价的综合性,重视对学生素质的综合评价。

（3）差异性。每个学生都有个体差异,研究生工作、生活极为分散,各人的背景也不一样,因材施教、重视个体素质的培养与提高就显得特别重要。

（4）时代性。不同的时代对素质教育的目标、内容和需求不同。我们现在实施的是面向 21 世纪的素质教育,必须把握 21 世纪对高层次人才素质的要求,为每个研究生的终身发展打好基础,为他们的终身教育建立起坚实、丰厚的生长点。从当前的实际情况出发,我们对医学研究生的全面素质提出以下框架:

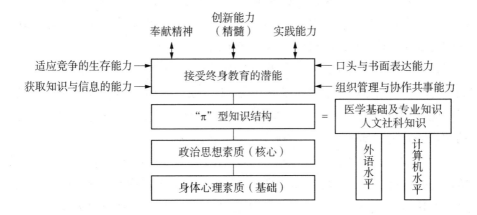

二、 素质教育的实施与评价

黄菊同志在上海市教育工作会议的报告中指出:"推进素质教育,上海具有多方面的有利条件……""要从改变招生考试制度入手,逐步改变'为应试而教,为应试而学'的状况,建立起与素质教育相适应的教育评价体系,坚持按照素质教育的要求评价学校、教师的工作,以保证素质教育的真正实施。"

为贯彻黄菊同志"保证素质教育的真正实施"的精神,在实施研究生素质教育方面,当前要注意抓好以下几方面的工作。

1. 重视建立与素质教育相适应的内、外部环境与条件

一方面,是社会外部条件,主要是用人体制和选拔机制要改革。要建立起新的体制与机制。在学历社会,选人用人强调的是学历,而在人才社会强调的是实力。由于市场经济体制的初步确立,现在许多用人单位是既重视学历,又更重视人的实力。当然,实力与学历不应该对立起来,学历高者一般来讲实力也强。但这又不是绝对的,立足点应该是重实力,这是实现素质教育的社会基础。避免唯学历论,这是政府部门乃至全社会都要为之努力的。

另一方面,是学校内部的条件。素质教育的落实最终要靠学校,靠校长、导师、教师发挥主动性、创造性,将素质教育深化到教育改革的各个层面上来,这是我们要着重思考的问题。我们要努力创造良好的学校环境,使学校的片片"绿洲"连在一起,使教育改革的"春风"吹遍各个教学环节,形成良好的素质教育氛围,这是我们教育工作者的责任,更是我们大有作为的地方。

2. 努力营造有利于素质教育的学校教育

(1) 切实转变教育观念。要实施素质教育,就必须有与素质教育相适应的教育思想观念。在研究生教育中,应该承认,至今仍受传统的教育思想的束缚。我们要重视对教育思想的讨论,否则素质教育将是一句空话。

1) 将狭隘的学生观、人才观、质量观转变为适应社会发展需求的学生发展观、广义人才观、全面质量观和多渠道就业观。研究生在他们的同龄人中是有发展潜能、能够获得成功的学习主人,作为导师应该去开发这种潜能,启发其创造精神,鼓励学生超越自己,切不可仅将学生当作劳动力使用。

2) 将重智育轻人格塑造,转变为在智育过程中重视人格塑造。研究生学习阶段既是传授知识、培养能力的过程,又是进一步树立正确的理想和信念,养成良好的科研与职业道德,培养献身科学和社会的精神,塑造研究生人格的过程。研究生教育工作者要教育学生学会做学问,更要学会做人。

3) 把"灌注式"教学法转变为"启发式"教学。必须看到,我们在研究生的课程教学中始终还是沿用了传统的"灌注式"教学方法,还是一支粉笔、一块黑板,或者是一台投影仪、一部幻灯机,上课时老师讲、学生记,考试时背书本和笔记。这对开发学生的思维是极为不利的。要改变这种状况,就要从师、生双方入手,任务还相当艰巨。

4) 在科研工作中,要改变导师出题学生做的传统做法。目前,在研究生教育中流行一句话,即导师的"脑",研究生的"手"。当然在选题过程中导师起着非常重要的作用,在导师的研究领域为学生选定课题,这也是应该的。问题是要让

学生表达出自己的新思索,留给研究生自己发展的空间和施展才华的舞台,而且要不断地拓展他们的思维。研究生的创新能力主要是在科研论文的实施和写作过程中予以培养。现在,论文低水平的重复在研究生中相当普遍,这要引起导师和管理部门重视。

5)把只重"分""率""本"的评价标准转变为以"真才实学""真能实效"为评价的根本标准。目前,我国的研究生入学考试实行全国统考,且划定全国统一的录取分数线。这是其他国家所没有的。有时半分之差,往往就可能将考生拒之门外。入学后,奖学金的评审、硕士生转博也无一例外地要看分数。老师考试靠"本本",评价老师教得好坏,往往看"及格率"或"优良率"。我们不是主张取消"分""率""本",而是要把它放到一个适当的位置。分数使用得当可以选择人才,使用不当可以埋没人才。今年高考录取时,复旦大学"破格"录取了2名分数低于复旦录取分数线较多、有特殊才能的学生,这是正确使用分数的一个典范。目前,我国沿用了20多年的研究生入学考试方法必须改革。在未获国家允许之前,学校是否可以考虑从入学命题、复试办法、利用自主权方面先行探索,以利于选拔优秀人才。

(2)提高导师队伍素质。只有高素质的导师才能培养出高素质的研究生,这是毋庸置疑的。徐匡迪市长作为工程院院士、博士生导师,在市教育工作会议上以一个教育工作者的身份作了题为"我们今天怎样做老师"的报告。他以教师肩负的历史使命、教师的人格力量及教师如何用爱心去开启学生的心灵窗口,作了充满哲理的精辟分析。我们觉得这应该是我们导师和管理老师必读的好文章。"学高为师,身正为范",这是对导师在素质教育中的地位与作用的高度概括。现阶段导师应该具备什么样的素质?我们认为可分为两个层面:第一个层面是基础性素质,即要崇德、博学、爱生、会教、善处;第二个层面是形成独特风格、具有人格力量的专家素质,这就是高超的学术水平、精湛的专业技术和高尚的道德情操的完善统一。导师的人格力量是素质教育的重要保证,而这种人格力量表现为健康的价值观、高尚的道德情操和走在时代前列的学识。我校有一大批这样的导师,他们"润物细无声"地浇灌和培育着研究生。这是我校培养的学生质量较高、素质较好的原因所在。但是,我们应该看到,我校导师队伍面临着不少问题:新老交替、优秀的学术骨干留不住(尤其是校本部)、出类拔萃的中青年导师不多。与老一代相比,年轻一代导师多数还缺少磨炼,严谨作风有所下降;临床导师忙于医疗,将培育研究生当作"副业";少数导师存在"放羊"现象,知识更新跟不上形势发展的需要。如何提高导师自身素质这将是我们面临的新课题。研究生院举办新导师学习研讨会,在基础医学院的支持下开设导师知识更新讲座等,皆出于提高导师素质的考虑,但更加重要的是导师自身要有接受终身教育的思想,要有高度的历史责任感。

(3)实现学校管理的良性循环。第一,要确立与素质教育相适应的管理。应该承认,我们现在的管理还是计划经济下的管理,其特点就是层层照搬照办的封闭式管理。为有利于素质教育,要层层松绑,学校管宏观,抓质量,给基层更多的自主性、选择性和创造性,使管理有活力、动力、良好效益。在管理中更强调"理",即要理顺关系,以理服人,条理清楚,做好协调,实现学校资源的合理配置。而要做到这一点,必须有一支懂业务、会管理、勤思考、重研究、讲奉献的管理干部队伍,他们要自觉地将自己的工作与素质教育结合起来。目前,我们研究生管理队伍比较多的是属于事务型,其政治和业务素质与上述要求还有些距离。第二,要切实做好学校管理的基础性建设。围绕素质教育的目标与要求,目前我们已形成三级管理网络,健全了各项规章制度,但缺少有力的对制度的检查督促。如何让校内的每个成员都知道自己在研究生教育中有多大活动空间、自己的行为边界在哪里,以成为自觉的素质教育成员,这是件不容易的事。教学投入的不足,使研究生没有自己的活动场所,该做的实验无法参加;课题研究往往因经费不足而不得不匆匆收场……这些都影响到对他们进行创新精神与实践能力的培养。第三,校长要有自己的办学思想和管理风格,办出特色。校长在素质教育中同样处于主导地位,对上述提及的影响素质教育的导师队伍建设、办学条件的改善及管理干部的培养等问题要制订规划、采取措施、做好协调。同时要引导教师和干部重视教育科学研究,要科学施教、科学育人,才能在办学中站得高、看得远、想得深、干得实,使素质教育落到实处,取得实效。

在实施素质教育的过程中,还应逐步建立起素质教育的评价体系。要建立以学生整体素质的提高为主要内容的综合评价标准,包括对学校研究生教育的总体评价、对导师工作的评价、对研究生成绩和论文的评价、对管理队伍及管理工作的评价等。在这些方面我们以前都是侧重于教学质量,对素质教育重视不够,而且目前也无现成的关于素质教育方面的评价指标。笔者认为,我们应在校领导的指导与支持下,可以列几个专题进行研究,作些深入的调查分析。例如,目前影响研究生素质教育的主要因素分析、导师应具备的素质及现状调查与分析、研究生"三助"状况的调查与分析、研究生教育管理干部的素质与现状调查与分析、对目前研究生招生制度的评析等。若能付诸实施,进行研究,必将对推进研究生的素质教育大有好处。

三、 素质教育要避免步入误区

实施素质教育,教育思想的转变是难点,导师是核心,学生是主体,改革是关键,同时要避免步入以下几个误区。

(1)实施素质教育要避免步入功利性误区。素质教育有其潜在性和滞后性,素质教育的内容和要求必须通过学生内化为自身的素质才能实现,需要长期坚持才能见效。在实际工作中,要防止急功近利,把"认识上的提高",当作"工作上的成效",急于求成会导致"假性素质"的出现。

(2)实施素质教育要避免简单地将其理解为多上几门课或多搞几次活动。素质教育有其深刻的内涵,可通过各种渠道去实现。课堂教育是实施素质教育的一条渠道,开展活动也是一种方式,但对研究生教育这一层次,我们要将重点转移到导师的潜移默化和学生的主观能动性的发挥上。

(3)实施素质教育要避免在"考试"和"分数"问题上步入误区。素质教育也要用"考试"作为检测教育质量和追踪反馈的手段,用"分数"作为评判质量的一种标准。问题在于"考试"和"分数"不是追求的根本目标,不能绝对化,而是要综合学生的德、智、体全面情况进行评判。

(4)实施素质教育,要避免步入"全面发展=均衡发展"的误区。素质教育强调的是面向全体学生和教育学生全面发展,它重视学生间的个体差异和自身潜能的发挥,但并不是平均教育,不反对培养和选拔某些方面有特殊才能的拔尖人才。

(5)实施素质教育要避免步入"素质教育空对空"的无所作为的误区。对素质教育,有人认为这是空对空,难以做到;有人认为难上难,做不到。目前是舆论宣传上讲得多,实际措施跟不上。对实施过程中遇到的问题,尤其是教育思想转变的问题研究甚少。高校教师不稳定,又从何谈起素质教育? 我们要从战略高度去认识这一问题并采取切实措施,才能避免空对空。

| 参考文献 |

[1] 郝克明,谈松华.新世纪教育展望[M].南宁:广西教育出版社,1997.

(原载《学位与研究生教育》2000 年第 6 期)

对我国医学研究生教育的理性思考

刁承湘

人类进入了一个新的历史时期,社会和研究生教育界都关注着 21 世纪我国学位与研究生教育的改革与发展。医学研究生教育作为我国研究生教育的重要组成部分,正面临着新的形势、新的挑战和新的发展机遇。

一、 冷静地面对新形势

医学研究生教育的改革与发展,必须适应社会和医学发展的需要,这是研究生教育必须遵循的基本规律。当前,我国医学研究生教育面临着以下新形势。

1. 生命科学的发展

有科学家预言,21 世纪是生命科学的时代,生命科学发展成为新一轮科学革命的中心,并将跨越物理世界与生命世界不可逾越的鸿沟,使之统一起来。21世纪,生命科学仍将向微观和宏观两极发展。一方面,分子生物学和量子生物学将广泛地向其分支学科领域渗透;另一方面,生态学又向生态系统乃至生物圈方向发展。因此,我们必将把分子、细胞、个体、群体及群落等生命不同结构作为一个有机系统进行深入研究。面对生命科学和医学的最好发展时期,医学研究生教育如何调整结构,培养知识创新和技术创新的高层次人才,这是医学研究生教育学界应该回答的问题。

2. 院校的合并

我国高校体制改革后,我国已有 10 多所医学院校与综合大学或工科院校合并。在我国医学研究生教育中发挥排头兵作用的两所医科大学也先后并入综合大学内。高校的这种体制改革,若是成功的合并,将会给合并双方的学科建设和高层次人才培养带来发展机遇。但合并后的学校一般都"很大",校区也往往距离不等,学校领导对医学研究生教育的特点需要有个熟悉和了解的过程。如何尽快建立起正常、高效的运行机制,在综合大学内将医学研究生教育放到应有的位置,这是我们面对的新问题。

3. 医学专业学位的设置

经国务院学位委员会审核批准,医学门类的学位已明确区分为医学科学学位和医学专业学位两种不同类型。1997年,《临床医学专业学位试行办法》经国务院学位委员会审议通过。1998年,部分院校获批准成为临床医学专业学位的试点单位。2000年,扩大试点范围,同时试行口腔医学专业学位,并即将试行公共卫生专业学位。这是我国学位制度的重大改革与发展,是医学研究生教育适应社会需要的必然结果。医学专业学位具有明显的行业特征,而在我国体制改革后,卫生部不再办大学,涉及医学专业学位试行过程中遇到的各类问题和矛盾,一方面,需要听取教育指导委员会专家们的意见;另一方面,也许是更重要的,需要政府部门的协调和决策,当然也需要试点单位领导的高度重视。笔者认为,目前对问题和矛盾的研究不够,许多事情往往议而不决,缺乏有力的决策措施。

4. 医疗卫生体制的改革

2001年是新世纪和"十五"规划的开局之年,也是全国部分城镇职工实施医疗保险制度改革和新一轮医药卫生体制改革全面实施的第一年。这些改革包括以改善医疗服务质量,提高服务效率为目的的控制医药费用不合理上涨、推行病人选医生制度、实行药品收支两条线、实行医疗信息公示制等;完善卫生综合执法体系建设,实行综合执法,建立综合执法机构,加大卫生监督执法力度,打击无证行医、违法违规医疗广告等违法行为,加强病人的法制观念;优化卫生资源配置,合理调整结构,一、二、三级医院明确功能定位;加强基层卫生工作,推进社区卫生服务等;加强预防保健,加强中医和中西医结合治疗工作等。医药卫生战线的全面改革,将对医学研究生的培养模式、培养方式、考核制度、就业去向及学生的价值观念,带来深刻的影响。对此,我们必须有清醒的认识和充分的思想准备。

5. 研究生教育规模的扩大

我国的研究生教育规模,随着国民经济的发展,还将逐年扩大,并以一定的速度增长。医学研究生教育如何根据自身的特点和医学人才的成长规律,确定合理的发展速度并规划不同类型人才的招生比例,这也是我们面临的一个问题。

总之,我们不仅要关注以上新形势,更要研究新情况,解决新问题,使医学研究生教育走上适应需要、遵循规律、稳步并持续发展的健康轨道。

二、 沉着地迎接新的挑战

以上诸方面的新形势,无疑使医学研究生教育面临着新的挑战。

挑战之一,我们培养的研究生如何适应生命科学和医学发展的需要? 这一问题事实上涉及 21 世纪的医学高层次人才应该具备的素质与能力问题,我们现在研究生教育的培养模式和培养方式、方法有哪些与之不相适应? 医学研究生教育战线应予以充分的重视。

挑战之二,我国高校体制改革后,如何根据"资源共享、优势互补、提高效益"的原则,寻找医学学科建设和高层次人才培养新的生长点,并使医学研究生教育在全国、在合并的大学内有它应有的地位? 这是医学研究生教育能不能持续发展的大问题。

挑战之三,实施医学专业学位后,要从管理体制、运行机制、质量控制、人才观念诸方面进行观念的转变和制度的改革。目前,对医学专业学位的宣传不够、研究不深、改革不力,以致试行初期出现的矛盾尚未解决,而随着国家《执业医师法》的正式实施又出现新的矛盾。为便于大家讨论,更重要的是希望引起领导部门的高度重视,笔者将医学专业学位试点过程中遇到的主要矛盾归纳如下。

(1) 现行的执业医师制度与医学专业学位制度的矛盾。我国现行的《执业医师法》规定:医学毕业生必须在工作 1 年后才有资格参加执业医师考试,获得执业医师资格后才有临床处方权。应届本科毕业生或尚未取得执业医师资格的在职人员,作为攻读医学专业学位的研究生(包括临床医学、口腔医学专业学位及将要试行的公共卫生专业学位)入学后,由于没有处方权,不能独立处置病人,不能独立手术,更无法担任总住院医师工作。而这部分研究生在校学习期间,因为是"学生",不能参加医师资格考试。因此,这部分学生事实上无法进行临床能力的训练与培养。七年制的医学生更无法接受临床技能训练,授予临床医学专业学位的标准如何达到? 此外,由于制定《执业医师法》时,未考虑医学专业学位获得者的医师资格认定问题,以致获得医学专业硕士、博士学位者,其执业医师资格的认定无法律依据。他们虽有专业学位证书,但毕业后还得参加医师资格考试,造成事实上的否定专业学位和人力、物力的浪费。

(2) 对临床医学专业学位的三种授予对象的管理未协调。对临床医学研究生、进行规范化培训的住院医师、七年制临床医学生这三类专业学位授予对象的管理,在高等学校中基本上是分别属于三个不同的管理部门,即研究生教育、成人教育和本科生教育管理部门。在多数学校对这三类对象的管理在体制上尚未理顺,三个部门的相互沟通和衔接尚存在问题。

(3) 如何进行科学、规范、公正的临床能力考试依然是难题。在医疗制度改革后,病人的自我保护意识加强,某些手术操作、诊断性检查,由学生直接在病人身上实施,将受到医学伦理学的挑战。上述三种不同的学位申请对象,其工作背景各不相同,在临床能力考核中,既要掌握专业学位的授予标准,又要区别不同对象的实际情况。这也是不容易处理好的矛盾。

(4) 如何正确认识和对待医学科学学位的获得者? 由于经济杠杆的作用,近年来报考基础医学、生物学科类的考生人数少,以致这些学科每年的录取人数要靠调剂录取才能完成国家招生计划。临床学科报考科学学位的生源也不足,而且入学后多数人也想转成攻读专业学位的研究生。出现这种倾向的主要原因在于:在校学习期间,科学学位研究生的待遇较专业学位者差;毕业分配时,攻读科学学位的研究生分配去向不佳,尤其是实施《执业医师法》后,他们还担心自己将来当不了医师。若这种倾向继续下去,攻读医学科学学位的人数就会减少或质量下降,这将影响我国医学基础研究和临床基础理论研究的水平,进而影响从事基础研究的后备队伍的数量和质量。

(5) 临床医学专业学位扩大试点后,各校对试点范围的界定和在职申请学位标准的掌握不统一。例如,专业学位扩大试点后,可否接受非本校附属的三级甲等医院在职者申请学位? 主治医师以上人员是否可以在职申请临床医学博士学位? 对这些问题,目前国家未做出明确规定,各校在执行中也就难以统一。

此外,在专业学位制度实施后,研究生教育的教学资源、课程安排、论文要求等方面的问题,这里不一一列出。

挑战之四,医药卫生体制的全面改革对医药卫生研究生教育带来的挑战。例如,不同等级医院功能的定位,使本来常见病就偏少的三级甲等医院,常见病更少,这不利于研究生掌握常见病、多发病;病人选择医生制度的推行,使年轻研究生的临床实践机会减少,导师也可能因医疗风险等问题,不敢放手让学生操作;病人法制观念加强、自我保护意识提高,对研究生的素质与能力要求提高,必须加强对研究生的职业道德教育和医患关系教育,并要寻求更好的临床考核办法;研究生的培养模式和培养方法如何适应社区卫生服务、预防保健和中西医结合治疗工作发展的需要;等等。

挑战之五,随着药品专利法的实施,很多药品不能仿造,而要自己研制;面对假药危害人民健康,我国药学研究生教育如何走产、学、研道路,在新药的研制与开发方面做出贡献。

三、 抓住机遇，积极推进医学研究生教育的改革与发展

与任何事物都具有两面性一样，以上这些新的形势和挑战，同样给医学研究生教育带来发展机遇。我们应该不失时机，深化研究生教育教学改革，积极推进医学研究生教育的发展。目前，我们应在以下三方面提出对策，拓展思路。

（1）充分利用医学院校与综合大学合并的时机，寻求学科建设和高层次人才培养的新生长点。科学家们预计未来二三十年内，人类在认识自身，解释生命的起源与演化，揭示人脑奥秘，探索意识、思维活动的本质等方面，将产生革命性的进步，并对推动人类文明进程产生巨大作用。

但是，人类生命信息的解读、生命奥秘及人脑奥秘的揭示，有赖于数、理、化知识的综合应用，依赖于信息科学、计算机科学和技术等的进展，这些方法与技术的革命将发挥更重要的作用。这些都远远超出了医学的范畴，也不仅仅是某一个学科研究的领域。

因此，我们应利用医学院校与综合大学合并的机会，花大力气去研究交叉学科的建设问题，以适应生命科学的这种发展趋势。谁把握了这样的机遇，谁就会在重大疾病的基因发现，危害人类生命的疾病诊治及生物技术革命化的变化等方面，取得突破性成果，医学也将进入一个崭新的历史时期。

同时要花大力气寻求高层次人才的培养模式，突破单纯的医学专业学位研究生和医学科学学位研究生的培养，有条件的学科可培养 M. D＋Ph. D 的高层次人才，并提倡交叉学科联合培养、国内外联合培养。将来，临床学科的学科带头人，一般应由 M. D＋Ph. D 双学位获得者来担任。他们熟悉临床，能根据临床工作发展的需要提出课题，带领研究队伍进行攻关。基础医学、公共卫生等领域研究生的培养必须重视生物技术领域、神经科学领域、生态与环境保护技术领域、疾病流行与预防领域高层次人才的需求。

高校体制改革后，我们的工作重点在学科建设和高层次人才培养方面。合并高校的领导应着重在这两方面抓出成效，建立机制，走出一条成功的合并之路，使医学研究生教育在更高的层次和水平上发展。

（2）积极推进医学专业学位的实施。医学专业学位的实施，是我国医学学位制度的重大改革，实施过程中遇到矛盾和问题是难以避免的。为使医学专业学位制度顺利实施，笔者有以下几点建议。

1）召开医学专业学位指导委员会会议，就目前梳理出来的主要矛盾和问题进行专题研究，并提出可行的解决办法。

2）召开全国医学专业学位试点单位领导和研究生管理部门负责人联席会议，交流试点工作情况，研讨存在的问题，统一认识和做法。会上可组织 1 或 2 所学校交流在理顺体制、建立机制等方面成功的尝试。对新试点的单位可由专业学位指导委员会秘书处组织培训和学习。

3）组织研究队伍，对临床和口腔医学专业学位的临床考核办法进行进一步的研究。要在研究思路上有所突破，重点放在平时的考核上，可否实行累积考试制或模拟病人考试制，同时要强化导师的责任与作用。

4）卫生部在调查研究的基础上，对在《执业医师法》实施中遇到的问题，提出补充规定。建议将临床医学研究生视为特殊的住院医师，在校学习期间，允许参加医师资格考试。对获得专业学位硕士、博士者应规定有相应资格的认定办法。笔者认为，不允许应届医学本科毕业生报考专业学位研究生的做法，似欠全面考虑。

5）要研究制定医学专业学位的质量保证体系，包括试点单位的合格评估、专业学位研究生培养的过程管理及学位授予质量评估等。

我国的医学本科教育和医学学位制度，经过 20 多年的改革和发展，取得了不少成绩，但还有许多不够完备的地方。我们还是希望在国务院学位办和卫生部的领导下，加强研究，理顺体制，落实措施，借鉴国外的经验，建立起适合中国国情的医学学位与研究生教育制度。

（3）深化医学研究生教育教学改革，使我们培养出来的研究生能适应我国医疗制度和医疗体制的改革。为此，在医学研究生教育中，目前应特别重视以下几方面的改革。

1）坚持按需招生，合理确定科学学位与专业学位两种类型研究生的招生比例。招收攻读临床医学专业学位的学生时，要充分考虑临床教学资源的承受能力，以保证培养质量。

2）改革研究生的课程教学，在完成培养方案规定的课程学习后，提倡学生选修交叉学科课程。加强教师队伍建设，大力提倡讨论式教学，注意教学内容的更新。注意从国外引进好的教材，鼓励回国人员为研究生开设新课。

3）加强实践能力培养和全面素质教育，要使研究生以高尚的医德和良好的技术赢得病人的信任。增加研究生的实践机会，让他们学会过硬的本领，进而服务于人民。在这方面，导师担负着更重要的责任。对攻读科学学位的研究生要建立资格考试制度及相关学科的实验室轮转制度。

4）引导研究生树立正确的就业思想和大医学观念。在城市三级甲等医院医生日益增加后，研究生应到更广阔的天地、更需要他们的地方，经风雨、见世面，适应社会的需要。

5）药学学科今后也应设专业学位，走产、学、研相结合的道路，加强新药的研制与开发。

医学研究生教育在我国整个研究生教育中占有重要地位；医学研究生质量的优劣，直接关系到人民的生命和健康；医学又是实践性、经验性很强的科学，医生的成长离不开经验的积累，而不能拔苗助长。因此，对医学研究生的素质、能力、职业道德有更高的要求。我们在面临着大好形势时，理性地思考一些问题，从"三个面向"的要求来规划医学研究生教育的改革与发展，这是时代的需要，也是历史赋予我们的责任。

┃参考文献┃

［1］彭玉.积极探索 大胆实践 总结经验 努力做好临床医学专业学位试点工作[J].学位与研究生教育,1999(4):7-10.

［2］上海市对外文化交流协会.院士展望 21 世纪[M].上海：上海科学技术出版社,2000.

（原载《学位与研究生教育》2001 年第 9 期）

对我校医科类获选全国优秀博士学位论文的分析与思考

吴鸿翔　陈　渭　刁承湘

评选全国优秀博士学位论文是我国《面向 21 世纪教育振兴行动计划》的重要组成部分,是提高研究生培养质量、鼓励创新、促进高层次创造性人才脱颖而出的重要措施。我校 1999 年至 2001 年共有 19 篇论文入选全国优秀博士学位论文,其中医科入选 6 篇。2001 年,复旦大学共有 8 篇论文入选全国优秀博士学位论文,与北京大学并列第一。其中医科入选 3 篇,取得了较好的成绩。为今后继续做好这项工作,本文选择医科这三年入选的优秀博士学位论文进行了回顾和分析,从中找出可供借鉴的经验。

一、 六篇获选优秀博士学位论文基本情况介绍

1. 获选博士论文作者、导师及所属学科情况

1999—2001 年我校医科类获选全国优秀博士学位论文作者、导师及所属学科一览表

年份	论文作者	导师	所属二级学科	所属一级学科
1999	宋　健	叶舜华教授 洪传诘教授	劳动卫生与环境卫生学	公共卫生与预防医学
	晏义平	张安中教授	中西医结合基础	中西医结合
2000	贺　平	汤钊猷(院士)	外科学(普外)	临床医学
2001	陈　亮	顾玉东(院士)	外科学(骨外)	临床医学
	蔡　琳	俞顺章教授	流行病与卫生统计学	公共卫生与预防医学
	赵　鹏	程介士教授	中西医结合基础	中西医结合

2. 获奖论文的课题来源

这 6 篇博士论文的课题均为高水平的纵向课题,除蔡琳课题来源为福建省科委课题外,其余 5 篇均为国家自然科学基金资助课题。贺平的课题同时获得上海市医学领先学科经费的资助,赵鹏的课题同时获得国家教委博士点基金的资助。这说明论文选题确实具有较高的起点和水平,同时也在经费方面保证课题能得以高质量地完成。

3. 获奖者所在学科点的情况

这 6 位获奖博士生所处的学科环境基础普遍较好,均为我校的国家级重点学科,部分学科同时还是国家级重点实验室和卫生部重点实验室,具有较好的硬件设施、充裕的科研经费和学科整体条件。

4. 博士生论文与硕士生阶段研究关系密切

这 6 位博士生的高水平论文与其硕士生阶段打下的基础不无关系。这几篇博士论文大多为硕士阶段研究课题的扩展和深化,使研究更加系统、全面;硕士生阶段的实验技能训练,为其博士生课题做了充分的技术准备;而硕博连读从学制方面保证了课题研究的延续和深入。

5. 在校学习期间论文发表情况以及获奖情况

这 6 位博士生在学期间,除在国内核心刊物上发表多篇文章外,全都在国外杂志发表过文章,晏义平和赵鹏在国外杂志发表 3 篇文章并被 SCI 收录。作为研究生,在校期间,他们获得学校的各级各类奖学金,其毕业论文总结的成果分别获得国内省部级科技进步奖,蔡琳还在 2000 年美国第 24 届抗癌会议中被授予"论文最佳展示奖"金牌,为国家争得荣誉。

二、 基本情况分析

入选全国优秀博士论文的数量并不能全面反映一个学校的博士生教育水平。确切地说,它代表博士论文中最优秀者和最具有标志性的研究成果。通过对我校医科 6 篇优秀博士学位论文的分析,为我们进一步抓好博士生论文工作,提高博士生的整体水平和质量,带来很多有益的启示。

1. 选题是论文成功的关键,创新是优秀论文的灵魂

博士生论文要取得创新的成果,选题至关重要。分析这 6 篇论文,在选题上具有以下共性和特点:①瞄准学科发展前沿,课题具有较高起点,因而这些课题基本都获得了国家自然科学基金的资助,这是获得优秀博士论文重要的第一步。

②选题目标明确,从医学研究的特点来说,基础理论研究必须与重大疾病的防治紧密结合。这6篇论文分别对胃癌、肝癌、脑血管疾病的防治、臂丛神经损伤及环境保护等医疗卫生领域的重大问题进行了系统研究,研究结果既有理论意义,又有实际应用价值,有的还为政府部门的决策提供科学依据。③选择的研究方法先进,这是制定研究计划中非常重要的一环,将直接影响到结果的先进性和创新性。

创新性是优秀博士论文的评选原则中最具有操作性和导向性的一条。评选过程中,专家对论文通讯评议时,权重系数最高的指标就是文章的创新性。论文中的创新性具体表现在研究方法和研究结果的创新方面。这6篇论文在创新方面也是成功的典范:宋健在国内首次应用癌基因表达及对细胞凋亡的影响,探讨了不同颗粒径柴油机排出颗粒物的潜在致癌性机制,研究成果被政府部门采纳并被多家新闻媒体报道;晏义平从功能、形态、药理学及分子生物学等现代生物学分析法,结合中医学针刺治疗手段对谷氨酸载体在脑中风及针刺治疗脑中风病的作用机制进行了系统的研究,在国际脑科学重要杂志上首先提出了谷氨酸载体活性代偿性增加可能是脑缺血后神经细胞的自身保护机制之一;赵鹏的博士论文评阅人池志强院士指出,论文研究"提示的牛磺酸可能参与针刺抗缺血性脑损伤作用具有创新性,具有现实理论与实践意义"。

2. 学生的素质与能力是产生优秀博士学位论文的内因

学生是受教育的主体,其自身的素质和能力在研究生教育中的作用是不言而喻的。分析这6位获奖者学习经历、在校期间获奖和论文发表情况及毕业后的工作表现,均显示出他们具有良好的研究素质和能力:①热爱科学,热爱专业。明确的学习目的促使他们敢于选择难度较大的课题攻关,经受得住实验室枯燥和寂寞的煎熬,埋头于科学研究。②"思维敏捷,思路清楚"几乎是导师对他们最具有共性的评价。③动手和实践能力强。这6位获奖者无论是在实验室工作,还是在现场调查,均表现出良好的独立工作能力。④良好的外语基础和表达能力。这几位获奖者在校学习期间,多次参加国内外学术会议,并有多篇文章在国外杂志发表。

3. 优秀博士论文植根于良好的学科环境

一所大学的学科布局、规模和水平,构成这所大学的知识平台,也决定了博士生教育的学科环境。新的复旦大学拥有103个博士点,其中40个是国家最近评审和公布的国家重点学科。这6名获奖博士生所在的学科均系国家重点学科。在这样的学科中从事科研工作,意味着有充裕的科研经费、高水平的专家相对集中、拥有国内先进的实验设备、广泛的国内外学术交流等,这些都为博士生的培养创造了良好的学科环境。往往那些基础较好、实力较强的学科,会在学科发展中呈现"马太效应",即经费越是充裕的学科越容易申请到更多的经费。以1998—2000年三年间支配的科研经费为例,6个学科的经费数额均在500万元以上,其中神经生物国家重点实验室高达1031万元,这为研究生的学习创造了良好的外部条件。这6位博士生所处的学科基本也属于这种情况,处于学科发展的良性循环中,因而成为我校人才培养的高地。

4. 优秀博士论文离不开高水平的博士生导师

"名师出高徒",导师在研究生教育中的作用是不言而喻的。指导这6位研究生的导师中有两位是院士,另几位也是我校公认的学术造诣深、治学严谨的专家。他们活跃在本学科的学术前沿,有着广泛的国内外学术交往和较高的学术地位,不仅在学术研究上给予研究生指导,同时其治学态度和科学精神也在无形之中影响熏陶着学生。

5. 严格的教学管理保障作用不容忽视

多年来,围绕着加强博士生培养质量的主题,原上海医科大学在博士生招生、培养和学位授予等方面不断摸索和改革,推出一系列改革措施。这些改革措施的出台本身是研究生教育发展到一定阶段的客观需要,而通过实施这些管理措施,强化各个环节的过程管理,对研究生的学习和科研行为起到良好的规范效果。例如,改革博士生招生方法,强化复试,注意要从素质与能力上挑选学生;研究生院聘请一批退居二线、学术造诣深的知名博士生导师组成博士生教育顾问组,重点抓博士生的开题报告和中期考核,经过考核后对其中较差的学生责其改进并实施跟踪,对出现的好苗子则加以帮助扶植。事实证明,博士生教育顾问组在我校博士生质量监控中发挥了积极的作用。另外,如规定博士生导师小组必须有交叉学科的专家参加;规定博士生在读期间必须公开发表学术论文方可授予学位;规定博士生在校学习期间必须至少主讲6次学术报告。这些措施,均对博士生教育的发展起到了积极的推动作用,并已逐步转化为研究生教育的一种内在支撑,发挥了较好的保障作用。

通过以上分析我们可以看到,一篇全国优秀博士学位论文的产生,无法将其简单地归因于某个单一因素,而是涉及研究生生源素质、导师队伍状况、重点学科建设水平及研究生教育管理水平等诸多因素。这些因素相互制约、相互作用,影响博士生培养的质量。因此,提高博士生培养质量是一项需要学校各方面在统一思想的前提下,互相支持、共同努力才能完成的系统工程,而优秀博士学位论文则是这项工程的标志性"建筑"。从根本上来说,优秀博士学位论文的产生是建立在学校博士生培养整体水平提高的基础之上的。

三、 几点启发和建议

自从全国优秀博士学位论文评选工作开展以来,各博士生培养单位,尤其是重点高校的领导,将本校有无博士论文入选优秀论文及人选数量的多少,作为衡量本校研究生教育水平的重要标志之一,纷纷采取各种措施提高博士生的培养质量。我校在这项评选工作中虽然取得过一些成绩,但我们也清醒地认识到,在当前博士生招生规模进一步扩大的背景下,如何进一步研究和探索学位与研究生教育质量保障问题,保证我校每年都有一定的优秀论文入选,都需要我们不断地去研究和思考。

1. 必须牢固树立全面质量观

全国优秀博士学位论文的评选工作由教育部、国务院学位委员会直接领导和组织。在全国,尤其是研究生教育界引起了极大的反响。在研究生中有力地倡导了科学严谨的学风和勇攀高峰的精神,对鼓励创新也发挥了积极的推动作用。

我们在充分肯定这项工作的积极作用的同时,也要注意,如果将优秀论文评选工作结果强调到不适当的高度,将其绝对化,可能会产生一些负面效应。例如,博士生一头钻进论文工作,忽视其他能力的培养;为了出高水平的论文,将导师或他人的工作成果拼凑到自己的论文中;管理部门为了促进优秀博士论文的产生,忽视了对全体研究生全面素质的培养与提高。

强化博士生教育的质量意识,本身是一件好事,但注意避免进入一个思维误区,即认为要出优秀博士论文只需要抓博士生培养质量,而与硕士生培养没有关系。从我国的学位与研究生教育特点来说,硕士生教育的目标和要求均比国外要高。对一个博士生而言,本学科理论知识体系的建立和实验方法技能的掌握很大部分是在其硕士生阶段完成的。没有硕士生阶段的良好基础,很难想象会产生高水平的博士论文。从这一点上来说,抓硕士生的培养质量实际上就是抓博士生的培养质量,切不可对其有所偏废。那种抛开硕士生教育,单纯为了优秀博士论文而去抓博士生教育是舍本逐末、得不偿失的做法。

总之,我们要在思想上树立全面质量观,使优秀论文的评选工作建立在广泛提高研究生质量的基础上。

2. 博士生教育需要创新

(1) 博士论文评价的观念需要突破。博士生教育的两个基本目标是出创造性成果和创新性人才,而现在博士生论文当中真正能够做到创新的非常少,这与我国博士生培养体制不无关系。从目前博士生的学习周期看,时间一般为3~4年,其间要完成学位课程和课题工作,并要求在学期间发表文章若干,时间安排显得非常紧张。在这种背景下选择创新的课题意味着正常毕业的风险较大,如果学生不能毕业,我们又缺乏相应的配套措施来处理,这就造成了大量低水平的重复研究出现,实质上,是对本来就较为有限的科研经费的一种浪费,不利于博士生出创新成果。

鉴于以上情况,笔者认为,既然要鼓励创新,首先就要允许失败。事实上,任何科学研究都免不了失败,选择创新必然要承担更大的失败风险。历史上重大的突破性成就无不是经历了千百次的失败后才得到的。如果一篇博士学位论文能够在未知的领域进行大胆的探索,只要其研究思路是科学合理的,选择方法是正确的,没有出现预期的结果并不意味着其科研工作毫无价值。有创新意义的失败本身就是一个有价值的成果。能够找到失败的原因并发现其中的规律,同样是为科学发展做贡献。

(2) 培养博士生的创新意识。要想在博士生论文工作方面有所创新,必须培养学生的创新意识、创新思维、创新能力以及创新个性。与国外相比,我国在这方面强调得多,落实得少。究其根源,一是传统的教育思想影响,未从教育思想上来一次变革,树立创新的教育理念;二是导师自身创新还不够,导师安于现状,又何谈带领学生创新;三是缺乏创新的学科和学术环境。因此,鼓励和培养博士生的创新本身也是一项艰苦的系统工程,涉及更深层次的教学体制改革。

(3) 教育管理必须创新。持续的质量改进是全面质量管理(TQM)的核心内容之一,而创新措施是其中的重要组成部分。持续的质量改进同样也是研究生教育管理的永恒目标。博士生培养质量的提高需要博士生及其导师的创新意识、科研创新和成果创新,也离不开研究生教育管理的创新。质量来自于不断的管理创新过程之中,我们应该充分认识管理创新在优秀博士论文产生过程中的深远意义,顺应形势发展,朝着规范化、科学化的方向进行探索和尝试。

目前,复旦大学在博士生培养模式方面又迈出了新的步伐。经教育部批准,复旦大学在物理、化学、数学、生命科学、基础医学5个基础学科的本科毕业生中选出拔尖学生直接攻读博士学位,现作为试点项目已正式启动。这样,首先从学制上保证学生有充裕的时间去完成高质量的博士课题,而且为那些原本很有优势但当前不是热门热点的基础学科输送了优质生源。

另外,为博士生开设前沿学科的课程,鼓励博士生跨学科听课,利用复旦大学的综合优势和国内外学术交流广泛的有利条件,面向全校研究生举办各类高水平的学术讲座,为博士生的成长营造良好的校园学术氛围。

3. 加强重点学科建设,推动博士生教育

众所周知,学科建设和研究生教育存在着互为需要、相互促进的辩证统一关系。其中学科建设的水平决定了研究生教育发展的层次、结构和水平,对研究生教育具有最直接的制约作用。因此,提高博士生教育水平的先决条件是必须加强重点学科建设,国内外研究生教育水平一流的学校无不如此。

优秀博士学位论文所在的博士点,往往是那些学科建设运行良好,具有较强综合竞争力的部分重点学科。保持和发展我校重点学科在国内同行中的绝对优势和相对优势,对于我们优秀博士学位论文的产生有着重要的意义。

美国的卡内基分类法将"全面提供学生学位课程,每年在 15 个学科领域授予 50 个博士学位,从联邦政府(纵向)获得 4 000 万美元研究经费的大学"定义为广博研究型大学。而这样的大学一般都被认为是培养博士生、进行创新教育的基地。卡内基分类法对研究型大学划分的第 1 个判据代表了学科的结构和规模,第 2 个判据则代表了学科的水平。这两个判据,都与研究生教育有关。因此,在学校创办研究型大学的过程中,学科建设、科学研究、研究生教育缺一不可,互相依存,而研究生教育则是学科建设和科学研究最好的结合点。复旦大学与上海医科大学强强联手之后,在学科建设方面又进行了重点投入,2000 年至今,由学校投入的学科建设经费近 2 亿元。在最近全国重点学科的评审中,我校的重点学科数取得了仅次于北京大学、清华大学的排名。因此,我们一定要珍惜学科发展的大好时机,推进博士生教育的改革与发展,使我校的博士生教育质量迈上新的台阶。

｜ 参考文献 ｜

［1］顾秉林.弘扬创新精神提高博士生培养质量[J].学位与研究生教育,2001(Z1):2-5.
［2］张振刚.论创新教育的实施[J].学位与研究生教育,2002(Z1):10-13.

(原载《学位与研究生教育》2002 年第 11 期)

复旦大学获奖学者谈科研创新与高层次人才培养

刁承湘　廖文武　胡小苹

2003年2月28日——复旦大学将会铭记着这一天：复旦大学一举获得3项国家自然科学奖二等奖。这为复旦大学的发展史添上了浓墨重彩的一笔。为此，我们采访了这3项国家自然科学奖二等奖的获得者：数学系陈天平教授、神经生物专业马兰教授和物理系陆昉教授，以期探究科研创新与高层次人才培养的关系，进而探求复旦大学研究生教育的改革和发展之路。

一、 研究生·科学研究——一对互相依存的孪生兄弟

神经生物学国家重点实验室副主任马兰教授，是利用中午休息的时间接受我们的采访。一见面，她就快言快语地直抒己见：复旦大学正在创建世界一流研究型大学，为此，我们首先要回答什么样的大学才是好大学。马兰教授认为，最重要的有三条：一是要有好的师资，二是要有优秀生源，三是要有浓厚的学术文化氛围。接着，马兰教授结合自己培养研究生的经验，生动地解读研究生和科学研究的关系。她说，研究生是科研工作的生力军，导师必须通过一个成功的科研项目培养研究生。因此，科学研究与研究生教育两者密不可分。马兰教授是1995年底在美国工作学习了10年之后回国的，1996年4月即被复旦大学上海医学院(原上海医科大学)破格遴选为博士生导师。因此，她回国后立即开始招收研究生，开始了"阿片类药物成瘾的分子机理研究"，历经7年的艰辛研究，取得了这次的创新科研成果——"阿片类物质介导的神经信号转导的调控和耐受成瘾机制研究"。马兰教授说："如果我回国后不能马上招收博士生，或者这七年没有博士生参与我的课题研究，靠个人孤军奋战是绝对不成的。导师的作用在于占领科研的前沿，团结各方的力量，直至取得创新的科研成果。"

作为物理系系主任的陆昉教授获奖以后，正在筹划系里研究生教育的改革和发展工作。他说："在科研工作中，研究生的贡献是非常大的，他们的获奖成果是由几个课题小组历经10年的探索才完成的，有20多名研究生参加了研究工作。研究生在这项科研中如同体育运动中的接力赛，后面的学生在前一届学生工作的基础上继续进行研究。一批学生毕业了，又一批学生进校，研究工作随之逐步深入。"陆昉教授认为，科研工作是一个探索的过程，导师主要是确定研究的方向，具体的研究工作要由博士生去开辟，让他们去寻找与发现新的课题。他再三强调："这个奖是课题组所有人的成绩，远远不是获奖名单上这5个人的贡献，它还包含了许多研究生所做的工作。"他说："通过对前沿领域项目的研究来提高学术水平，同时培养了一批学生。有的博士生毕业留校后又成为骨干师资，带领学生继续攀登。正因为如此，我们物理系一向重视研究生教育，进行了一系列改革，为高层次专门人才培养创造了良好的环境。"

复旦大学同时取得3项国家自然科学奖二等奖决非偶然。其间蕴含了复旦大学几届校领导对科学研究的倾力支持，也离不开这些年学校领导对研究生教育的重视。近5年，复旦大学共获得全国优秀博士学位论文27篇，印证了这样的结论：创新的科研成果培养了创新的人才，而创新人才是取得创新成果的生力军。研究生与科学研究这对"孪生兄弟"，在复旦大学迈向一流研究型大学的征途中，如同一个巨人的两条腿。复旦大学在"以科学研究为主导"的战略思想指导下，更要明确"本科生教育是立校之本，研究生教育是强校之路"的教育战略，将研究生教育放到学校教育工作的重要战略地位。

二、 研究生导师的学术与人格——取得创新成果和培养创新型人才的关键

导师在研究生教育中的地位和作用是不言而喻的，陈天平、马兰、陆昉教授都是复旦大学年富力强的博士生导师，他们在介绍科研成果时都非常自然地谈到导师培养研究生的经验和体会。

1. 着力于培养研究生的创新思维和创新能力

复旦大学数学研究所陈天平教授的特点是比较愿意涉猎新的研究领域，他非常坦率地说："在科研上，一定要有点'喜新厌旧'。"他眼里的"喜新厌旧"除了从事新的研究课题外，更重要的是在研究方法上要有创新，有自己的新思想，走自己的路，不能老跟着别人走。而要"喜新"就要冒失败的风险，要有执着追求的

精神。陈教授这次获奖的项目"神经网络的非线性映照理论,信号盲分离和主成分(小成分)分析"本是信息科学领域的自然科学奖,却归属于数学系的教授,这是陈教授十多年来"喜新厌旧"的结果。他的这种创新思想和执着追求,渗透在研究生的培养工作中,并潜移默化地影响着学生。

陆昉教授领导的课题组着手研究硅材料时,在国内起步较晚,条件较差。但他们用创新思维迎接挑战,在低温半导体的材料制备、结构表征、物理研究及新型器件制备方面都有创新,并在不少方面取得国际首创成果。置身于这样的课题组中的研究生,他们得到了关于创新的熏陶。

戒除毒瘾是一道世界性难题,马兰教授在"破译"这道世界性难题中走上了一条艰苦的创新之路。她认为科研的目的是解读"为什么",对她而言,知道"为什么"就是最好的奖励、最大的乐趣。为了解读"为什么",马兰教授和她的研究生们日夜奋战在实验室。正是有了这种精神,她才在阿片类物质成瘾机制的研究领域中不断取得原创性的成果,而且她培养的 4 名博士中,一名在校学习期间在国外杂志发表了 3 篇论文,影响因子都在 3 以上;一名博士生的毕业论文被评为上海市优秀博士学位论文;一名获 2002 年全国优秀博士学位论文;另一名的论文入围 2003 年全国优秀博士学位论文的评选。

三位导师的成功经验告诉我们,培养创造性的人才,导师自身必须具备这样的素质和能力,学生也必须有悟性。在跟随导师搞科研的过程中,自己的创新思维、创新能力也就得到了锻炼。

2. 放手让学生独立地开展工作

三位教授都将培养学生的独立工作能力放在重要位置。他们认为,导师主要是指定主要的研究方向,指导研究生查阅文献,将研究生引导到学科前沿。陆昉教授认为,如果仅让学生按导师的思路去做,会有相当大的局限性,不仅限制了学生的个性发展,有时甚至会扼杀学生的创新精神。他说,导师要注重调动学生的主动性,培养学生的主动意识,挖掘他们的潜力,让学生懂得"命运掌握在自己手里",克服对导师的依赖心理。导师要允许学生走弯路,当学生遇到问题时,导师可以进行指导,但工作还是要学生本人完成。

3. 为研究生选择好的研究课题

马兰教授认为,导师应该在科研上有较高的学术水平,有成功进行科学研究的经验,在了解学生"底细"的情况下,为学生选好研究课题。陈天平教授指出,在数学领域的科研课题,一是世界难题,二是社会实践中的问题。社会实践中的问题往往是综合性的,需要融合交叉学科的知识,应用多学科的方法进行研究,要在原来工作的基础上不断创新。陆昉教授认为,博士生选题时要将创新放在首位,要冒一定的风险。导师对学生要有一定的压力,"没有压力也就没有动力",与此同时,导师也要为学生的研究工作创造必要的条件。

4. 导师的人格力量

马兰教授在谈到"什么样的老师才是好老师"的话题时说:"上课好的老师不一定是好老师,作为研究生导师,对学生的影响主要是人格的熏陶和人格的力量。我们是为国家培养人才,研究生必须具备很高的素质,要能与人合作共事。因此,教师一定要以自己的学术人品和世界观去影响学生。"马兰教授回国7年多,由于她出色的工作,在她头上有许多光环:上海市"三八"红旗手、上海市十大杰出女性、教育部"长江学者奖励计划"特聘教授。她的工作已引起了全国乃至世界的关注,但当你见到她时,她的平易近人、坦诚、朴实,让你不会想到她是一位已有诸多荣誉和成就的教授。

陈天平教授更是一位谦逊的教授和执着追求的专家。他说:"我只是做自己想做的事,并没有刻意追求什么,既不会因为得奖而研究,也不会因为拿不到奖项,或是短时间内看不到成果而放弃研究。"

三、 学科点——获得创新研究成果的摇篮,培养创新人才的沃土

复旦大学的基础数学、凝聚态物理、神经生物学都是国家和学校重点学科及重点研究领域,这三个学科点的做法会给我们的研究生教育留下许多可供借鉴的经验。

(1) 勇于捕捉学科前沿的信息,重视科研成果的积累。如前所述,这三项成果都具有很好的原创性,并经过多年的科研积累而形成。"积跬步,终至千里",在科研工作中,只有摒弃急功近利和浮躁,才能取得一流的成果。

(2) 优秀的学科带头人和合理的学术梯队,是保证科研创新和人才培养持续稳步发展的重要力量。苏步青院士是复旦大学数学系的创始人,他的学生谷超豪、胡和生、李大潜三位院士都在这里任教。神经生物学是近20年来发展起来的新兴学科,老一辈专家曹小定、张安中等现在已将接力棒传给了中青年专家孙凤艳("长江学者奖励计划"特聘教授)、吴根诚(上海市优秀学科带头人)和马兰教授。物理学科过去的带头人是著名物理学家谢希德院士,如今的杨福家院士、王迅院士是大家公认的"领路人",他们将接力棒一代一代往下传。在这次获奖的成果研究中,王迅院士自始至终都在把握着获奖课题的研究方向,并将年富

力强的陆昉教授推到了科研和行政领导的第一线。这些学科现有的学科带头人大多具有博士学位和出国深造的经历,与国内、外学术同行有着广泛的学术交流,并承担着重要的科研项目。更为重要的是,这些学科还拥有一大批具有研究生学历的中青年教师学术梯队,他们已成为教学科研的骨干,这是保证学科持续、稳定发展的重要力量。

(3) 充裕的科研经费是保证课题研究和高层次人才培养的重要基础。经费是科研和教育正常运行、健康发展及高层次人才培养的基础和条件。高层次人才培养需要有较充足的科研经费和必备的图书资料、仪器设备等物质条件的支持,研究生教育尤其是博士生教育要追踪学术和科技前沿,没有充足的文献资料和先进的试验设备,很难做出富有创造性的研究成果。纵观三项获奖成果所在的学科点,科研经费都很充裕,导师又都承担着多项科研课题,这为出研究成果和人才培养起到保障作用。如凝聚态物理学科的研究生,除了有充裕的科研经费外,通过做"三助"工作,每人每月可拿到的科研经费补贴和各类奖学金平均达1000元左右,研究生没有生活上的后顾之忧。

(4) 重视学科交叉、渗透,鼓励创新人才培养。学科交叉是孕育创新科研成果、培育复合型创新人才的重要途径。这 3 项成果可以说都是多学科联合攻关的产物。陈天平教授的获奖项目是脑科学和人工智能系统相结合的产物,覆盖了信息处理、数学及计算技术等众多的研究领域,涉及多个学科。马兰教授领导的课题组与中国科学院上海生命科学院裴钢院士历经 7 年的艰辛合作,取得的研究成果涵盖了神经科学、生物化学、药学及临床医学等多个领域。这个成果也是高校与科研院所合作、多学科交叉所取得的创新成果。而陆昉教授课题组取得的成果,无论是研究领域,还是所用的研究方法,都远远超出了物理学的范畴。

复旦大学正是抓住科学研究和高层次人才培养的这一发展趋势。近年来,大力推进学科交叉和融合,特别是抓住原上海医科大学与复旦大学合并的机遇,在"211工程"第一期建设中,确定了 11 个交叉学科项目,鼓励研究生选择有一定风险和难度的跨学科研究课题。这些改革措施,将给学科建设带来新的活力和生长点,今后也势必产生更多的创新成果,培养更多的创新人才。

(5) 营造良好的育人氛围。三位教授在访谈中都特别强调,无论是院系,还是学科点都要非常重视育人环境,让研究生在良好的育人氛围中成长。对此,陆昉教授对物理系的做法做了较全面的介绍:①每两周一次学术研讨课,由博士生主持,以研究生为主,并由学生或导师点评。②要求所有毕业博士生在读期间发表两篇 SCI 论文,并给予论文发表费,达不到这一要求者暂不发给学位证书。

③要求导师每周必须有与学生交流的时间,以便学生向导师请教。若导师不负责任,学生可以要求转导师或向有关部门投诉。④积极开展研究生"三助"工作,给学生更多的实践机会,加强能力培养。⑤研究生学位基础课程全部用英语教学,使研究生在学习专业知识的同时接受英语训练。

四、 启迪与思考

对三位教授的采访虽然结束了,但他们的话留给我们许多关于研究生教育改革的启迪与思考。

1. 关于博士生导师的遴选与岗位

马兰教授于 1986—1995 年在美国先后作访问学者、攻读博士学位和从事博士后研究工作,1995 年底放弃美国永久居留权回国,作为学成归国的杰出人才被复旦大学上海医学院(原上海医科大学)引进。回国后于 1996 年 4 月被学校破格遴选为博士生导师。此事曾在当时引起一场风波:支持者认为,学校领导有胆识,研究生院遴选博士生导师既有原则性,又有灵活性,应该让有真才实学的杰出人才尽快进入博士生导师队伍;反对者认为马兰老师刚从国外回来,水平高低要经过教学和科研实践的检验,而且要先做硕士生导师,不能乘"直升飞机"。

学校学位评定委员会对马兰的背景做了客观分析并认真讨论,最后破格遴选马兰教授为博士生导师。7 年之后再回顾,我们认为当时的决策是正确的。我们的研究生教育管理工作是为导师和研究生服务,为人才成长服务的。因此,在执行规章制度时,要坚持原则性与灵活性相结合,对特殊人才需要有特殊的政策。

博士生导师遴选制度已实施多年,曾在我国的博士生教育中发挥了积极的作用。在这个制度框架下,我们能否允许具有博士学位、有真才实学、年富力强而暂未晋升为教授者成为博士生导师? 如何让博士生导师成为真正的岗位,而不是教授中的特殊阶层? 这是学位与研究生教育发展到今天应进一步完善和改革的。

2. 管理创新,与时俱进

在这次采访中,导师们对研究生院试行的硕博连读制度,设立研究生创新基金、风险基金制度以及让院士、特聘教授自主招收博士生制度等反映都很好。但导师们也对我们的工作提出了一些意见。例如,研究生院表格太多、太繁琐;研究生课程太多,与本科生课程衔接不好,给导师和学生选课的自由度太小;奖学金评审办法没有真正发挥"奖学"的作用;研究生招生制度应该改革,要加大面试力度;硕博连读要进一步完善中期考核和筛选淘汰制;对导师招收研究生的人数要有一定的限制,一个导师招生太多,会影响培养质量等。这些问题是在发展中产生的,应该通过深化改革来解决。我们的管理工作如何适应形势发展的需要,不断创新、与时俱进,这是管理部门应该研究的。

3. 创建一流研究型大学,研究生教育应该重点抓什么

三位教授在接受我们采访时,都将自己的科研工作和高层次人才培养与复旦大学创建一流研究型大学联系在一起,这既反映出科研和人才培养这两方面的工作本身就密不可分,同时反映出这两方面的工作在创建一流研究型大学中的战略地位。在结束这次访谈后,我们在思考这样的问题:在复旦大学向一流研究型大学迈进的过程中,研究生教育应该将工作重点放在哪里?笔者认为,将工作重点从注重规模的扩张转移到注重结构调整,走内涵发展之路,注重质量和效益的提高,这同样是2002年我校召开的研究生招生工作会议上校党政领导再三强调的。我校研究生教育的改革和发展应该"以人为本、创新为魂、质量为命"。

"以人为本",指我们一切工作的出发点和归宿都是为了培养人。为此,从研究生院来说,重点要抓好两支队伍、两个基地的建设:导师队伍和管理干部队伍建设,学科点建设和研究生院自身建设。

"创新为魂",即教育观念要创新,管理理念要创新,管理手段和方法要创新,管理体制和运行机制也要创新。

"质量为命",也就是将研究生教育质量作为生命线。在教育规模相对稳定的前提下,积极进行内部结构调整和整体优化,狠抓以创新能力训练和提高培养质量为中心的内涵发展之路。博士生质量代表了一所学校的办学水平,要作为重中之重和系统工程去抓,应建立、健全有效的质量监控机制,同时要不断提高研究生教育的国际竞争力。

（原载《学位与研究生教育》2003 年第 11 期）

脚踏实地，从源头上抓质量

刁承湘　廖文武

质量是研究生教育的生命线，这一观点早就被大家所接受，各研究生培养单位也都明确地将研究生的培养质量放在首位。但与此同时，人们又总是担心研究生教育质量，在各种场合都要讲质量，可研究生教育质量仍有滑坡趋势。究其原因，笔者认为，除了有观念的转变外，还有如何从源头上抓质量和建立有效的质量保证和运行机制问题。在具体工作中要克服浮躁作风，脚踏实地地从源头上抓质量。

一、 切实加强导师队伍建设，强化对导师的素质要求，弘扬优良的 教风

"学高为师，身正为范""名师、严师出高徒"，这是对导师作用最好的概括。因此，现在各研究生培养单位都非常重视导师队伍建设，这是从源头上抓研究生教育质量的首要任务。我们应从以下几方面加强导师队伍建设。

1. 强化对导师的素质要求

在对研究生实施全面素质教育的各个环节中，导师以自己的素质和能力潜移默化地影响着学生。对导师的素质要求集中在三个层面上，第一个层面是基础性素质，即要崇德、博学、爱生、会教及善处；第二个层面是形成独特风格、具有榜样力量的专家素质，这就是高超的学术水平、精湛的专业技术和高尚的道德情操；第三个层面是不断进取和创新的精神。导师的这些素质应该是在长期工作中形成的，不能在其成为导师后再去培养。因此，在遴选导师时要对导师有全面的素质要求。

2. 加强师德和教风建设，树立导师良好的人格形象

师德包括了导师的职业道德、奉献精神、思想观点、道德品质等诸多内容；教

风包括教学思想、教学态度、教学技能、教书育人等方面。值得注意的是,由于市场经济的负面作用和社会上不良风气的影响,部分导师的师德和教风存在着许多不尽如人意的地方,如思想境界不高、学术活力不足、当了导师后反而放松了对自己在学术上的要求。复旦大学对在岗博士生导师进行调查时发现,有部分导师在被遴选为博士生导师后即进入科研低谷期,主要表现为:承担的科研项目和发表的论文减少,科研经费不足,科研成果出不来;对研究生的指导投入不足,缺乏责任感,有的研究生一年难见到导师几次,有的导师忙着自己外出活动与兼职,对学生采用"放手"式培养;作风浮躁,急功近利;对学生放松要求,对学生的缺点和不足睁只眼、闭只眼,甚至迁就让步,对学生的不良学风持姑息的态度等。

在师德和教风建设上,应以江泽民同志"以德治国"的思想为指导,树立"师德兴则教育兴,教风正则学风正"的观念。在具体实施中,要将师德和教风建设列入导师队伍建设的内容,建立师德和教风的规范要求,明确导师的育人准则和必要的师德公约,使导师以良好的人格形象去影响研究生的成长,这将使研究生一辈子受益。

3. 建立以人为本和开放式的导师队伍建设观念

"大学以学术为目的""大学以教授胜任与否为兴亡之所系"。一方面,在导师队伍建设中需进一步强化以下新观念:第一,导师是培养研究生的一个岗位,而不是凌驾于教授之上的固定阶层,更不能搞终身制。因此,不能胜任者就应离开这一岗位,以免误人子弟。为此,需要对导师建立起约束机制。第二,人事和研究生教育管理部门要从对导师的管理控制职能转向对导师资源的开发、培养、保障及利用职能,注意导师资源的优化配置和合理流动;第三,树立开放式导师队伍培养理念和必要的干预制度,为导师提供出国进修、参加国内外学术会议的机会,或到国内一流大学或科学院系统进修,让他们不断"充电",以适应新形势的要求。另一方面,要像美国大多数学校那样,使教师"非升即走",大学校长还要敢于惩治学术腐败。蔡元培先生出任北京大学校长后决意从整治腐败、整饬校风入手,一是要求"大学学生,当以研究学术为天职,不当以大学为升官发财之阶梯",二是聘请积学而热心的教员并整顿教学秩序。他对品行恶劣、无心学术、懒惰无为者辞退不怠。我们今天的大学校长要办好自己所领导的学校,看来需要有蔡元培先生的这种决心和勇气。

二、 改革研究生招生考试办法,注重从素质与能力上挑选优秀生源

我国研究生的招生考试办法是典型的计划经济产物,20 多年了未作彻底改

革。笔者认为,研究生的招生考试办法已到了非改革不可的时候了。本着"实事求是""实话实说"的精神,我们提出如下改革方案。

1. 实行两段考试制

第一段考试,由教育部组织进行外语和综合考试两门,不考政治科目。考试后由教育部确定合格标准,达到该标准者由国家发给合格证书。取得合格证书者,方可参加各招生单位自己组织的考试,即第二段考试。

第二段考试,由招生单位组织初试和复试。初试按二级学科设置专业和专业基础课考试科目,试题要有较宽的覆盖面和一定的难度、区分度,重点考察学生掌握和运用知识的能力,减少死记硬背的内容。

第一段考试是对考生进行了初次筛选,因此进入各单位报名参加第二段考试的考生,质量相对较高,大大减少了招生单位的考务工作量。

2. 强化复试

复试时将选拔人才的权力交给复试小组,改变以往面试中的形式主义做法。复试小组应根据学科的特点,设计复试方式和内容,重点了解考生的实际动手能力、分析思维能力和解决问题的能力,对其报考的目的、工作背景、思想和心理素质也要了解,以利于发掘和选拔具有竞争意识、创新能力的优秀人才,而不拘泥于初试成绩高、低,还要将录取的自主权交给研究生培养单位。

3. 加强国家的宏观管理

为更好地加强国家的宏观管理和对研究生培养质量的调控,适应研究生规模不断扩大的要求,国家应尽快在教育部恢复研究生司,以改变目前研究生教育工作的"招生、就业、培养三分离"和业务培养与思想教育"两张皮"的现状,使研究生司将整个研究生教育作为一项系统工程实施全面的质量控制,加强对全国研究生教育的宏观管理。在招生方面的宏观管理,主要体现在以下几个方面。

(1)根据国家财力和社会需求,对全国研究生招生规模进行总量控制。

(2)制定法规性文件,明确规定国家、地方和招生单位在招生工作中的权利、职责和义务,招生的程序和招生纪律。

(3)强化对招生单位办学自主权的指导和监督,对不严格执行国家规定、违反招生纪律、不能保证招生质量的单位和个人进行监督和干预。

招生办法涉及如何选拔人才,是保证研究生质量的第一关,也是从源头上抓质量的重要一步。建立适合我国国情,以实现素质教育和提高入学质量为目标的研究生招生考试办法,应坚持以下基本原则:有利于从考生中选拔优秀人才;有利于发挥研究生培养单位的办学自主权和办学积极性;有利于减少繁杂的招生手续；有利于提高工作效率；有利于政府的宏观指导与调控。

我们期盼着带有革命性的招生办法改革早日到来，让真正的优秀人才进入研究生队伍。

三、 加强学风建设，真正建立起我国研究生教育"宽进严出"的运行机制

最近一年多来，关于研究生的学风问题，经常见诸各类报刊，有的虽带有新闻炒作的味道，但从另一方面确实给我们敲响了警钟。在这一问题上我们也要树立正确的理念，同时还要重弹一些"老调"。

第一，要将学风建设看成是研究生教育质量和学术的生命线。近年来，关于学风问题已经闹得沸沸扬扬了，从"学风不正"到"学术腐败"，学术界的丑闻时有披露，虽然像胡黎明这样的事件属个别事例，但是我们对学风问题绝不能掉以轻心。理由有二：其一，学术乃天下公器，任何个人的学术活动，都是整个学术界的一个部分，正如人的某一脏器的病变、某些细胞的坏死，若不及时治疗都会危及生命一样，我们只有对个别事例引起高度警惕，才能杜绝一批剽窃事件的发生。其二，由于各种因素的影响，在研究生中确实存在学风不正的现象，概括起来有以下表现：缺乏刻苦钻研精神，课程学习阶段选修容易读的课程，课程考试成绩公布后一旦成绩不理想，缠着任课老师加分数；考试作弊现象屡禁不止，手段越来越高明，请高手代考外语之类的事情在多所学校发生；科研选题时存在投机取巧的侥幸心理，科研工作中根据自己的"设想"让所得数据"理想化"，造成科研原始记录不真实，实验结果重复率差；急功近利的浮躁情绪在青年人中较为普遍；在文科研究生中，有部分学生非常"潇洒"，读书期间谈恋爱、忙结婚、打工、求职，论文拼拼凑凑，混个文凭等。目前，各校对博士生在校期间发表论文的数量及发表期刊的级别也有较高的要求。在这种情况下，若不注意加强对研究生学风的教育和引导，特别是如果导师的榜样作用没有树立好，就很容易在博士生中助长急功近利的浮躁情绪，甚至会产生弄虚作假的卑劣行为，后果将不堪设想。因此，我们要将学风问题提高到研究生教育的生命线、学术的生命线这样的高度去认识，并根据各校的具体情况，提出学风建设的途径与方法，以保持学位与研究生教育这块净土。

第二，关于研究生"宽进严出"已提出多年，但至今实施得好的单位为数不多。究其原因，有观念上的问题，也有运行机制和管理的问题。与"宽进严出"配

套的措施是在研究生教育中实行弹性学制和淘汰制。在国外，这两种制度早已实行了，而在我国却很难推进。在弹性学制实行中，往往有学生向导师提出提前毕业，却较少有人提出延期毕业。有些对学生要求严格的导师，由于严格把握培养质量，会遭到一系列的麻烦："延期学习期间，学生的生活费怎么办？""学生延期毕业，也是你导师指导不力。"这样的非难往往使导师很尴尬。中国的习惯势力是将学生与导师捆在一起，延期毕业意味着学生晚找工作、晚拿工资，学生也会对导师不满。面对这种种压力，有的导师出于无奈，降格以求，开绿灯让学生按期毕业。至于淘汰制，国家早就有文件规定，笔者所在单位曾严格执行国家和学校的规定，淘汰一些因考试作弊、成绩不合格或道德有问题的学生，但学生纠缠不休，搞得学校从上到下不得安宁，甚至工作人员的人身安全都会遭到威胁。虽然我们坚持原则，该淘汰的还得淘汰，但所费的时间和精力实在太多。因此，要真正实施弹性学制和淘汰制，保证研究生的培养质量，还得进行综合治理，观念先行、制度跟上、建立机制、加强管理，否则一切都是空话，保证质量也难以落实。

四、 发挥管理工作在质量保证中应有的作用

《管理学精华》一书将管理的职能划分为规划、组织、任用、领导和控制。从管理理论来讲，研究生教育过程和学位工作过程就是研究生教育和学位管理的实施过程。因此，管理工作在保证研究生教育质量中发挥了积极的作用。但是，在质量保证体系中，导师起主导作用，学生起主体作用，管理工作必须通过导师和学生的共同努力，才能发挥作用。管理者的责任是调动导师和学生的积极性；贯彻各项政策、法令、法规和制度，倡导优良的校风、教风和学风，保证正常的教学秩序；进行学位与研究生教育的质量评估和信息反馈，推进研究生教育的改革与发展。在整个研究生教育质量保证的大系统内，没有管理是万万不能的。所谓向管理要质量，向管理要效益，正是强调了管理工作的重要性。在当前形势下，我们确实要克服管理工作中的浮躁作风，强调严格过程管理和目标管理。但我们也应承认管理不是万能的，它必须靠正确的方针路线、健全的管理体制和良好的运行机制来保障，研究生教育的管理更离不开全校的支持，要有全员参与意识和全校学术氛围的熏陶。经过 20 多年的发展，我们应该总结我国研究生教育管理中的成功经验，走出一条适合我国国情、保证研究生教育质量的成功之路。管理千万不能成为"管、卡、压"研究生教育的手段，而应成为质量保证的催化剂。

现在,一个国家的贫富已归结到知识的丰缺和人才质量的高低上。中国的研究生教育在达到相当发展规模时,应该走上保证质量的理性发展之路,发展高水平知识,培养高质量人才,在世界教育市场上占有一席之地,这乃是国家兴旺发达之根本。

参考文献

［1］唐克军.傅斯年的大学理想与实践[J].高等教育研究,1999(2):91-93.
［2］眭依凡.大学校长的教师理念对治教的意义分析[J].学位与研究生教育,2001(10):1-5.

（原载《学位与研究生教育》2003 年第 2 期）

万紫千红春满园

——写于《学位与研究生教育》创刊 20 周年

刁承湘

《学位与研究生教育》创刊 20 周年了。

20 年来,刊物为推动我国学位与研究生教育的改革与发展,为建设有中国特色的学位与研究生教育制度,发挥了积极的作用。《学位与研究生教育》已成为国内高等教育界,尤其是研究生教育界的重要刊物之一。

从创刊至现在我一直是刊物的忠实读者,并有幸一直担任编辑部的兼职编辑,还担任过编辑部的通讯员,曾两次被评为优秀通讯员,对我们的刊物有一份特殊的爱,有一种特殊的感情。借此创刊 20 周年之机,谨向《学位与研究生教育》杂志致以热烈的祝贺!并向正在和曾在杂志社辛勤工作的同仁和朋友致以衷心的感谢! 同时,也借杂志之一角,写此拙文,以表心意。

一、 作者、读者、编者心连心,编织万紫千红

办好任何一个刊物,都离不开作者、读者及编者。20 年来,《学位与研究生教育》杂志拥有一支作者队伍。由于《学位与研究生教育》为国内中文期刊的核心期刊,并在 9 种核心区期刊之中也占有一席之地,所以,从事学位与研究生教育工作的各级管理干部、研究生导师、高等教育研究人员及研究生,都愿将自己撰写的论文或工作体会,首先投向该刊,这在一定程度上客观地反映出我国学位与研究生教育研究队伍的状况。翻开近几年的《学位与研究生教育》杂志,教育部及学位办的领导、大学校长、知名专家、教授都欣然为本刊撰文;一批老作者,有的仍笔耕不止,成为本刊论文的高产户;更令人高兴的是,一批年轻作者成为本刊的后起之秀;还有一些从事高教研究的科研人员,加入了本刊的作者队伍。这样的作者队伍,他们站在不同的高度,以不同的身份,用不同的视角,审视我国

的学位与研究生教育,结合各自的工作实际,对学位与研究生教育的理论和实际问题进行探讨、进行经验的总结与交流。更多的作者是理论联系实际阐述自己的观点,正因为有这样一支作者队伍,才保证本刊有丰富的稿源。

作者投寄的稿件,要经过编者的审读、选择、加工和修改,其中符合刊物要求的,才可能被采用和刊登。为保护作者的创作积极性,组织和争取优质稿源,《学位与研究生教育》编辑部建立了严格的审稿制度、处理自由来稿制度等。作为作者,我体会到编辑部的同志是全心全意为作者服务的,每次稿件投出不久,就会收到编辑部的"感谢信",对作者的来稿和支持表示感谢。如果稿件需要修改,责任编辑会来信或来电要求进行修改,并提出具体的修改意见。稿件一旦录用,又会收到编辑部的录用通知。稿件一经刊出,作者又将在第一时间收到编辑部寄来的样刊,并很快就会收到稿酬。总之,在通常情况下,从投稿到发表,编辑部的责任编辑会与我有四、五次的联系,这就加强了作者与编者之间的沟通,我们也就在这种联系和沟通中成了好朋友。但编辑部又很坚持原则,不因为我这个"老面孔""老朋友"而降低对稿件质量的要求,按质采用,不发关系稿,不搞人情稿,我的稿件被"枪毙"的也不少,我认为编辑部的这种认真负责的态度,也是对作者的尊重和应有的要求。

一本好的杂志,还必须赢得读者,拥有广泛的读者群。我并未专门为此进行调查,但在国内,它是唯一的一本学位与研究生教育的核心期刊,有着较好的声誉。政府教育部门的官员、高等学校和科研单位的各级领导、研究生导师、广大从事学位与研究生教育管理工作的干部及部分研究生,都是这本杂志的读者。近年来,随着研究生教育事业的发展,从事高等教育研究的研究人员也开始关注本刊,读者队伍正在不断扩大。在读者队伍中,不少人是将刊物当作自己的良师益友,当作交流经验、研讨问题的场所,当作开阔眼界、观察世界的窗口。

这20年,是不平凡的20年,是艰苦创业的20年。正是作者、编者、读者心连心,才使我们的《学位与研究生教育》在我国百花争艳的期刊之林中呈现出万紫千红的满园春色。

二、 以质量、特色为生命,万紫千红争奇葩

《学位与研究生教育》的作者层次较高,或为学者、专家、教授,或为教育行政部门或高校的领导,或为从事学位与研究生教育的各级管理人员(其中不少

是管理方面的专家），或为高教研究人员、政策研究人员，或为研究生。他们撰写的许多文章，既有一定的理论深度，又有实际应用价值，具有较高的学术水平。不少文章被《新华文摘》《复报印刊资料·高等教育》《全国报刊索引》等转载、复印、摘录或列入目录索引。说明我们的杂志质量得到了社会的认同，引起了社会的关注。加之，编辑的严格审稿，使杂志的印刷和出版质量也较好。

一份好的刊物，其质量的优劣还应表现在有没有自身的特色，是否不断地改革和创新。《学位与研究生教育》杂志的特色，我认为主要是具有中国的办刊特色，表现在以下几方面：①是宣传党和国家有关学位与研究生教育的方针、政策的喉舌。这是由刊物的性质所决定的。在研究生教育发展的不同历史时期，宣传不同的工作重点，让国务院学位委员会、教育部的文件、领导的讲话精神直接和读者见面；或针对国家的方针、政策，组织专稿予以宣传，反映贯彻落实的情况。②坚持正面教育为主的原则，宣传、交流我国学位与研究生教育工作中的经验、做法、成绩，推动了我国研究生教育的改革与发展。刊物介绍的各种研究生培养单位抓研究生创新能力培养和教育质量的经验和做法；导师教书育人、严谨治学、诲人不倦的感人事迹；对热点和难点问题引发的讨论和思考；采用记者采访的形式，宣传报道导师和管理干部在培养高层次人才中的奉献精神和高尚品德；介绍研究生刻苦钻研、敢于创新的典型事迹……所有这些，既保证了刊物正确的办刊方向，同时介绍了工作经验，研讨了热点问题，弘扬了先进人物与先进思想。③及时全面地介绍国外的学位制度和研究生教育发展趋势。刊物设有"国外教育研究"栏目，20 年来，我们从这一栏目了解到英国、美国、德国、法国、加拿大、奥地利、瑞典、印度、朝鲜、日本、澳大利亚及原苏联等 10 多个国家的学位制度、学科建设、课程设置、实验室建设、专业学位等方面的经验与问题，介绍了目前国外研究生教育发展趋势。它开拓了人们的眼界，启迪了人们的思路，为我国研究生教育的改革与发展提供了可供借鉴的经验与做法。④提倡理论联系实际，推动我国学位与研究生教育科学研究的开展及研究队伍的成长。我国研究生教育的科学研究起步较晚，研究力量较弱。刊物创办之初，发表的文章基本属于经验总结之类。1993 年、1997 年、2001 年我国先后 3 次组织教学成果的申报，中国学位与研究生教育学会也组织了 2 次科研课题的申报和科研成果、学术专著的评审，刊物辟出专门栏目对有关学位与研究生教育的成果及学术专著进行了宣传和报道，旨在推动学位与研究生教育科学研究工作的开展。20 年来，我们高兴地看到，在这方面的研究工作有了长足的进步，研究队伍也在逐渐壮大，他们理论联系实际，边工作边研究，边研究边指导工作，在刊物上发表了许多很有见地的文章,有的还成为政府或有关部门决策的参考依据。⑤不断开辟新的栏目,采用新的编辑出版手段,使刊物的内容和形式更适应形势发展的需要。"校长论坛""导师论坛""研究生园地"都各有特色,从不同层面反映我国研究生教育的状况及各自思考的问题。编辑出版手段更现代化,不仅使刊物更美观、大方,而且进一步提高了质量。

刊物以质量、特色作为生命线,才能成为我国学术期刊百花园里的一株奇葩。

三、 与时俱进,开拓创新,迈向而立之年

21世纪,我国学位与研究生教育面临着前所未有的机遇与挑战,也将会遇到更多的理论和实践问题,作为为我国学位与研究生教育改革与发展过程中在理论和实践上鸣锣开道、推波助澜的《学位与研究生教育》杂志,责无旁贷将要担负起更为重要的任务。再过10年,也就是创刊30周年了,"三十而立",我们衷心地期盼它今后的10年呈现出百花齐放、百家争鸣、生机勃勃的景象。

(1)必须十分重视研究生教育自身规律的研究,引发教育思想的大讨论。学位与研究生教育的改革与发展,有赖于正确的决策,而正确的决策要以科学的理论和实践作为依据。前20年,我们在科学研究方面已经有了良好的开端。今后,刊物除继续针对学位与研究生教育工作中遇到的理论和实际问题进行研究外,还要特别重视对研究生教育自身规律的研究,进而引发教育思想的大讨论。研究生教育作为高等教育的一部分,它除了具有高等教育的一般规律外,还有哪些自身规律? 研究生成长有何规律? 我们只有按教育自身规律及人才成长规律办事,才能取得各项改革的成效。例如,我们在讨论博士生教育时,常常听到这样的责难:"我国的博士生创新能力不够。"其实,将这一大板打在博士生身上不尽合理,因为博士生是由小学生、中学生、本科生、硕士生一个个学习阶段过来的,中国传统的教育思想在一定程度上约束了人的创造能力的发挥,长期的学习生活,习惯于跟着前人走,模仿多,传承多,而发明创新少。教育是一种社会实践活动,它的一般职能是培养人,教育思想是社会实践活动的产物,是一个比较广泛的概念,包括人们通常所讲的教育指导思想、教育观念和教育理论。近几年来,薛天祥教授、叶绍梁研究员对研究生教育学进行了开创性的研究。如果我们能在他们研究的基础上,深入探讨研究生教育的自身规律,并从教育思想上进一

步展开讨论,则必将使我们的研究生教育改革少走弯路。我们期盼着刊物今后进一步将大量的实践经验升华到理论,并用来指导实践。

(2) 引导大家正确认识今后 10 年我国研究生教育所面临的形势与任务,提高学位与研究生教育领导与管理能力。今后 10 年,我国的学位与研究生教育将面临多方面的严峻考验与挑战。一是肩负着为国家培养高层次人才的艰巨任务和历史使命,这与国内的形势与任务密切相关;二是我们将面对的是经济全球化、人才培养国际化的时代要求,我们必须将我国的研究生教育放到国际环境大背景下去思考;三是研究生教育的自身状况及存在的问题,我国研究生教育的培养模式、培养质量、培养方式、管理体制与机制等方面都存在一些与时代不相适应的地方。

以上说的国内、国际及研究生教育内部三方面的考验与挑战,归根到底是因为现阶段的研究生教育面临着"两个根本性转变"。一是我国的学位制度和研究生教育从初创期向成熟期的转变,二是从受外部封锁、实行计划经济向对外开放和发展社会主义市场经济的转变。这种转变必然给学位制度和研究生教育带来全局性、战略性和根本性的影响。

由此,这条战线上的每一位同志,从国家到地方研究生教育管理机构,从上级领导部门到研究生培养单位,从管理干部到导师,都要认真思考一下,如何提高领导与管理能力,如何进行体制和机制的创新,去适应新的形势。《学位与研究生教育》编辑部有必要引导大家进行讨论,如何认清形势与任务、从体制与机制上进行创新,如何提高领导和管理能力,这无疑对研究生教育的改革和发展是一项重要的研究课题。

(3) 认真贯彻"百花齐放,百家争鸣"的方针。在读者中听取对刊物的意见时,常有读者反映,我们杂志争鸣的气氛还不够热烈,"官腔"似乎多了一些,这可能是所有官办杂志的通病。毛主席早就说过:"是香花还是毒草,要让人民群众去鉴别,要相信群众有这样的能力。"例如,某重点大学在博士生导师队伍建设中,有一项改革措施是,允许特别优秀的副教授担任博士生导师。但这样的文章在《学位与研究生教育》杂志上是绝对不能刊登的,因为它违反了国务院学位委员会关于只有教授才能担任博士生导师的规定。这篇文章在另一份杂志上刊登后,反响很大。另一所大学也推行了这一制度,效果也很好。"实践是检验真理的唯一标准",如果实践证明 10 年前定出的规定,已经不利于现在博士生导师的遴选和博士生的培养,我们的杂志可否就此问题进行争鸣,而加以正确引导呢?检验的标准只有一个:有利于早出人才,快出人才,出创造性的人才。

　　因此,我们希望《学位与研究生教育》杂志进一步贯彻解放思想、实事求是的思想路线,更希望国家行政领导部门给编辑部更多这方面的指导,鼓励编辑部追求真理的勇气,认真贯彻"双百"方针,为不同的学术观点、不同的工作意见的深入探讨提供条件和机会。要鼓励广大读者和作者,进行创造性的研究,用自己的真知灼见为学位与研究生教育的改革出谋划策。

　　(4) 进一步扩大读者和作者队伍,争取各方面人士对刊物的参与和关心。研究生是研究生教育的主体,理应是《学位与研究生教育》的主要读者,但从部分研究生培养单位的发放情况看,多数是只给研究生会发一本或几本,大多数在校研究生对我们的刊物有点陌生。今后,应通过兼职编辑、通讯员与研究生培养单位取得联系,增加面向研究生的发放量,使广大在校研究生成为本刊的热心读者。同时要组织研究生来为刊物写稿,提高他们对学位与研究生教育改革的参与意识。刊物还应注意关注研究生所关心的热点问题,贴近研究生的学习、工作、生活实际进行组稿,这往往会引起研究生的更大兴趣。我们的杂志还要进一步开放办刊,向国内各类学校敞开大门,向国内、外专家学者敞开大门。校长论坛可组织国外知名大学校长谈研究生教育,请国外专家、学者谈自己培养研究生的经验,这要比出国的考察报告更深入。当然,这会有一定难度,但我们可以先邀请在国外任职的华人专家、学者和校长,逐步扩大。他们既了解中国的教育背景和国情,又了解国外的学位与研究生教育及其发展趋势,可借用他们的聪明、才智,推动我国研究生教育的改革和发展。

　　(5) 加强兼职编辑和通讯员队伍建设。兼职编辑和广大通讯员,在为刊物组稿、发行、提供信息等方面发挥了一定的作用,做了不少工作。但说实在的,随着时代的发展,深感自己的能力、水平、思想已跟不上时代发展的步伐,尤其是我现在已离开研究生院领导岗位,一旦偷懒,不去动脑子,肯定就要被时代所淘汰。所以我们每个人都得与时俱进。曾记得第二届编辑部工作会议,在厦门大学召开,那是我第一次参加编辑部会议。会上,教育部前任研究生司司长吴本厦同志为我们作报告,还亲自召开座谈会。会议期间还为兼职编辑做培训,发学习资料,并将当时复旦大学某同志修改过的稿件作为范例,引导大家应如何认真地修改稿件。我们这些非专业出身的兼职编辑,接受这样的培训很有必要,深感那次会议对我帮助很大。因此,每次我都将参加编辑部会议看成是一次学习和提高的机会。

　　办好杂志,匹夫有责。在今天我们如何加强这两支队伍的建设,提高他们的水平和工作积极性? 两年一次的编辑部工作会议,应力求开成"诸葛亮会"、交流会、培训会,进一步明确兼职编辑和通讯员的职责和任务。

而立之年的《学位与研究生教育》,一定会是万紫千红,四季如春!

(原载《学位与研究生教育》2004 年第 10 期)

实施研究生教育创新是系统工程

刁承湘

　　近期以来,"创新""教育创新""研究生教育创新"等成为新闻媒体引用最多的词汇,它们在各类教育刊物上出现的频率也最高。随着研究生教育事业的发展和社会对高层次人才要求的提高,研究生教育创新和研究生教育质量,成为人们,尤其是研究生教育界关注的热点。本文仅就研究生教育创新谈点个人的认识,以与同仁们共同商讨。

　　为此,我们首先要对"创新"和"教育创新"有清楚的认识。《现代汉语词典》中对创新的解释是:"抛开旧的,创造新的;指创造性;新意。"《辞海》则将"创造"界定为"做出前所未有的事情",认为"创造力"是"对已积累的知识和经验进行科学的加工和创造,产生新概念、新知识、新思想的能力"。这些字面的定义对我们理解"研究生教育创新"是很有帮助的。

　　江泽民同志在党的十六大报告中指出:"创新是一个民族进步的灵魂,是一个国家兴旺发达的不竭动力,也是一个政党永葆生机的源泉。"他还指出:"创新就要不断解放思想、实事求是、与时俱进。实践没有止境,创新也没有止境。"2002 年 9 月 8 日,江泽民同志在北京师范大学建校 100 周年的大会上对如何进行教育创新也做了深刻的论述。他指出:"进行教育创新,首先要坚持和发展适应国家和社会发展要求的教育思想。""进行教育创新,关键是通过深化改革不断健全和完善与社会主义现代化建设要求相适应的教育体制。""进行教育创新,根本的目的是要推进素质教育,全面提高教育质量。""进行教育创新,必须充分利用现代科学技术手段,大力提高教育的现代化水平。""进行教育创新,必须面向现代化、面向世界、面向未来,加大教育对外开放的力度。"他的这些论述是我们今天讨论研究生教育创新的根本指导思想。

一、 关于研究生教育创新的几点理解和认识

1. 研究生教育创新是国家创新体系的动力系统

恢复研究生教育 20 多年来,我国自己培养出来的硕士和博士已成为各条战线的建设人才和骨干力量,这一事实已被人们普遍接受。所以无论是在校研究生,还是已毕业的硕士或博士,他们事实上已经成为我国正在实施的国家创新工程的主力。研究生教育为我国的教育创新、科技创新、理论创新、制度创新等各方面的创新工作提供知识和人才基础,如果没有研究生这样的高层次人才,这些创新工作将会成为"无源之水,无本之木"。因此,我们必须从现代化建设的全局性战略高度去认识研究生教育创新的战略意义。

2. 研究生教育创新是不断实践和提高的过程

教育的基本规律之一是既要循序渐进,又要与时俱进。我国的研究生教育发展到今天,为研究生教育创新奠定了一定的基础,积累了一定的经验。但是社会发展的规律告诉我们,研究生教育要不断适应社会的需要和社会的发展,我们在研究生教育、教学和管理工作中,要自觉地把思想认识从那些不合时宜的观念、做法和体制的束缚中解放出来,既要坚持好的传统,又要创造新的经验。这样,才能在实践中提高,也才会有研究生教育创新。

3. 研究生教育创新必须符合科学

钱伟长院士在谈到自己对"创新与'不逾矩'的见解"时认为,创新是要讲条件的,"亩产万斤""清水变油",看上去很创新,但无条件和局限那是伪科学。研究生教育本身涉及许多方面,研究生教育的质量及研究生能不能做出创造性的成果,与导师的水平、研究生自身的素质与潜能、社会和学校的环境与氛围、学科条件等都有密切的关系。我们的任务是为研究生教育创新创造良好的条件,并实事求是地提出创新的要求。

4. 应全面认识和理解研究生教育创新的丰富内涵

在讨论研究生教育创新这一重要问题时,我们必须认识到,研究生教育创新有着丰富的内涵。江泽民同志在十六大报告中强调:"坚持教育创新,深化教育改革,优化教育结构,合理配置教育资源,提高教育质量和管理水平,全面推进素质教育,造就数以亿计的高素质劳动者、数以千万计的专门人才和一大批拔尖创新人才。"根据江泽民同志有关教育创新的思想,我们可以将研究生教育创新的内涵概括为以下几方面。

（1）理论创新。任何教育理论都是随着社会经济的发展而发展的。我国真正意义上的研究生教育历史并不长,关于研究生教育的理论研究相对薄弱,为了研究生教育的创新和发展,国家理应组织人力对已有的理论进行梳理,在继承的基础上进行创新。要以理论创新为先导,带动其他方面的创新。

（2）思想和观念创新。牢固树立研究生教育要适应国家和社会发展要求、适应"三个面向"和"四有"需要的教育思想和观念,要从传统的教育思想和观念中解放出来。唯有教育思想和观念不断创新和改革,才能培养出创新的人才,一切压抑学生创新精神和创新能力的思想和观念都应摒弃和废除。

（3）体制与制度创新。我国的研究生教育体制与制度在很大程度上带有计划经济的烙印。这样的体制和制度在研究生教育的发展初期曾经发挥过积极的作用。但是发展到今天,无论是国家的研究生教育体制和制度,还是研究生培养单位的体制和制度,均需通过深化改革,不断加以健全和完善,以适应社会主义现代化建设和市场经济发展的需要。为了落实研究生教育创新,我们应该以与时俱进的创新观念,分析现有的体制和制度,使我们的体制和制度服务和服从于创新人才的培养。

（4）管理创新。研究生教育的管理理念、管理模式、管理手段、管理方法和管理干部的素质,也要适应研究生教育创新。"管、卡、压"和"一刀切"的管理模式往往扼杀了学生的创新精神,不利于学生的个性发展;手工操作、经验管理方式更无法适应信息时代的需要。因此,研究生教育管理创新,需要有一支高素质的管理干部队伍,要从建立新的管理理念入手,使我们的管理模式、手段和方法适应时代发展的需要,而且还应建立起评价管理工作绩效的制度和方法。

（5）推进素质教育,提高教育质量。研究生教育创新的根本目的在于推进素质教育,全面提高教育质量。教育的根本任务是培养人、造就人,为人的全面发展服务是教育的本质。在社会转型时期,随着研究生招生规模的不断扩大,教育资源相对不足,在这种情况下,我们千万不能将素质教育仅作为口号,对培养质量更不能掉以轻心。

（6）研究生教育创新在研究生个人方面的体现应该是,通过研究生阶段的学习,使自己的知识、素质和能力适应社会发展的需要,让自己成为"四有"新人。在科研工作中,应在前人的基础上做到"有所发现、有所发明、有所创造、有所前进"。更为重要的是,通过研究生教育创新,要使研究生具有广博的知识和良好的道德素养,具有创新意识、创新精神和创新能力,为其今后的成才打下厚实的基础。

二、 我国研究生教育创新存在的不足与弊端

目前,我们在研究生教育工作中存在许多不足,主要表现为以下几个方面。

1. 教育思想观念滞后

一直以来,我们习惯于用一种方法、一样的课程来教育不同水准、不同个性的人,往往忽视了学生的个性发展。这种因循守旧的教育方法扼杀了学生的原创精神。归根到底还是我们的教育思想、观念跟不上形势的发展,传统的教育思想束缚了我们的手脚。

2. 研究生教育理论研究不够

在整个教育学界,研究生教育理论研究起步晚、研究少,尚未形成自身的理论体系。在理论上未真正搞清,就很难有正确的研究生教育创新实践,这是必须引起各级领导和研究生教育学界重视的问题。

3. 高等学校的体制对研究生教育创新不利

要办好一所大学,尤其是要办好名大学,必须要有大师,当然也离不开资金。但是要吸引大师,而且要发挥大师的作用,关键是要形成尊重个人学术自由的大环境。校领导要依靠教授办学,依靠教授治校,当好专家、教授的后勤部长,努力做好服务工作,把握好学校的发展方向,筹集并用好学校的建设资金,充分调动全校师生的积极性,营造鼓励创新的校园环境。目前,在我国的高校中,"官本位"的色彩较浓,对研究生教育管理得太死,不利于创新。

4. 大环境还不够宽松

应该承认,改革开放以来,我国的社会大环境是有利于教育和科技的发展,有利于人才成长的。但是,由于受计划经济及其思想的影响,在用人制度、尊师重教、鼓励创新等方面,政策环境还不够宽松,在研究生教育中,"宽进严出""弹性学制"也仅仅是口号而已。

5. 师资队伍相对落后

要培养有创新能力的学生,首先要有一支有创新精神的导师队伍。目前,我国在导师队伍建设中还没有真正形成竞争和淘汰机制,也还没有真正将研究生导师看成是一个工作岗位。以致有些导师当了博士生导师后反而进入了科研低谷期,一些年轻学者成了博士生导师后,就离开了实验台,为了应酬各种活动而忙得满天飞,遥控学生做实验。这都在客观上阻碍了导师的前进步伐,加速了导师知识的老化。

6. 博士生水平相对不高

我国的博士生生源不足,尤其是优秀生源不多,有些学校或某些专业往往报名考博人数比招生人数还少。因此,在博士生招生中选优比较困难,造成研究生入学起点不高,培养创新能力较难。加之中国学生由于从小学到中学、大学,甚至到研究生阶段,都习惯于跟着老师走,老师也喜欢"听话"的学生,这在客观上是扼杀了学生的创新精神。

以上这些弊端,是在一定的历史时期、由于综合性因素形成的,这也是我国原创性的科研成果较少的原因之一。因此,今天提出教育创新,特别是研究生教育创新是历史的必然——成就源于创新,守旧必然落后,落后就要挨打;是时代的呼唤——新形势下我们面临许多新情况、新问题,必须与时俱进,开拓创新;是发展的需要——我们的事业一日千里,要不断突破前人,才能可持续发展。

我们应该冷静地看到在教育创新方面存在的不足,并站在 21 世纪科教兴国的战略高度去认识研究生教育创新的时代意义,并为之努力奋斗。

三、 研究生教育创新的实施是系统工程

今天,我国已经将教育创新摆到国家发展的先导性、全局性和战略性的高度去认识。笔者认为,必须将研究生教育创新作为一项系统工程去实践,才能取得实效。

1. 研究生教育创新依赖于宽松的社会环境

宽松的社会环境包括国家的政策导向、所提倡的献身科学的精神、所倡导的学术自由精神和浓厚的人文气氛等。2002 年,诺贝尔奖获奖单位公布后,由于日本在物理学和化学领域出了两个诺贝尔奖得主,一时成为世人议论和关注的焦点。特别值得关注的是,自 1949 年汤川秀树开亚洲科学家问鼎诺贝尔奖的先河以来,日本已先后有 9 位科学家获诺贝尔奖,其中 4 位是在新世纪获奖的。这一"日本现象"值得关注。2002 年 10 月 28 日,《文汇报》选登了国内三位学者的见解,为我们提供了解读"日本现象"的钥匙。三位学者的见解为:①20 世纪 90年代,日本政府抛弃了缺乏根据的"二次创新",将基本国策由"技术立国"调整为"科技立国",从而使日本实现了科技跨越发展;②日本政府在慷慨资助科学研究和装备各种设施的同时,大力营造人文环境并提倡科学精神,比如尊重孩子的好奇心,培养孩子的创造力,尽力给孩子营造一种崇尚科学的人文环境,将"科技立国"的基本国策贯穿在日本人的孩提时代,整个社会都尊重科学家的工作,科学

家们也决不以心浮气躁的态度对待学术研究；③日本政府积极支持科学家到国外从事研究，或鼓励他们与同行进行学术交流，从科技国际化中得到好处；④重视基础研究，为科学家提供一流的实验条件。

日本的这些做法应引起我国教育界、科技界更多有识之士的思考，研究生教育界的同仁们无疑也要进一步思考我们的工作。

2. 研究生教育创新植根于良好的校园环境

大学是教育、熏陶和塑造人的地方，它要引导学生树立创新理念，养成严谨的学风。因此，大学要提倡学术批评，营造浓厚的人文氛围，使学生的个性得到发展。美国普林斯顿大学以其广阔的胸怀与宽容的精神使纳什这位数学天才从妄想型精神分裂症中走出来，恢复正常，并获得 1994 年诺贝尔经济学奖。美国作家以他为原型撰写的《美丽心灵》成为热销的好书。该书指出："普林斯顿对待研究生的方式既有全面的自由，也有催促成果的沉重压力"。这种自由与压力结合的气氛，也是普林斯顿出了一批大师级科学家的根本原因。有人将这种气氛概括为"名校的美丽心灵"，认为"美丽心灵"应该是"独立的研究精神、自由探讨的气氛，以及宽容的人生态度"。

近几年来，我国一些重点建设的大学，资金已到位了不少，大师也请来了一些。现在是该研究如何塑造"美丽心灵"的时候了。

3. 研究生教育创新立足于优越的学科环境

学科环境是研究生成长的土壤，导师是研究生成才的园丁。在研究生教育中必须将学科建设和导师队伍建设置于重要位置。在学科建设中尤其要重视以下几个方面：不断进取的导师是培养具有创新精神的学生的关键；学科交叉是产生创新思想的催化剂；宽广的学科知识结构是科技创新的沃土；合理的学术梯队是研究生创新的"集体巨人"；充裕的科研经费是进行创新研究的经济保障；学术民主是培养创新人才的重要氛围。

4. 营造研究生创新的自我环境

研究生能不能取得创新性成果，成为具有创新精神的人才，其自身的素质与能力是起决定作用的。研究生在成才的道路上要注意以下问题：不要以固定的模式看待事物，要树立科学的怀疑精神；克服想走捷径的不良习惯，树立兢兢业业、不怕困难的攀登作风；克服对权威的过分迷信，在继承的基础上敢于突破和超过前人；克服自我束缚的缺陷，不断拓宽知识面和研究领域；克服怕失败的心理，勇于在失败中总结经验，开拓前进。当然，这些素质和能力是在长期的实践中锻炼和积累起来的，"千里之行，始于足下"，每位研究生都应从小事做起，从大处着眼,努力把自己培养成为创造性的人才。

5. 寓研究生教育创新于严格管理的创新机制中

我国恢复研究生教育至今已20多年,随着研究生教育创新工程的实施,研究生教育管理部门也要在创新教育思想的指导下,树立创新的教育观念,并着力在研究生教育管理上进行创新,在研究生教育管理工作中为研究生教育创新鸣锣开道。管理上的创新主要体现在以下几个方面。

(1)突破研究生教育中的"大一统"局面,贯彻因材施教的思想,让优秀人才脱颖而出。长期以来,在研究生教育管理中我们习惯于执行统一的培养方案,用统一的教材,采用统一的学制与学分要求,用统一的标准与水平去培养不同背景和个性的学生。在这"统一"之中往往忽视了学生的个性和创造精神,很难落实因材施教。因此,教育管理部门如何做到既规范管理,又具有灵活性,是值得研究的。

(2)建立优胜劣汰机制,实行真正的弹性学制。这已是叫了好多年的"口号"了,但要真正做到这一点,需要制度和机制加以保证。由于谁都不愿得罪人,领导又带头和稀泥,学生学好学坏一个样,所以混学分、混文凭的现象并不鲜见。这样下去,谈何培养创新人才?

(3)激发师生的创新热情和创新意识。导师在研究生教育中起着主导作用,没有创新型的导师难以培养创新型人才。而我国的导师队伍,普遍存在创新意识不足、创新能力不强的问题,学生又习惯于在导师的专业领域和框架内做事。研究生教育管理如何打破这一局面,激起师生的创新热情,这是面临的又一问题。

(4)深化教学内容、教学方法改革。教学内容陈旧,教学方法死板;注重知识的传授,忽视能力的培养;反映科技进步与社会发展的新视野、新内容、新观点、新方法不能及时补充到教材和教学内容中去;教学资源不足,实验和实践机会少,学生动手能力差等。这些问题都要通过教师和管理部门共同努力去加以解决,否则创新教育就是一句空话。

(5)弘扬优良教风和学风,严格教学管理。鼓励创新,并不是不要管理;严格管理也不是就要管死。如何使我们的管理成为创新的加油站?如何使我们的管理干部队伍成为师生创新的服务队?如何使我们制定的规章制度服从和服务于创新和质量保证?这是研究生教育管理创新必须研究的问题。

实施研究生教育创新是系统工程,我们应在江泽民同志教育创新理论的指导下,树立创新的观念,以体制创新、制度创新、管理创新来保证研究生教育创新工程的实施,为国家的建设和发展培养创新人才。

| 参考文献 |

［1］陈江,诸巍.九十说"懂"——听钱伟长谈创新［N］.解放日报,2002-10-16.

［2］蔡鹏鸿.国策与精神［N］.文汇报,2002-10-28.

［3］王勇.值得关注的"日本现象"［N］.文汇报,2002-10-28.

［4］王育竹.日本科技何以后来居上［N］.文汇报,2002-10-28.

［5］梁小民.名校的美丽心灵［J］.读书,2002(8)：46-51.

（原载《学位与研究生教育》2004 年第 1 期）

一流医科大学与研究生教育

刁承湘

关于世界一流医科大学的标准和特点，上海医科大学曾出版过《创建世界一流医科大学》一书，书中对此作出了详细的分析和研究，故在此从略。本文仅就一流医科大学与研究生教育的问题，略抒己见。

一、 一流医科大学必须有一流的研究生教育

研究生教育在一流医科大学中有着非常重要的地位，主要表现在以下。

1. 研究生教育反映了学校的教育水平

一所大学要在国内有较高的知名度，它首先要靠本科生教育，这是立校之本。而研究生教育是强校之路。学校要走向强大，就要靠研究生教育。因为研究生教育的直接规模（学校招收的硕士生、博士生总数目，在校生总人数）、相对规模（即研究生与本科生的比例，研究生占在校生的比例）以及博士生的数量和水平能够反映学校的办学层次、办学水平，能够反映一个学校的地位和声望。

2. 研究生是科学研究的生力军

一流医科大学"既是教学中心，又是科研中心"，而研究生是教学与科研的最好结合点。研究生又是科学研究的生力军，很多导师都有体会，更有人说研究生是科学研究的敢死队。因为研究生大多处于年轻力壮、精力充沛的年龄，处于接受新知识、掌握新信息最快的时期，也是创新思维比较活跃的时期。这就决定了他们敢于选择比较前沿的、非常新颖的课题，敢于去攻关。在上海医科大学，学校每年获得的科研经费，取得的科研成果，几乎百分之百的科研项目都有研究生参加。每个学校每年承担的国家级、省市级科研项目都有不少研究生参与。因此，说我们的导师仅仅为了完成科研项目而招研究生是不对的。相反，通过科研

工作培养了人才是不能否认的事实。如果没有研究生这支队伍,那我们的学校,尤其是重点的医科院校承担的科研项目就不会这样顺利完成。

3. 研究生教育促进学科建设

一流医科大学当然要有一些一流的学科。事实说明,研究生教育对学科的建设和发展有很大的推动作用。

一是促进各个学科形成相对稳定的研究方向。1978 年,上海医科大学各个学科刚开始招生,对填写招生专业目录中的研究方向,有些老师觉得特别困难。但是经过 20 多年的发展,上海医科大学各个学科基本上形成了相对稳定的研究方向。为什么说相对稳定? 研究方向随着学科的发展需要不断的更新,否则就不能占领学科前沿。每年的招生目录都必须写明研究方向是什么。研究生教育也就促使各个学科形成了相对稳定的研究方向。

二是促使各个学科承担高水平的科研任务。要培养研究生,必须要有科研课题和科研经费。上海医科大学在与复旦合并之前,规定导师没有一定的科研经费暂时不能招生,没有经费就不能培养研究生。这样就促使导师申请科研课题,争取科研经费,从而促进各个学科积极的承担高水平的科研任务。

三是促使各个学科发表高水平的学术论文。根据我们统计,我校在国外以及在国内核心期刊上发表的论文中,研究生发表的大概占一半左右,被 SCI 收录的文章当中有不少也是研究生发表的。去年我校 1 位院士指导的博士生在国外期刊发表 1 篇文章,影响因子高达 23。这些情况都说明,一个学科能扩大声誉,与它研究生教育有很大的关系。当然这不是绝对的,还有其他因素的综合影响,但是研究生教育确实在学科建设上发挥了不可替代的作用。

四是通过研究生教育营造了浓厚的学术氛围。一个学科如果没有浓厚的学术氛围,要前进很困难。上海医科大学经过 20 多年的研究生教育后,可以明显地感到,每一个学科的学术氛围都带动起来了。闻玉梅院士每个月都组织 1 次英语学术报告会,让学生来主讲,她听完后做点评。学生每个月轮流 1 次,讲自己的东西,然后大家讨论。其他学科也都有每周 1 次的学术报告会或者每月 1 次的研究生学术讨论会。这就真正形成了浓厚的学术氛围。

五是培养了学科合理的学术梯队。上海医科大学的各个学科的学术梯队的接班人基本上都是研究生毕业的。华山医院手外科顾玉东院士,他已经实现全部住院医生的学位化。这对学科建设起了很大的促进作用。我校在 1989 年国家第 1 次评重点学科时有 13 个国家重点学科(占全国医学类重点学科的24.5%)。2002 年,全国第二次重点学科的评审,复旦的重点学科共 40 个,其中

16 个是医科的。学科建设是历代上医人奋斗的成果,它有一个历史积淀的过程,如果没有研究生教育,我们很难拿到 16 个重点学科。所以研究生教育在学科建设中确实有重要作用。

4. 研究生是一流师资队伍的后备军,促进学校的师资梯队建设

第一,研究生留校改变了师资队伍的学历结构、知识结构、年龄机构、能力结构。上海医科大学现在的各个学科师资基本上都是 1981 年以后毕业的研究生,各个学院的院长、系主任都具有研究生学历。一些具有研究生学历的人充实到师资队伍和干部队伍中,使得学校 2 支队伍的学历结构、知识结构、年龄结构有了很大的改善。

第二,研究生教育促进了现有师资水平的提高。教学相长,是教育的一般规律。导师培养研究生,你要教育学生三分知识,自己就要有七分知识,这就促使导师自己要学习。比如,研究生开题报告,研究生写文献综述,如果导师没有掌握这些文献,就不知道学生写得对不对,导师如果要修改毕业论文,必须熟悉它的实验方法。所以培养研究生对导师本身也是一个促进。

第三,研究生教育有利于吸引人才,加强师资队伍。比如,你要想引进高水平的师资,尤其是高学历或者现在的海归派人才,人家就要问你这个学科是不是博士点,他希望来这里可以培养研究生,因为他考虑的不仅是收入和待遇,更重要的是能不能充分发挥自己的才能,有无用武之地。

另外,研究生的培养可以促进学科的交叉,我校要求博士生培养必须有交叉学科的人员参加导师小组。这样,该学科的导师也学习了相关学科新的知识,促进了学科之间的交叉,促使导师知识不断的更新。

二、 办好一流研究生教育是系统工程

研究生教育在一流大学创建中具有重要作用。因此,搞好研究生教育是创建一流医科大学的一个重大的任务。

1. 要有正确的办学思想

办学思想非常重要,它是学校各项主要决策和行动的依据。我国教育受传统思想影响很大,很多教育方法和教育规章制度,不利于创新人才的培养。在传统教育思想的束缚下,形成老师讲、学生听的固定模式。现代的教育思想则是要调动学生的学习积极性,这样的教育思想对于学校办学来说,是首要的。校长的责任在于确定学校正确的办学思想,用现代教育理念调动师生积极性。

1984 年,国家批准 22 所高校建研究生院,医科类只有上海医科大学和北京医科大学。而且两校是同一天成立研究生院。当时校领导在全校各种大小会议上强调要"全校办研究生院",研究生院成立 10 年的庆祝大会上,校领导又提出"全校办研究生教育,全校支持研究生院工作"。彭裕文副校长撰写了《一流的医科大学要有一流的医学研究生教育》一文,发表在 1995 年《学位与研究生教育》上。这些都说明校领导把研究生教育放在了非常重要的地位。也是 1995 年,学校在申报"211 工程"的过程中讨论到教学思想和学校的办学指导思想,全校就本科生、研究生、成人教育的地位进行了激烈的讨论,最后确定上海医科大学的办学方针是:以确保本科生教育质量为基础,以提高研究生教育水平为重点,以完善医学成人教育为延伸。学校的教育方针首先要确保本科生教育质量,如果没有本科生教育质量,怎么会有研究生教育水平呢? 以提高研究生教育水平为重点也不是说什么事情都考虑研究生。本科生与研究生是两个阶段,不可分割,如果没有本科生做基础,就没有研究生做重点。作为重点大学,不能把成人教育放在非常重要的位置,只能作为延伸,不能缺,也不能放在重要位置。

2. 保证质量是研究生教育的生命线

(1) 研究生教育质量观和当前面临的形势。教育质量观是人们对教育的基本看法。现在大家比较公认的质量观,一个是全面素质教育质量观,一个是学术、思想、专业并存的多样性的质量观,是从多个方面来衡量其质量,而不是只看某个方面。研究生教育质量牵涉各个方面。树立什么样的研究生教育质量观,制定什么样的研究生教育的质量标准,采取什么样的措施来落实标准、保证教育质量,以及教育的社会效益和效果的评价等,都涉及教育质量的问题,这是值得探索和研究的大问题。目前,研究生教育质量面临新的形势:一是招生规模不断扩大,现在每年以 30% 的速度递增,师资、实验设备等条件没有相应地增加。二是社会对人才质量的要求越来越高。现在国际竞争越来越激烈,每个单位都感觉到人才综合素质的重要性,我们的导师的水平、教学条件也应该提高。三是教育质量存在误区,片面重视论文,而忽视了全面素质和能力的培养。四是社会不良风气向学术界蔓延,对研究生教育也有一些负面影响。五是导师、干部、学生精力投入不足,对教学质量的重视不够。六是经济基础支撑条件不够。这些新形势、新问题直接影响研究生教育的质量,需要引起我们高度重视。

(2) 保证质量是研究生教育的生命线。研究生教育中必须确定这样的观念:保证质量是研究生教育的生命线。医学院校研究生教育的"产品"是为病人看病的医生,"产品"的质量非常重要。工业生产出现"次品"可以再生产一个,医学教育出现"次品",将来会误人性命。所以,医科研究生教育质量关系到医学院校的声誉和发展,它是研究生教育发展的基石和立于不败之地的生命线,也是研究生教育工作永恒的主题。

(3) 保证质量,必须高度重视素质教育。研究生的素质应该包括这几个方面:第一,健康的生理素质,这是一个人成长的基础。第二,有比较好的心理素质,这从心理学上讲是人才成长的重要原因。第三,有好的思想素质、道德素质、正确的人生观和价值观等等。第四,应该形成一种"π"型的知识结构(图1)。"π"型知识结构需要有好的基础和专业知识,同时还必须有好的人文社会科学知识。另外要适应现代社会,必须有较好的英语水平和计算机应用能力。第五,要有接受终身教育的潜能,这个能力在研究生教育阶段有几个方面:口头和书面表达的能力;组织管理和协作共事的能力;适应竞争的生存能力;实践能力;奉献精神;最核心的是有创新能力。在研究生教育,特别是博士生教育中必须高度重视创新能力的培养。

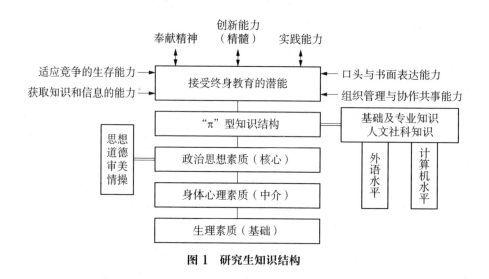

图1 研究生知识结构

学校各级领导、导师、管理干部都希望把我们的学生培养成具备这些素质和能力的人,这当然是个非常艰巨的,又必须努力完成的任务。

3. 研究生教育的质量控制

(1) 保证研究生教育质量是一个系统工程。研究生教育好比种1棵树,要保证研究生教育质量必须抓好5个重要环节的工作(图2):

一是招生,这好比选树苗。招生是保证人才素质的一个重要工作,要在招生

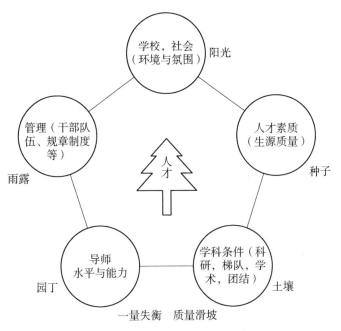

图 2 研究生教育质量保证五环图

工作中控制生源的质量。如果树苗没有选好,将来很难长成大树。如果生源质量不好,今后导师要遇到很多麻烦。我们国家的淘汰制讲了很多年,但仍然没有到位。而国外只要导师不满意,就可以让学生走人。

二是学科条件,即要有好的土壤。现在的大学校长都重视学科建设,努力为研究生教育创造一块肥沃的土壤。因为一个学科的科研经费、学术梯队、学术氛围以及团队合作精神等等因素,都直接影响研究生能否很好地成长。

三是导师,即要有辛勤的园丁。对导师的要求包括水平、能力、师德。导师的学术水平固然重要,但更重要的是有良好的师德师风,为人师表、教书育人。如果导师学术水平和师德人品兼优,对研究生会有积极的深远的影响;但如果导师学术水平不高,而且为人方面有某些问题,会对学生产生负面的影响。这就是我们非常重视遴选导师的原因。作为研究生导师,不仅应该有高的学术水平,紧跟学科的发展,不断地充实自己,而且应该有良好的师德品格,重视对学生治学态度、医德人品的教育和影响。

四是管理服务,犹如雨露。一颗好的树苗,有好的土壤,有辛勤的园丁培育,但是如果没有雨露,它仍然会干枯。管理工作就要起到滋润、扶正的作用,让学生不断地健康成长。一所大学如果没有好的管理队伍,很难想象医、教、研怎么进行。但管理工作是为他人做嫁衣，管理干部经常是忙于事务，很少有机会学习和进行培养。要为教师和学生提供更好的管理服务，保证教学质量，学校就应该注重管理干部的培养，多给管理干部在国内外学习培训的机会，提高管理水平。

五是大环境。树苗的成长只有雨露不行，还要有阳光。研究生教育也要受到学校和社会大环境的影响。社会大环境不是一个学校可以左右的，学校的环境则是可以控制和改善的。每个单位、每个部门把小环境营造好，就能够形成一个好的校内环境。这样，人才就可以比较健康地成长。

在研究生管理上要一环套一环的把每一个环节都做好，才能最后保证研究生教育的质量。

（2）研究生教育质量控制。研究生的教育质量控制当然要通过以上的5个方面来进行。在实际工作中，我们还可以根据可持续质量改进理论来实施质量控制。一是要重视用人单位的信息反馈。一个学生进来以后，通过以上5个环节完成研究生的培养。等他出去以后，我们应该有反馈信息，把得到的信息反馈到研究生院，控制部门就知道有哪些环节不足，哪些工作还需要改进，在这个改进过程中遇到的一些问题再反馈到整个学校的管理工作中，这样形成一个良性循环，我们就可以把控制工作做好。二是依靠专家、教授，对研究生教育质量实施监督。办好研究生教育，必须依靠专家，一些学校建立的专家教授督导组，值得借鉴。聘请治学严谨、学术造诣深、办事公正的专家组成督导组，对研究生课程、研究生的开题报告、研究生的临床能力培养等，实施监督。三是强化过程管理，健全评估制度。我国研究生教育，经过20多年的发展，各研究生培养单位均建立了一系列规章制度，在工作中我们要认真执行，严格管理，不能放任自流。同时要自觉组织学校内部的自我评估，并重视社会评估，本着"以评促建、以评促改"的精神，通过评估，总结成功的经验，找出存在的问题，进一步修改制度。四是最后的质量把关，不能忽视校学位委员会的作用。校学位委员会最后行使学位授予的审核权，学校要制定校学位委员会的议事规则，发扬学术民主和学术公正，使校学位委员会真正成为进行质量把关、惩治学术腐败的最高权力机构。

总之，只要我们严格把关、人人把关、层层把关，我们高层次人才培养质量就能够得到很好的控制。

（本文为作者于2004年4月在重庆医科大学"更新教育思想报告会"上的讲话摘要，原载《医学教育探索》2004年第4期）

与时俱进，共创未来

——写在《上海研究生教育》创刊 20 周年

刁承湘

《上海研究生教育》创刊 20 周年了。

从创刊到现在，我一直是刊物的忠实的读者、积极的作者，也是一位兼职的编者，创刊初期还当过通讯员。这一缘分，让我对刊物有一份特殊的爱，有一种特殊的感情。借此刊物创刊 20 周年之际，写此拙文，以表心意。

一、 回眸刊物走过的历史足迹

1987 年 4 月，上海市研究生教育学会经认真讨论，决定出版学会的会刊——《上海研究生教育》，但由于刚起步，万事开头难，编辑工作由学会下设的学术和编辑委员会成员承担，并采取两两组合轮流做庄的办法，负责每期内容的收稿、改稿、审编和出版工作。刚开始，刊物编辑部暂设在上海交大研究生院内。因为无刊号，未设主编，在第一期上刊登了苏步青、李国豪、朱物华为创刊号的题字。时任复旦大学校长、上海市研究生教育学会第一届理事长谢希德教授撰写了发刊词。刊物为每年 2 期，设有培养、学位、招生、管理、师生论坛、思想工作、改革与争鸣等栏目。将办刊宗旨确定为：为发展研究生教育事业服务，为广大读者服务。

《上海研究生教育》走过初创期后，随着上海研究生教育事业的发展而茁壮成长。期间随上海市研究生教育学会的换届，编辑出版委员会和编辑部作相应的改组和调整，1989 年起编辑部转至挂靠复旦大学研究生院至今。在发展过程中，作者队伍不断扩大，编辑人员逐渐成熟，期刊质量日益提高。1997 年 4 月，编辑部在上海有机化学研究所召开创刊 10 年座谈会，总结办刊经验，进一步明确《上海研究生教育》"立足上海、面向全国"的办刊方针。以编辑部名义，由编辑杨波洲同志执笔发表了《任重道远，继往开来》的文章，作为纪念创刊 10 周年。

1997 年 5 月，上海市研究生教育学会换届，第四届学会理事会成立后，经多方努力，在办好会刊方面迈开了关键性的三步：①争取到上海市连续性内部资料准印证号[刊号(K)第 0116 号]；②刊物自 1998 年起改为季刊；③刊物改由上海市研究生教育学会和上海市学位委员会办公室联合主办。根据内部刊物的办刊要求，编辑部进一步制定了有关制度，如"编辑部职责""编辑工作程序和要求""通讯员职责"等规章制度，制定年度计划及征稿启事，每年接受上海市新闻出版局的年检。又明确了刊物主编。自 1998 年起，上海研究生教育学会第四、五届理事长姚泰和王建磐教授先后出任第一、二任主编，自 2000 年第四期起，主编由挂靠单位复旦大学校长王生洪教授担任。另外，刊物除发送上海市研究生培养单位外，还寄送全国 300 多个博士授权单位，扩大了刊物在全国的影响。

20 年来，部分兄弟省份的研究生教育杂志先后停刊，但《上海研究生教育》坚持办刊到现在，至 2007 年 7 月共出版了 60 期，发表文章 800 多篇。编辑部坚持艰苦奋斗、求真务实的工作作风；坚持为学位与研究生教育服务、为读者服务的办刊宗旨；坚持交流经验、工作指导、兼顾研究的办刊思想；坚持正面宣传为主，"百花齐放，百家争鸣"的办刊指导方针；坚持社会效益第一、质量第一的办刊原则。刊物质量不断提高，受到读者的喜爱，稿源逐年上升，外地稿源不断增加。

这 20 年，是不平凡的 20 年，是艰苦创业的 20 年，是奋力前进的 20 年，是令人感慨和难忘的 20 年。

二、 参加办刊的几点体会

"以质量求生存，在夹缝中求发展，群策群力办刊物"，我想这可能是刊物坚持办刊至今的基本经验。我在参加编辑部工作的 10 多年里，有以下体会。

1. 坚持正确的办刊宗旨

刊物前 10 年由上海市研究生教育学会主办，1998 年起由学会和上海市学位委员会办公室联合主办，这就要求刊物为上海市的学位与研究生教育服务作为办刊的根本宗旨和任务，坚持工作研究和经验交流相结合；坚持正面宣传为主，提倡学术争鸣；及时报道全国性学位与研究生教育信息，重视各研究生培养单位的经验交流。广大通讯员和兼职编辑都一心一意想把这块园地耕耘好，期盼着刊物能早日争取到公开发行的刊号。

2. 寓工作指导于理论研究和经验交流之中

1978 年以来，我国的研究生教育经过了恢复、稳定发展、改革发展和快速发展的各个时期，在发展过程中国家不断出台各种政策、法规，工作中不断出现新情况、新问题。刊物一方面注意及时报道国内有关学位与研究生教育主要会议的信息及国外研究生教育的动态；同时注意组织对有关热点问题的研究，并及时组织有关培养单位的经验总结，在刊物上发表和交流，使刊物较好地发挥了工作指导的作用，推动了上海研究生教育的改革和发展。例如，2005 年，上海市为培养创新人才、落实科教兴市战略，积极推进产学研联合培养研究生。为积极推进这项工作的健康发展，《上海研究生教育》于 2005 年第 1 期发表了上海交通大学研究生院常务副院长吴松的文章——《产学研结合培养新模式》，全面介绍了上海交通大学与宝山钢铁公司联合培养研究生的做法与体会。2006 年第 1 期发表了本刊编辑部的文章——《在科教兴市主战略下上海积极推进产学研联合培养研究生》。文章概述了上海市产学研联合培养研究生的情况，总结了基本做法与体会，并对进一步推进这项工作的可持续发展提出七方面的建议。2006 年上半年，上海市教委组织产学研联合培养研究生基地调研，在调研工作结束后，本刊又在 2006 年第 4 期上组织了"产学研笔谈专题"，分别发表了高校导师、企业老总、管理专家及研究生的文章。这一系列的报道，对上海市产学研工作开展发挥了较好的指导作用，受到市学位办领导和企业及高校领导的好评。

3. 坚持正面宣传，贯彻"双百"方针

《上海研究生教育》作为上海市研究生教育学会和上海市学位委员会办公室主办的刊物，它必须坚持正面宣传，为国家和上海市出台的政策作舆论导向，全心全意为学位制度和研究生教育事业服务。但是，杂志还必须贯彻"百花齐放，百家争鸣"的方针，以增添期刊的活力。期刊不回避研究生教育发展中遇到的难题和分歧。例如，副教授可不可以担任博士生导师、研究生学习期间要不要发表论文等，在导师中及研究生教育学界存在不同看法，近年来成为大家关注的热点问题之一。本刊先后发表了持有不同观点的文章，引起大家的关注、讨论，也发表带有"点评"性的文章，加以正确的引导。

4. 加强队伍建设，扩大作者群

办任何一个刊物，都离不开作者、读者和编者，这也就是刊物的三支队伍。由于《上海研究生教育》目前还是内部刊物。因此，作者写的文章当然会首选投送北京的《学位与研究生教育》。本刊稿源相对数量和质量都与核心期刊尚有一定差距。为争取稿源，扩大作者和读者队伍，自 1998 年起，刊物将赠送的单位扩大到全国的 300 多个博士学位授予单位,并不定期地向全国 55 所设有研究生院的高校发征稿启事,有时也针对某研究生院院长发出约稿函。近几年来,刊物在全国的影响扩大了,作者队伍也扩大了。2005—2006 年收到的来稿中 1/3 以上来自全国各地,且有上升趋势,稿源质量也逐渐提高。

作者投寄的稿件,编辑部及时送至各位兼职编辑审读、加工修改和选择,并建立了一审和二审制度,最后由编辑部召开定稿会,确定发表的稿件。对暂时不能录用的稿件,编辑部及时将审稿人的意见反馈给作者,待作者修改后再次送审,择优采用。我们的编辑是从上海市高校中聘请的,他们中原来有一批老同志,如杨波洲、桂水德、陈文村、姜德安及张明等为杂志无私奉献。杨波洲同志一直工作到 81 岁,他给编辑部留下了许多好的办刊经验,好的传统和作风,我的审稿能力很多得益于老杨的帮助。桂水德、陈文村至今都关心杂志,张明更是我们编辑部的元老人物,至今老当益壮。在讲到这支队伍时,我不得不提到编辑部主任廖文武教授。可以这样说,没有他的执着、努力和坚持,我们的杂志也可能早就停刊了。他工作很忙,但始终关心着杂志,到那里开会,都留心拍下照片供刊物登载,及时写简讯、通讯,报道全国性的重要会议,团结大家共同为办好刊物而努力。他是我们这支编辑队伍的带头人。特别可喜的是,在我们现在的编辑队伍中增添了新鲜血液,有几位年轻的编辑,他们都具有高等教育学的研究生学历,又活跃在研究生教育管理岗位上。他们热心于撰稿、组稿和审稿,给我们这支编辑队伍带来了生机和活力。

此外,《上海研究生教育》还有 20 多人的通讯员队伍。编辑部曾对通讯员组织过培训,他们经常撰稿报道本单位工作,组织导师和研究生写稿,在编辑部与各研究生培养单位之间发挥了联络与桥梁作用。编辑部每年召开一次通讯员会议,交流经验,听取意见,或进行培训,先后表扬了 10 多位优秀通讯员。

一本好的杂志,还必须赢得读者,拥有较为广泛的读者群。对此我未做专门调查。但在国内,现在除《学位与研究生教育》杂志外,这方面的杂志不多,导师、管理干部和研究生对我们杂志寄予厚爱。近年来,一些从事高等教育研究的研究人员也开始关注本刊,读者队伍在逐渐扩大。在读者中,不少人将刊物作为自己的良师益友,交流经验、研讨问题的场所,开阔眼界、观察世界的窗口。

5. 各方面的关心和支持是办好刊物的重要保证

20 年来,作为主办单位之一的上海市研究生教育学会给刊物大力支持。一方面,吸纳会员单位的同志参加编辑工作,学会每年召开年会,保证刊物的学术性。另一方面,学会的会费,较大部分用于刊物的出版。另一主办单位——上海市学位办，历任学位办的领导都很关心和支持。学位办领导或派员参加编辑工作，把握刊物质量；吸纳编辑部同志参加市里的有关会议，了解信息，把握办刊方向，使刊物更好地为上海研究生教育服务；市学位办领导还经常亲自为本刊撰稿，或提供信息资料，增加了刊物的权威性。在办刊经费上学位办也给予大力支持，保证了每期刊物的准时出版。

作为刊物编辑部的挂靠单位复旦大学，无偿提供办刊场所，配备必备的工作条件和提供各类办公用品，还返聘退休人员，保证编辑部工作的正常运转。总之，复旦大学在人力、财力、物力上的支持，为刊物的存在和发展作出了很大贡献。

三、 与时俱进，迈向而立之年

转眼间新世纪又已经走过了快 7 年。展望未来，我国的学位与研究生教育面临着前所未有的机遇和挑战，也将遇到更多的理论和实践问题。作为为学位与研究生教育鸣锣开道、推波助澜的研究生教育杂志，责无旁贷地应该担当更为重要的任务。再过 10 年，也即是本刊创刊 30 年。"三十而立"，为使其根基立得更牢，首当其冲的任务是争取杂志的公开刊号。而此事又取决于高层领导，大权掌握在新闻出版系统。我等对杂志怀有感情，对今后如何进一步办好刊物只能谈些个人想法。

1. 进一步提高杂志的学术与理论水平

由于本刊尚属内部刊物，因而我们也会自己原谅自己。从总体上看，本刊发表的文章理论研究不够，学术水平也有待提高。今后刊物应该注意组织大家针对学位与研究生教育工作中遇到的理论问题和实际问题进行探究。明年是我国恢复研究生教育 30 年，我们除了应该认真总结经验外，还应该对研究生教育理论，研究生教育规律及研究生的成才规律等问题进行研究，并从教育思想上进行探讨。若能如此，必能引导大家从深层次去思考问题，使我们从实践经验升华到教育理论，又反过来用于指导实践。

2. 坚持办出自己刊物的特色

从 20 年的办刊实践来看，本刊有以下特色。

一是坚持立足上海，面向全国。我们的杂志是地方性刊物，但我们从组稿到发送，这 10 年尤其是近 5 年一直是面向全国。这一方面有利于我们上海向全国学习，另一方面也有利于扩大上海在全国的影响，使上海研究生教育加强与全国的交流。今后还应更多地吸引外地稿源,而且在同等条件下要优先采用。

二是坚持工作指导、经验交流、信息传递、理论研究并重,逐步向综合性期刊方向努力。我们的杂志既然属于学术性期刊,离开学术性它就很难存在,争取公开刊号也就更难。但是我们的作者和读者,主要还是导师和管理干部,他们固然需要理论的指导,但更欢迎理论联系实际的文章,对工作指导有实际价值的经验介绍和有关信息更为关注,我们必须满足读者的这种需要。因此,刊物应坚持工作指导、经验交流、信息传递及理论研究并重,随着研究生教育的发展和办刊更趋成熟,可加重理论研究的分量,即便如此,也还应提倡理论联系实际。

三是坚持学会与政府有关行政部门联合办刊。这样做,有利于学会与政府部门的沟通,有利于刊物为政府部门的决策服务,有利于落实出版经费,有利于更多地获取信息。

3. 进一步贯彻"百花齐放,百家争鸣"的方针

刊物要鼓励作者和编者追求真理,认真贯彻"双百"方针,为不同的学术观点、不同的工作意见的深入探讨提供条件和机会。鼓励广大读者和作者,进行创造性的研究,用自己的真知灼见为学位与研究生教育的改革和发展出谋划策。

4. 进一步扩大读者和作者队伍,争取各方面人士对刊物的参与和关心

研究生是研究生教育的主体,理应是我们杂志的主要读者,但从部分研究生培养单位的发放情况看,只向研究生发 1 或 2 本,多数在校研究生对我们的刊物有点陌生。今后建议各单位增加在研究生中的发放量,同时加强在研究生中组稿,提高研究生对研究生教育的参与意识。当然,刊物也应加大对研究生关心的热点问题的讨论,以吸引他们的眼球。

目前的读者和作者以管理干部偏多,当然这是一支重要的力量。但导师投稿不多,各研究生培养单位的高层领导投稿更少。今后如何让导师和各级领导更多地关注我们的刊物,积极为杂志撰稿,这也是编辑部值得注意的问题。

刊物还应主动加强与《学位与研究生教育》杂志社的联系,争取他们的指导和帮助,学习他们的办刊经验,不断地提高我们的办刊质量。

期盼着,而立之年的《上海研究生教育》一定会傲立在研究生教育的百花园中。

(原载《上海研究生教育》2004 年第 3 期)

以科学发展观审视我国研究生教育的改革与发展

刁承湘　廖文武　胡小苹

最近,党中央提出了全面、协调、可持续的发展观和人才强国的战略。科学发展观是对党和国家事业发展高瞻远瞩的把握,是社会主义现代化建设的必然要求。发展研究生教育是"人才强国"的重要战略,所以用科学的发展观来审视我国研究生教育的改革与发展是时代的迫切需要和必然要求。

一、 全面发展,要求研究生的能力不断加强,人文教育、科学精神和健康心理素质不断提高

科学发展观,第一要务是发展,离开发展,就无所谓发展观。科学发展观首先强调的是全面发展。对研究生教育来说,也首先必须坚持全面发展观。因为研究生教育涉及学科建设、导师队伍建设、科学研究的基础和实力、研究生教育管理等各个方面,所以研究生培养单位在研究生教育工作中必须注意在以上诸方面的全面发展。本文重点对在研究生教育工作中如何促进研究生的全面发展,以适应 21 世纪对高层次人才的需要做全面论述。

雅克·德洛尔任主席的国际二十一世纪教育委员会向联合国教科文组织提交的报告《教育——财富蕴藏其中》指出,教育有四个重要的领域,即"learn to know""learn to do""learn to live together""learn to be",也称为"教育的 4 个支柱"。并坚决地重申了一个基本原则:"教育应当促进每个人的全面发展,即身心智力敏感性、审美意识、个人责任感及精神价值等方面的发展。"这里所说的教育的 4 个领域已超出了我国传统意义上的"传道、授业、解惑",而是要培养学生全面发展,以适应 21 世纪的需要。

第一个是"learn to know",就是告诉你怎样知道所需知识、得到所需知识。

对研究生教育来说,除重视学生自己的专业知识学习外,还要引导学生从未来的需要出发,扩大自己的知识面,并注意引导学生重视人文和科学知识的学习,构造合理的知识结构。同时,要教育学生树立终身教育的理念,紧跟学科领域的前沿,注重知识的创新和应用。

第二个是"learn to do",即告诉你学会如何做事。对研究生来说就是要有很强的实践能力和动手能力。研究生教育改革要为学生创造实践和动手的机会,为他们搭建施展才华的平台,并在实践中提高他们独立思考问题、分析问题、解决问题的能力。

第三个是"learn to live together",告诉你怎样和别人工作、生活在一起,合作共事。作为研究生不仅要有高的智商,也要有高的情商。应具有国际视野,与人协作共事,能正确处理人际关系,这对科技工作者、教育工作者和高级管理人员都是非常重要的。这里的"together"不仅仅指人类,还包括人类和动物之间如何共存。在今后全球化的环境下,谁不学会"together",谁就很难在这个社会中生存。研究生教育工作者的责任是教育研究生懂得如何正确对待自己,正确对待他人,正确对待国家、社会、环境,这样才能适应未来的社会。

最后一个是"learn to be",就是告诉你做一个什么样的人。这一点对我们每个人都很重要,都必须回答。我们培养的研究生,首先应该学会做一个堂堂正正的中国人,合格的"有理想、有道德、有文化、有纪律"的人,具有爱国心、责任感,愿奉献于事业、献身于科学、热心为人民服务的人;应是一个生理、心理都健康,全面发展的人。

研究生教育发展和改革有着自身丰富的内涵。我们生活在一个改革开放的中国和纷繁多变的世界,时代呼唤改革和创新,围绕 4 个"learn"进行研究生教育改革,走出一条符合中国国情、具有中国特色、紧跟国际研究生教育发展趋势的改革之路,确实任重而道远。

但是,只要我们一切从实际出发,脚踏实地去开展调查研究,了解目前研究生教育改革的难点,将人文教育、科学精神和健康心理的塑造融为一体,并做到真抓实干,使各项改革措施都落到实处,才能较快地实现培养全面发展人才的目标。

二、 协调发展,要求研究生教育有一个适度的数量和规模,合理安排教学资源,营造良好、和谐的研究生教育的内外生态环境

用科学发展观协调发展理论来审视研究生教育的发展,要特别注意以下

几点。

1. 研究生教育发展要走内涵发展之路

提到研究生教育的发展,人们的第一反应往往就是研究生教育的数量与规模,其实这只是"发展"的一个方面,更为重要的是研究生教育的内部结构优化和内涵发展,形成自我发展和调节机制。《中国学位与研究生教育发展战略报告》征求意见稿指出,在 2010 年基本建立并逐步完善主动适应经济、社会、文化和科技发展需要的学位与研究生教育自我发展和调节机制,为我国实现现代化建设第三步发展战略目标提供足够数量、较高质量的高层次专门人才。根据这样的发展战略,研究生教育的内涵发展主要表现在:适应社会发展需要的适度的数量和规模;调整内部的研究生招生类型和人才培养模式与规格,以适应社会对不同规格人才的需求;学位与研究生教育要逐步完善自我发展与调节机制,增强自身的主体意识,不能仅是被动适应;作为研究生培养单位一方面要增强自身对社会要求的选择,另一方面要不断地形成和完善自我约束机制,包括自主办学和实施质量控制;国家研究生教育主管部门则主要是加强宏观指导与调控。

目前,我国研究生教育在这些方面明显表现出以下不足:大规模扩招研究生是研究生教育被动适应社会需要的结果,而不是研究生教育内部改革和发展的必然结果。培养单位较少真正地对社会需求进行调查,即在研究生教育中仅关注自己学校学科点有了多少,优秀论文获得了几篇。而在抓培养质量、队伍建设、改革创新方面往往措施不力、落实不够、精力投入不多。而国家的管理体制还有待进一步理顺,还需要进一步抓好培养质量。

2. 研究生教育发展要以和谐的教育生态为基础

教育生态学越来越引起人们的重视。教育生态学认为,教育的发展要以和谐的生态作为基础。就研究生教育系统来说,要构成和谐的生态,不仅要关注研究生教育系统自身的整体性,还要关注系统外环境的整体性。

研究生教育系统自身的整体性要求研究生培养单位,主要是研究生教育系统内部要达到和谐的生态。这必须具备以下基本条件:有一支高水平的导师队伍;有各具特色、优势明显的学位授权点;有充裕的科研经费及教学资源(包括教师、课程、教室、宿舍、实验室、活动场所及实践基地);有一支结构(包括知识结构、能力结构、年龄结构及学历结构)合理、富有献身精神的管理干部;有浓厚的校园学术氛围等,当然也离不开学校领导正确的办学理念及研究生教育管理的创新理念和创新机制。

研究生教育系统外环境的和谐生态,除了国家重视科教兴国、重视人才强国,形成培养人、使用人、吸引人等有利于人才成长的社会大环境,更离不开经济的支撑、综合国力的增强和社会的稳定,还离不开全民族素质的提高。

我们只有确立了这种研究生教育发展的生态观,在制定研究生教育发展规划时,才会客观地分析内外环境,避免发展规划的功利性和短期性;我们在制定研究生教育改革措施时,就会从构建和谐平衡的生态出发,通盘考虑各方面的改革,将研究生教育作为一项系统工程去运作和实施,使研究生教育得以协调地发展,避免大起大落和顾此失彼。

三、 可持续发展,要求树立以人为中心的发展观,以全面提高质量作为研究生教育发展的终极目标,全体研究生、导师及管理干部广泛参与研究生教育改革与发展的所有领域和层次

为保证我国研究生教育事业的可持续发展,必须以育人为根本,以全面提高研究生教育质量作为研究生教育的终极目标。这是因为研究生作为我国的高层次人才,是我国经济建设和社会发展的骨干力量,有的还将走上各级领导岗位。研究生在我国科教兴国、人才强国的战略中,在应对国际竞争与挑战中的地位与作用日益凸显。因此,他们的政治立场、综合素质、专业水平及工作能力将直接关系到我国综合国力的强弱,关系到党和国家的前途和命运。同理,我们现在培养的研究生质量,也关系到未来师资及科技人员的质量和水平。由此不难看出,只有将质量作为研究生教育发展的终极目标,才能保证研究生教育的可持续发展。

目前,我国研究生教育质量面临着严峻的考验:近几年连年扩招,培养单位的教学资源处于超负荷状态;社会不良风气向学术界蔓延,研究生的学风建设已引起各界关注;市场经济的负面影响,使导师和学生都存在一定的"投入不足",浮躁作风、急功近利思想影响着师生;在"糖水"中泡大的青年一代,吃苦的精神、奉献和追求的意识不如老一代科学家……为改变这些状况,当然离不开领导重视,离不开德育工作,离不开严格管理,但最重要的是要调动广大导师和研究生在教与学中的积极性、主动性和自觉性。他们是研究生教育改革和发展的主体,要让他们参与到研究生教育改革和发展的各个方面,而不能使他们成为各项改革的被动接受者。在我国研究生教育管理中一个值得重视的问题是,一提起研究生教育改革和发展,似乎就是领导和管理部门的事,很少发动导师和研究生进行讨论。改革措施、规章制度的建立,应该是在研究生和导师广泛讨论的基础上

形成,起码应该在师生中召开座谈会,在多次听取意见的基础上形成。但目前较常见的做法是"管理干部执笔制定,领导拍板,下发执行"。如果在"执笔"和"拍板"之前,对下情了解,并听取师生意见,由下而上地形成"集中的意见",则是可取的。最忌讳的是"对下情不了解,对上面的精神既不熟悉,更没有吃透,而拍脑袋拍出来的改革举措和规章制度",在这种情形下,研究生和导师完全处于被动接受状态,这就会影响师生的积极参与,改革也就会受到影响。因此,研究生教育的可持续发展,必须"以人为本"。在研究生教育工作中通过一定的措施和政策,形成对导师和研究生的激励与鞭策机制,使他们的积极性和聪明才智释放出来。改革和发展的出发点和落脚点都是"人",从"人"的需要出发来制定规划、规章及改革措施,而这些规划、规章及措施实施的结果,最后受益的也是"人",培养的是全面发展的人。只有这样,才能保证研究生教育事业的可持续发展。

四、 科学的发展观,要求研究生教育的改革和发展要做到"七个统筹"

党中央根据中国的发展现状和新的发展观提出了"五个统筹"的正确思想,即统筹城乡发展、统筹区域发展、统筹经济社会发展、统筹人与自然和谐发展及统筹国内发展和对外开放。受这一思想的启发,我们认为,根据我国的国情,以科学发展观来审视我国研究生教育的改革和发展,应做到"七个统筹"或处理好"七大关系"。

1. 统筹经济发达地区和发展中地区的研究生教育

由于我国区域经济发展的不平衡,造成研究生教育发展的差异,国家要统筹考虑、分类指导。自 20 世纪 80 年代以来,我国试行的发达地区高校为边远地区培养研究生的办法,为这些地区培养了部分高层次人才。随着国家实施西部大开发战略和振兴东北老工业基地战略,仅靠这样的办法培养人才远远不能满足需要。对中西部和东北地区在弄清需要和可能的前提下,有针对性地制定相关政策。除学位授权点的审批及招生人数向这些地区倾斜之外,还应充分依靠这些地区的高校,尤其是为数不多的重点高校,为本地区培养更多研究生,并通过深化改革,不断地增强这些地区高校的自身发展能力。同时要真正启动发展较快地区对发展较慢地区的对口交流制度,像上海市组织的"银龄行动"那样鼓励并组织发展较快地区重点高校的退休师资到中西部地区服务一段时间,协助指导研究生,指导课程的设置,同时组织退休的研究生教育管理方面的专家到发展较慢的地区指导研究生教育管理。

对发达地区来说，则应更多地挖掘自身潜力，在研究生教育改革中先走一步，在全国研究生教育中发挥示范带头作用。

2. 统筹硕士生教育和博士生教育的发展

在我国，硕士生教育被作为一个独立的教育层次而存在。前几年大家较为公认的看法是：硕士生的质量总体来说较高，但学制偏长，培养规模偏小，用人单位大量需要的还是硕士生。当然，这种状况随着经济的发展及研究生教育自身的发展，已有了新的变化。但硕士生教育在我国是一个独立的层次，这似乎是一个不争的事实。因为我国是个发展中的国家，社会需求量大的仍应是这一层次的人才。这就需要我们对硕士生的培养目标、学习年限等重新进行审视。比如，在我国是否需要培养课程硕士或论文硕士？不同学科类型的硕士生年限是否可以有所区别？是缩短学制好，还是延长学制更科学？这都是当前值得研究的课题。

博士生教育代表了一个国家的教育水平，"主要是为高等学校科学研究机构培养师资和科研人员，历来被视为所谓'精英教育'。可是现在不少博士生从事的科研方向很难说是学科前沿的研究工作，有的长时间陷在导师的低水平横向开发项目上。这说明我国科技发展水平的拉动力还不高……"。我国科学研究原创性成果少，博士生创新能力不够强，是多种因素造成的。因此，博士生教育的发展不能过多地追求数量和规模，而要进行综合治理，提高其创新能力和综合素质，切实采取措施，改善培养条件，保证和提高博士生的培养质量。

3. 统筹科学学位与专业学位的发展

近几年来，我国的专业学位得到较快发展，可授予专业学位的学科已有近20种，涉及多个研究领域，这是人才培养类型适应社会需要的必然结果。在专业学位得到较快发展时，无论是国家，还是研究生培养单位都应根据社会需要及教育资源的最优配置来统筹安排。例如，临床医学专业学位研究生的培养需要保证一定的床位数，需要有较好的临床辅助科室，更需要有好的临床导师队伍，而临床学科也有许多科研课题需要有攻读科学学位的研究生去攻关。因此，在临床医学专业学位的试点单位切不可因为招专业学位研究生，而忽视了科学学位研究生的培养。这就需要我们加强统筹与规划，科学合理地确定科学学位与专业学位研究生教育之间发展的比例问题。

4. 统筹学历教育与非学历教育的发展

优秀在职人员，通过在职申请学位的途径获得学位，这是我国研究生教育的一个重要补充,为培养在职人员创造了良机。在我国通过正规的研究生教育获得学位,是高层次人才培养的主要途径。对非学历教育在多年实践和研究的基础上,应有一个恰当的定位,并加强规范管理,以保证学位授予质量,一旦放任自流,将会影响我国的研究生教育声誉。

5. 统筹全日制与非全日制研究生教育的发展及其相互关系

经过多年努力,在我国研究生教育实践中形成了全日制和非全日制两种不同的培养形式。前者以在校脱产学习为主,后者以在职不离岗学习为主。就当前的情况来看,全日制研究生教育已形成了较为规范的培养方法及制度,而非全日制研究生教育则尚未形成规范。面对新的形势,我们要统筹好全日制与非全日制研究生教育的发展及其比例关系。在继续发展现有全日制研究生教育的同时,注重完善和规范非全日制研究生教育,提高非全日制研究生教育质量。

6. 统筹重点高校与一般高校研究生教育的发展

经过高校体制改革后,我国培养研究生的高等院校,事实上是在不同的层次上办学。我国是个发展中的国家,综合国力还不够强,国家科学技术发展对研究生教育的拉动力还不够,这就决定了在现阶段,甚至在今后较长一段时间内,仍须继续按分层次办学的原则实施教育。有的大学以本科生教育为主;有的大学以培养硕士生为主;设有研究生院的高校可在发展硕士生教育的基础上积极发展博士生教育;少数重点高校还要适度扩大博士生教育规模,将研究生教育的重点逐步转移到博士生教育上。总之,各种不同类型的高校应该结合自己学校特色做出明确的定位,并在确定本校的办学指导思想、办学方式的基础上,力求在自己学校的层次上办出特色和水平。国家应加强对各类高校的分类指导,不能助长"贪大求全、争学位授权点、争发展规模"的不切实际的做法。

7. 统筹立足国内和进一步扩大开放的关系

我国在研究生教育发展问题上,早就提出立足国内培养高层次人才的战略。近年来,随着国家经济的发展,研究生教育又面临着新的挑战。国际上发达的资本主义国家凭借经济、科技优势不断给我们施加压力,千方百计遏制我们的发展。通过大型跨国公司逐步从利用我国市场、利用我国的劳动力资源,向直接利用我国的智力资源和高层次人才资源发展,形式也从单纯吸引我国留学生向与国内科研机构或高校联合培养研究生、联合举办各种人才培训班等多种形式转变。有的甚至直接在我国国内招生办学。我国周边地区发展中国家也加快了高科技和高层次人才培养的步伐,与我国展开竞争。我们应将这种压力变为研究生教育改革和发展的动力。在坚持立足于国内培养高层次人才的同时,要进一步扩大对外开放,积极参与国际竞争,探索与发达国家联合办学的新途径,吸取国外研究生教育的有益经验,以推动国内的高层次人才培养。统筹国内研究生培养与对外开放,不是简单地与国际"接轨",而是要在开放中实现国内研究生教育管理体制、运行机制、培养方法的协调发展。用科学发展观来审视我国研究生教育的改革与发展,是对研究生教育事业高瞻远瞩的把握,是研究生教育事业发展的必然要求。

参考文献

[1] 金耀基. 人文教育在大学的位序[N]. 文汇报,2002 - 09 - 29(3).

[2] 《中国学位与研究生教育发展战略报告》编写组. 中国学位与研究生教育发展战略报告(征求意见稿)[J]. 学位与研究生教育,2002(6):5.

[3] 赵沁平. 积极发展 勇于创新 大力推进研究生培养工作的改革[J]. 学位与研究生教育,2000(1):3-8.

[4] 许克毅,赵军. 论研究生教育发展观[J]. 学位与研究生教育,2004(1):8-12.

[5] 任仲平. 全面建设小康社会实践的升华一论发展观、政绩观、人才观、群众观[N]. 文汇报,2004 - 01 - 13(6).

[6] 丁元竹,诸大健. 全球视野:审视最新发展观[J]. 党政干部文摘,2004:27.

(原载《学位与研究生教育》2005 年第 1 期)

临床医学研究生教育改革中的问题与对策

刁承湘

　　我国医学(尤其是临床医学)研究生教育的改革问题,早在 1983 年就提出来了。经 20 多年的努力,1998 年经国务院学位委员会批准试行临床医学专业学位制度,2000 年又成立了医学专业学位教育指导委员会。在教育部、卫生部、国务院学位委员会的领导下,我国临床医学研究生教育改革取得了成效,医学研究生教育在改革中前进。

　　但近几年来,临床医学研究生教育又面临着新的挑战。本文就此老话题提出个人拙见。

一、 当前临床医学研究生教育面临的新形势

　　1. 相关制度间的相互矛盾和不衔接

　　随着我国高等教育体制的改革,卫生部基本上不再主管医学研究生教育。卫生部出台的住院医师培训制度、专科医师标准化培训等制度,缺少对医学高层次人才培养的通盘考虑,难免出现制度间的相互矛盾和不衔接。例如,早就出台的执业医师法,对专门培养临床医学专门人才的临床医学硕士和博士学位获得者的资格认定无对应的制度,造成人才培养上的浪费;即将出台的"3＋x"专科医师标准化培养模式,与临床医学专业学位制度之间衔接性不够。这种状况造成临床上多种人才规格的培养模式并存。这本是件好事,但彼此间缺少必要的联系和沟通,容易造成概念上、管理上的混乱。

　　2. 医学长学制试点单位不断扩大,带来临床医学研究生教育制度和学位制度的混乱

　　长期以来,我国高等医学教育只有中国协和医科大学实施的是长学制——

八年制医学教育。8年中前2年在综合大学学习自然科学、社会科学和人文科学课程，后6年在协和医科大学学习基础医学和临床医学课程。8年结束时一部分优秀者授医学博士学位。原协和医科大学研究生院常务副院长认为，该校八年制授予的医学博士学位属"课程博士"，因为获此学位的毕业生尚不能胜任临床医师的工作，还需经过住院医师的培养阶段。

这样的长学制有何优点？这一制度是否适合中国国情？自1988年开始试行的七年制长学制仍在继续中。高校体制改革后，一批与医学院校合并的综合大学，先后向教育部提出申请试办八年制医学教育的报告。2004年，在原有北京大学、中国协和医科大学、清华大学3所院校试点的基础上，增加复旦大学、四川大学、中山大学、华中科技大学及中南大学5所大学为八年制医学教育（医学博士学位）试办学校。这样，我国的高等医学教育就出现了3年（专科）、4年、5年、7年及8年等多种学制。

目前，我国临床医学一级学科内获得研究生学位有3种形式或类型：①医学科学硕士、博士。其培养目标侧重于科研能力的培养，兼顾临床能力培训；②医学专业学位硕士、博士。其培养目标侧重于临床能力培养，同时兼顾科研能力、临床教学能力的训练；③医学长学制的七年制硕士和八年制博士。其中七年制硕士参照临床医学硕士专业学位的培养模式，而八年制博士的培养模式各试点单位尚不统一，有的还在讨论中。这3种形式在招生对象、培养方式、论文要求及授学位标准等方面也多有区别。这虽然为临床高层次人才培养提供了多种培养模式，但也产生了很多问题。第一，导致我国临床医学一级学科内同一学位层次上培养目标、学习年限及学位授予标准不一致，八年制比七年制仅长了1年，学位却高了一级；第二，造成研究生培养单位认识上和实际工作中的混乱，很难做到区别对象，因材施教；第三，在学位与研究生教育的国际交往中不便区分；第四，从长远来说，不利于医学高等教育和研究生教育的协调发展，也不利于与学生毕业后教育及医师任职资格的衔接。这是因为，临床医学是实践性很强的学科，一名合格的医生是在实践中不断摸爬滚打"锤炼"出来的。七年制和八年制学生毕业时还是个"毛囡"，必须进行系统而规范的临床技能训练，才能成为合格的医生。临床经验的积累不是靠延长学制、多学几门课程就能解决的。

3. 对临床医学专业学位试点单位的培养质量，未建立起评估监督机制

1998年，国家正式试行临床医学专业学位制度，受卫生部委托，原上海医科大学研究生院承担了中国学位与研究生教育学会的研究课题"临床医学专业学位硕士试点单位合格评估标准的研究"。该课题早就结题，临床医学专业学位试

点工作也已进行了 7 年,但国家未进行合格评估,试点单位却不断扩大。工业生产中出了次品或废品,还可以再生产,而人出了意外,是无法复活的。医生的责任重如泰山,医学人才的培养不能粗制滥造。

4. 社会大环境的负面影响

临床医学方面总的育人环境是好的,但受市场经济的负面影响,不少临床导师主要精力未放在人才培养上;研究生也难免受到社会上急功近利的浮躁作风影响,部分学生对病人缺乏同情心、责任心,医德医风需不断加强。

二、 临床医学研究生教育改革必须遵循的主要原则

1. 必须遵循人才成长规律和医学教育规律

一个临床医学人才的成长,离不开经典的"三阶段"医学教育: 高等医学院校教育(本科生阶段)、毕业后医学教育(一般 3~4 年,主要是专科教育)和继续医学教育。高等医学院校教育是指高中毕业后进入医学院校,接受医学的基础理论、基本知识和基本技能(简称"三基")的教育和训练,为其将来成长为医生打下基础。毕业后医学教育是指医学院校本科毕业生在住院医师培养阶段接受严格的专业领域的临床技能培训,将其在医学院校接受的"三基"教育应用于临床,锻炼在本专业领域内独立从事临床工作的素质与能力。这是一个规范培养的过程,也是临床经验累积的过程。继续医学教育是指在整个医生的职业生涯中不断接受本专业和相关专业的新知识、新理论、新概念及新技术,这是一个不断进行知识更新和技术提高的过程。事实上,是医生接受终身教育,适应医学和社会发展需要的过程。

在国外,虽然各国的医学学制不完全一样,但专科医师培训制度都较成熟。例如,美国有完备的"三阶段教育"。经过四年制大学或学院学习获得文学士或理学士的毕业生,再到医学院经过四年学习,成绩合格可授予医学博士(M. D)学位。获得这一学位是在美国从事临床医学专业工作的先决条件。医学博士学位获得者经过一年的实习医师训练,通过美国医疗执照考试的第三部分考试,然后进入 3~5 年的按专业定向的住院医师训练。最后通过相应专业委员会的考试才能获得专科医师证书。此后,在整个医师职业生涯中还要不断接受考试,接受终身教育。

我国正在逐步完善"三阶段"医学教育。临床医学专业学位制度是研究了国外医学学位制度,结合中国国情在实践中形成的。这一培养制度相当于第二阶

段的毕业后教育。我国试行的七年制医学教育和住院医师的规范化培训制度也归入临床医学专业学位。尽管这一制度尚有不够完善的地方,如对 3 种不同的受教育者授予同一学位,其标准、管理等方面存在一些问题,临床能力考核也有待进一步研究。但只要我们在实践中不断探索和研究,必将走出一条具有中国特色的临床医学研究生教育制度和学位制度之路。

2. 必须适应社会对医学高层次人才的需求

我国是一个社会、经济发展不平衡的发展中国家,社会对医疗服务的要求也呈现出多样性。第一,中西部地区,尤其是少数民族地区及广大农村,缺医少药的情况还相当严重,这一现状决定我国在较长时期内还必须办好三年制的医学大专教育和成人职业技术教育及五年制的本科教育,以满足不同地区、不同人群的需要。第二,在众多基层医院,特别是大批县级医院,医学高层次人才相当匮乏。据《健康报》报道,在县级医院未经规范培训的医生比比皆是。这些医院的医师绝大多数是低学历者。2003 年参加医师资格考试的考生,80%以上仍为大、中专学历,具有本科学历者还不足 15%。因此,在大医院建立起毕业后教育培养基地,为基层医院培养合格的医生,是一项艰巨的任务。现有的临床医学硕士生培养单位应义不容辞地担负起这项任务。第三,在一些发达地区的大城市,有一部分"特殊人群"对医疗服务有特殊需求。因此,近年来一些大医院的"特需门诊""特需病房"应运而生,对医生的学历层次、医疗水平提出了更高的要求。第四,随着重点高校临床重点学科的建设和发展,学科梯队的学历结构、知识结构、年龄结构发生了很大的变化。复旦大学附属华山医院的手外科、中山医院的肝肿瘤科及眼耳鼻喉科医院的耳鼻喉科已逐步实现了住院医师学位化,即在这些重点学科中的住院医师基本上都具有硕士学位或博士学位。第五,社会和医学的发展告诉我们,必须重视临床科学研究,重视基础医学、预防医学及临床医学交叉学科的科学研究。因此,培养科研型的临床医学研究生是必须的。

以上状况在我国可能还要持续较长时期。我国临床医学高层次人才的培养应进一步多元化、多层次化,以更好地适应社会和医学发展的需要。

三、 改革临床医学研究生教育的几点建议

1. 对医学研究生教育改革进行专题研究

对现有的医学长学制教育(包括七年制、八年制)和整个医学学位和学制,应在教育部的领导下组织专家做专题性研究,找出适应我国国情的医学研究生教

育和学位制度改革办法。

首先,要重视多年的研究成果。关于临床医学研究生教育及临床医学专业学位制度的建立,在教育部及卫生部的领导下,从 1983 年就开始研究,对美、加、英、德、法、俄、日七国的医学教育和学位制度也进行了研究,并根据中国国情于 1986 年首先在北京医科大学、中国协和医科大学、上海医科大学、中山医科大学试行培养临床医学应用型人才(这一培养类型可以看成是临床医学专业学位教育的前身);1989 年,卫生部组织专家组对试点学校的首批临床医学博士学位获得者的培养质量进行评估;1992 年,卫生部又组织研究小组对 4 所学校毕业的临床医学博士进行追踪调查,对临床应用型人才的培养模式、课程设置、培养方式、临床能力考试等进行了较为系统的研究,并有多篇论文发表;1997 年,北京医科大学、上海医科大学关于临床医学应用型人才培养的实践与改革,分别获国家优秀教学成果一等奖和二等奖。这些研究和实践为在我国实施临床医学专业学位研究生教育奠定了基础。可以说,临床医学专业学位的提出和实施,是多年研究的成果,来之不易。目前,要着重研究解决实施过程中遇到的矛盾和问题,用科学的发展观,本着与时俱进的思想,理清思路,理顺关系。

其次,对医学学位体系和医学高层次人才培养制度,要结合在一起进行研究。具体来说,我国医学本科教育的学制多长才合适? 七年制、八年制等长学制是否适合中国国情? 要不要同时存在? 若继续存在,其标准是什么? 如何正确定位? 医学人才成长的“三阶段”教育如何互相衔接,又如何互相区别?

2. 建立起教育部、卫生部和国务院学位委员会密切配合的权威运行机制

医学教育的行业特征非常明显,临床医学研究生培养与住院医师规范培训、职业医师法关系密切。医学研究生教育的发展必须适应国家医疗卫生事业的发展。因此,在医学学位与学制、医学研究生教育改革中,教育部、卫生部和国务院学位委员会办公室密切配合非常必要。建议这三方面可成立一个“协调小组”,在专家组调查研究的基础上,就医学学位与学制、临床医学研究生教育的改革与发展及其与医师资格认定等问题进行具体协调,解决目前各制度间存在的诸多矛盾,使医学高层次人才培养得以健康发展。

3. 对临床医学专业学位试点单位的研究生培养质量组织检查和评估

目前,临床医学专业学位的试点单位有数十所医学院校。各单位在试点过程中积累了一些经验,也不可避免会遇到各种问题,教育部依靠医学专业学位指导委员会的专家,可分期分批对试点单位进行检查和评估,或进行调研。建立科学的评估指标体系,检查评估中要特别重视对各校临床教学资源、临床能力考核

制度的建立、师资队伍状况、学生素质与能力的培养等全面状况的了解,要深入教学科研第一线,掌握第一手资料,不能仅局限于召开座谈会、听取领导汇报等方式。在评估、调研的基础上可召开临床医学专业学位工作会议,以及时总结各校的经验,研究、解决试点过程中存在的问题,这对保证临床医学专业学位研究生的培养质量,推动临床医学专业学位教育的进一步发展都是非常必要的。

4. 培养单位之间应加强合作与交流

原卫生部所属的十多所高等医学院校,除协和医科大学和北京中医药大学外,都已与综合大学合并。这些合并的医学院校原来在医学研究生教育中发挥了良好的排头兵作用。高校体制改革后,这些学校间的交流与合作减少,对医学研究生教育的交流和研讨似乎也比以前少。在高校体制改革后,除充分发挥中国学位与研究生教育学会医药科工作委员会的作用外,可以建立合并有医学校的高校校长联谊会(或联席会),或者在教育部的统一指导下,召开合并有医学院校的高校校长会议,就医学高层次人才的培养如何依托综合大学的优势、加强人文社会科学方面的教育、在综合大学内如何办好医学院等问题进行交流与研讨,探讨综合大学医学院的办学体制、运行机制、学科建设和医学研究生教育等问题。

参考文献

[1] 吴启迪. 国务院学位委员会 2004 年度工作及 2005 年工作思路的报告[J]. 学位与研究生教育,2005(6): 1-8.
[2] 李天舒. 专科医师标准化时代即将到来[N]. 健康报,2005-05-12(5).
[3] 刁承湘. 医学研究生教育实践论[M]. 上海:复旦大学出版社,2004.

(原载《学位与研究生教育》2006 年第 4 期)

一位世界公认的肝癌专家

——记复旦大学肝癌研究所所长汤钊猷院士

刁承湘　廖文武　胡小苹

2005 年 12 月 23 日上午,复旦大学逸夫楼演讲厅正在举行一场高水平的学术报告,出席"华东地区学位与研究生教育工作 2005 年研讨会"的 100 多名代表,正聚精会神地聆听汤钊猷院士作"医学博士研究生培养之我见"的报告。一个多小时的报告很快就结束了,但举手提问的代表一个接着一个,汤院士用嘶哑的声音概要精辟地回答了每一个问题。主持会议的复旦大学副校长周鲁卫教授不得不打断大家的提问,他告诉代表们,汤院士是带病为今天的会议作报告的。顿时,会场内爆发出热烈的掌声,其中充满了与会代表对这位德高望重的专家的崇高敬意。

汤教授从事肝癌研究近 40 年,使我国的肝癌诊治和研究水平走向世界前列。他曾任上海医科大学校长,自 1984 年担任博士生导师以来,共培养出博士生 32 人,其中 4 位博士生的毕业论文被评为全国优秀博士学位论文。他对研究生教育在高等学校中的战略地位有着深刻的认识。近年来,他又重视对"医学软件"的研究,先后为研究生、导师、青年医师进行了 10 多次关于"医学软件"的演讲。翻开记载他学术成就的档案,聆听他一次次关于医学软件的演讲,都会留给我们很多的启迪与思考。

一、 他选择了攻克"癌中之王"的艰难道路

汤钊猷教授 1954 年毕业于上海医科大学医学系,后留校在中山医院工作,师从我国著名的外科学家崔之义教授和血管外科专家冯友贤教授。导师的辛勤培养和严格要求,加上汤教授的刻苦钻研与勤奋好学,为他以后的临床实践和科学研究打下了扎实的基础。

在 1959—1968 年师从崔、冯两位教授期间,汤教授从事血管外科的临床和实验工作,在几百条狗身上做实验。1962 年,他用解剖显微镜加落地架,以顽强的毅力在国内首先开展了显微血管外科工作。有了这个基础,1966 年,他与手外科专家杨东岳一起施行游离足趾移植再造拇指成功。应该说,当时汤教授在血管外科已取得了相当好的成绩。然而在我国,肝癌是肿瘤中的常见病、高发病,而且被称为"癌中之王",汤教授所在的中山医院病房里也收治着大量的肝癌病人。这些病人常常是满怀希望地走进医院,不久就离开人世。汤教授看在眼里,急在心里。

1968 年,周恩来总理向医务界发出了"攻克癌症"的号召。"解除病人的痛苦是医生的责任,病人的需要就是我的选择!"抱着征服癌症的念头,他毅然放弃了血管外科,投身于征服肝癌的伟业中。从此,他和他的同伴们走上了一条布满荆棘的肝癌研究之路。

过去权威的教科书上写着:"肝癌的病程是 2~5 个月。"因此,一个人患了肝癌就等于被宣判了死刑,而且送进医院的病人已多为肝癌晚期,当时的医师天天在为维持这些病人的生命而疲于奔命。

汤教授不唯书、不唯上,敢于挑战教科书上提出的这一极限。30 多年来,他和同事们与肝癌进行了几个回合的较量,将全部身心交给了肝癌患者,交给了医学科学的研究。

第一个回合是 20 世纪 70 年代,汤教授带领的科研小组发现用测定甲胎蛋白的方法对"健康者"进行普查,证明用甲胎蛋白的动态曲线可诊断出尚无症状的小肝癌,切除小肝癌的患者 5 年生存率可达 60%左右。这是第一次大幅度提高肝癌切除后生存率的重大发展,改变了过去"肝癌是不治之症"的传统观念。该研究成果 1979 年获得美国癌症研究所"早治早愈"金牌奖,1985 年获国家科技进步一等奖。汤教授由此提出了"早期发现、早期诊断和早期治疗"的成功经验,提出了"亚临床肝癌"的新概念,由他撰写的《亚临床肝癌》一书英文版出版后,震动了世界肿瘤学界。

第二个回合是 20 世纪 80 年代,他带领科研小组开始研究对中晚期病人实施导向治疗、介入治疗和综合治疗,使部分不能切除的大肝癌缩小后变成可切除的小肝癌,并加以切除,使这种"缩小后切除"的远期疗效也达到 60%以上,为中晚期肝癌病人的治疗开辟了希望之路。这项研究成果多次获得国家级、省部级科技进步奖。

第三个回合自 20 世纪 90 年代开始,汤教授将研究目光敏锐地投向肝癌的复发转移这一世界难题。他组织基础、临床各方面的研究力量,对肝癌的裸鼠实验模型、复发转移的相关分子,从基因组和蛋白质组水平等方面进行攻关,已获得不少新的知识、技术和成果。在肝癌诊治的临床及研究领域,汤教授始终站在国内外研究的最前沿。

汤教授用自己 30 多年的临床与研究实践向世人宣布:科学研究无禁区,学术创新是灵魂;创新、实践、毅力是取得成功的法宝,而扎实的基本功、拥有大量知识与信息、科学的辩证思维是保证创新的核心。他以自己的实践不断证明,科学工作者要敢于创第一、敢于在世界上为中国占有一席之地:1981 年,他主编的《原发性肝癌》是国内第一本肝癌专著;由他主编并且英文出版的《亚临床肝癌》是国际上第一本小肝癌专著;1993 年,他主编的《现代肿瘤学》是 1978 年以后国内第一本肿瘤学专著,也是 1997 年被引用频次最高的医学专著之一,1998 年获国家科技进步三等奖。由于在肝癌研究方面取得的突出成就,他连续 8 年任国际抗癌联盟理事,1990 年、1994 年任国际癌症大会肝癌会议主席,1986—2004 年汤教授已主办 5 届上海国际肝癌肝炎大型会议,来自世界各地的代表逾 4 000 人。他还应邀担任 10 本国际杂志编委,2 本亚太区杂志主编。2004 年,汤教授当选为美国外科学会名誉院士,是我国大陆唯一获此殊荣的专家。美国外科学会主席 Polk 在介绍汤教授时说:"上海复旦大学肝癌研究所所长汤钊猷,一位世界公认的肝癌专家,他在实验研究和外科临床的贡献极大地丰富了对肝癌的基础知识,并提高了临床疗效。"

汤教授成功了! 他给肝癌病人带来了福音,他为祖国赢得了荣誉,他为医学科学作出了贡献! 而这一切都来自于他"严谨进取,放眼世界"的科学态度,他认为"成功是建立在认真、及时、优质地完成一个又一个大大小小的任务的基础上的"。这是他几十年成功经验的总结,也是他对后辈的寄语。

二、 他提倡"以人为本"的医学教育思想,他要写一本关于"医学软件"的书

汤教授是肝癌研究方面国际公认的专家,他对医学教育、人文精神也有着深刻的理解。汤教授认为,在医学教育中要重视人文精神。医学教育培养的学生将来是为病人服务的,医生对病人需要人文关怀。其他事情出了错还有改正的机会,而医生对病人的诊断和治疗一旦发生错误,导致了不该发生的严重结果,连纠错的机会都没有。生命对每个人都只有一次,因此医生的责任重如泰山。

同样,在医学科研中也需要人文精神。他说:"病人是人,我们不能将病人当作学习知识的工具,更不能将病人当作科研的试验品。因此,我们的医学科学研究,很多都需要建立动物模型,在动物身上做试验,有了对病人有用的实验结果,还得经过一系列的试验,有把握了才能用于临床。""医学科研周期长,来不得半点虚假,这都是医学科研工作中的人文精神。"汤教授认为,现在在中国医学教育和医疗工作中,硬件大为改善,但"软件"还要跟上。因此,他要写一本关于"医学软件"的书。

在这本书中,他除了要阐明医学中的人文精神外,还要论述医学的辩证思维。比如,有许多疾病过去是很难诊断的,现在随着科技的发展,变得容易诊断了,这是从难到易的辩证转化。再如,人们以前都认为,小的肝癌会慢慢长大,长到一定程度,就无法手术切除了,但现在通过研究发现,综合治疗后大肝癌可慢慢缩小,从不能切除变成可以切除,这就是大小之间的转化。汤教授认为,作为医生如果没有辩证思维,就不能做个好医生,就无法不断创新、与时俱进。

在这本书中,他还要探讨"技术与学术"的问题。他认为,作为医生,固然需要高超的技术,但现在不少医生整天忙着开刀、看病,甚至周末也要出去做手术,很少重视学术研究,这样下去,医生只能成为一个开刀匠和看病的郎中,难以前进,更不能创新,21 世纪的医生不应该是这样的人。技术是医术的基础,学术是医术的灵魂,而创新又是学术的灵魂,对解决病人的疾苦有利,对提高我国的学术声誉有利。汤院士对学术界的浮躁作风、弄虚作假甚为担忧,他认为学术一旦失去其真实性和科学性就成了伪科学,其危害极大。

在这本书中,他还要论述如何用"三个代表"的思想来培育青年医生和研究生、大学生。他认为,我们应该将"三个代表"的重要思想自觉地用于我们的日常工作中。"代表中国先进生产力的发展要求"就是要求我们的医生、医学学生要有高超的医术,要奋发学习,重视科研,不断创新。"代表中国文化的前进方向"就是要求我们要有高尚的医德,医德医风是医生做人的根本,科研道德和科研作风是科研人员的灵魂,我们今天还得提倡向白求恩学习,在科研工作中还得有愚公移山的精神。"代表中国最广大人民的根本利益"就是要求我们要全心全意为病人服务,要待病人如亲人,对病人负责任,从病人最大的利益出发,自觉抵制歪风邪气。他希望青年人、研究生要树立为振兴中华大业勇于献身的精神。

在这本书中,他还将系统地论述学科建设、师资梯队建设在高等学校、医院中的战略地位,他认为这是"软实力建设"。我们现在都强调将大学建成一流大学、研究型大学,其关键是要有一流的学科、一流的人才、一流的成果,而其中最关键的是人才,有了人才才能建设好学科,出得了成果。学科带头人则是关键的关键。汤教授将学科带头人的基本素质概括为七个方面:有很强的事业心,有扎实的基本功,有创新精神,有力争第一的勇气,能善处逆境,善于团结他人,具有健壮的体魄。而所有这些素质,都是长期艰辛磨炼的结果。

三、 他对研究生严格要求、大胆放手、鼓励创新,期盼学生"青出于蓝而早胜于蓝"

自 1978 年恢复研究生招生以来,汤教授共培养研究生 51 人,其中已毕业博士生 32 人。在他看来,对国家来说,博士生是振兴中华的战略力量,是我国在国际上占有一席之地的重要方面;对一所重点大学来说,博士生是高层次师资的重要来源,是出科技成果的重要力量,是促进学科建设的关键所在。因此,博士研究生教育是建设一流大学的重要内容,国内外著名大学无不将博士生培养置于重要位置。

汤钊猷教授认为,人一生中如有重大科技创新,通常也就是 1 或 2 项,而取得重大创新成果多是在 30 岁前后,比如 Watson 发现 DNA 双螺旋时,年仅 25 岁。博士生正处于这个年龄段,是一个最富创新精神的群体,他们很少有保守思想,又具备扎实的基本功,博士生毕业时,往往是他们有重大发现的前夕。因此,他对博士生要求严格、大胆放手、鼓励创新。他总结出如下几点博士生培养的基本经验。

1. 抓严谨学风

在治学严谨方面,汤教授堪称表率。他抓学生的学风是严谨再严谨,年过七旬的他,临床、科研、外事及社会活动繁忙,但仍挤出时间,投入大量精力为研究生修改论文。这里是他为一位博士生修改论文的摘录:"××:我在 2004 年 11 月 21 日所提的修改意见,很多都没有改进去(接着列举了多处未修改的内容——笔者注,这里从略),这些在修改稿中还是没有看到。另外,图表在文中的位置要注明,这些都是属于基本功的问题。此稿也没有加……我可是开夜车帮你改的。你不认真,我又何必认真呢? 汤 2004 年 12 月 4 日深夜。"该生拿到汤老师的意见,很受震动,再次修改了论文。汤教授很快又对全文进行修改,提出了如下书面意见:"××:总的不错,资料丰富,但最好再改一下。①博士论文是科学与艺术结合的作品,是人的一生中最重要的作品之一。首先是科学性,但也要重视艺术性,最后是逻辑性……文字的精炼,文章的引人入胜,用词过头也容易引起反感。②题目是最重要的，要画龙点睛。我加了副题是希望更突出新发现……③摘要是最重要的部分，摘要中的结论尤其重要，要反复推敲、修改……"经汤教授多次修改，该生的博士论文发表于影响因子为 5.5 的 *Proteomics* 杂志上。一位博士生的一篇学位论文 2005 年获全国优秀博士学位论文奖，仅是题目，汤教授就改了 3 次，全文修改了 7、8 次，论文完成后又要求学生补做裸鼠实验达 1 年多。汤教授对每位学生的论文都精心修改，大到论文的整体思想、题目、摘要、结构，小到标点符号、错别字、格式等，常修改 6、7 遍之多，学生们都受益匪浅。他对学生的严格要求还体现在细微小事上，就拿开会来说，尽管他事务繁忙，但无论是主持会议，还是参加会议，他总是准时到达，他的学生也因此养成了守时的好习惯。

2. 抓研究方向

汤教授要求博士生在广泛阅读文献的基础上，由博士生自行思考在导师的研究领域内选定研究方向，确定研究课题。他认为，研究方向要考虑连续性，复旦大学肝癌研究所每 10 年定一个研究方向，由多名博士生分阶段连续完成，形成特色，既能带动全局，又能出大的成果。为此，他在与学生讨论定题时，除要求研究结果有较广阔的应用前景外，特别强调创新。他认为研究题目不宜选得太大，但要在某一点上进行深入研究，兼顾高、精、尖技术的应用。他指导的 4 篇全国优秀博士学位论文，都是经过精心选定的课题，既来自临床实际需要，又紧跟国际前沿信息，研究结果都具有潜在临床价值。

3. 抓原始创新

博士学位论文的原始创新并不容易。汤教授认为，首先要有创新意识，不能只满足于紧跟和填补空白，那只能是跟着别人走。其次要有辩证思维，鼓励学生敢于怀疑、修正过去的常规、定律。再次是要有魄力和毅力，导师和学生都要敢于冒风险，遇到困难能顶得住，持之以恒。四平八稳的课题、急功近利的思想，决不能做出具有原始创新的论文。汤教授认为临床科研的原始创新，必须有明确的目标，那就是提高临床诊疗水平，创建我国的特色医学。

博士生王鲁的博士学位论文"α 干扰素及其他制剂干预肝癌转移复发和肿瘤生长的实验研究"，在国际上首次发现干扰素有减少肝癌转移的作用，2000 年发表在影响因子 9.5 的国外杂志上，2002 年获全国优秀博士学位论文。博士生叶青海的博士学位论文"肝细胞转移预测模型的建立及其转移相关基因的筛选——cDNA 微阵列技术分析"，应用肝癌基因表述谱，预测乙肝病毒阳性肝癌转移，获得了一些新发现，2003 年发表在权威杂志 *Nature Medicine* 上，影响因子达 31.2,被引用 36 次,2005 年被评为全国优秀博士学位论文。汤教授指导的另外两位博士生贺平(2000 年获全国优秀博士学位论文奖)和李雁(2004 年获全国优秀博士学位论文奖)的博士学位论文也都有较大创新。他们的文章也刊于有较高影响因子的 SCI 杂志上。

4. 抓国际交流

根据教育要"面向世界,面向未来"的精神。汤教授主张将博士研究生推向国际学术舞台,让他们经风雨、见世面。一是要求博士生向国际杂志投稿。他培养毕业的 32 名博士生以第一作者身份发表 SCI 论文 62 篇,平均每人近 2 篇。二是鼓励和组织博士生参加国际学术会议并发言,与国际同行进行学术交流,他在上海主持的几次国际学术会议,几乎所有在校研究生都参与了会议的接待和秘书工作。三是积极选送博士生与国外研究机构联合培养。经他积极联系与推荐,肝癌研究所与美国、德国、意大利、日本等诸多研究机构建立了合作关系,2004 年以来,他先后选送了 4 名博士研究生与国外进行联合培养,让他们学习国外的先进技术。

5. 抓软件建设

汤教授作为国家重点学科——肿瘤学的学科带头人,充分认识到软件建设在研究生培养中的重要作用。他认为,作为博士生导师,首先要有良好的医德和科研道德,要以身作则、为人师表。他是全国"五一劳动奖章"和"白求恩奖章"获得者,2006 年被评为上海市科技功臣。他的学生说:"与汤教授相处时间长了,我们会不知不觉地养成做事严谨的习惯,他身上具有一种独特的人格力量。这种力量在随时随地、潜移默化地影响着我们。"汤教授还积极地争取课题和学科建设经费,1982—2004 年,以他为第一负责人共争取到 4 000 万人民币的科研和学科建设经费,为博士生培养提供了充裕的科研资金。

汤教授具有让学生超过自己的胸怀,他期盼学生"青出于蓝而早胜于蓝"。近年来,他所发表的论文中,65％是他所指导的研究生参与写成的。他曾发表 SCI 论文 182 篇,其中他作为通讯作者的 58 篇均为他的研究生完成的。他不仅要求学生要有高尚品质和精深的学问,还注意培养他们的组织管理能力,使他们成为全面发展的人才。

有人问汤教授:"这样培养研究生,不是要花去你太多的心血吗?"他却说:"我一方面培养学生,一方面促使我进步,从他们身上学到的许多新东西比我给他们的还多。"这就是汤教授严谨的作风和谦虚的为人!

汤教授还极为关注我国学位与研究生教育事业的改革和发展。他说:"研究

生是我国科教兴国的一支战略队伍,而不是战术队伍。"就在这次华东地区的研讨会上,他提出了以下几点建议:

(1) 我国的医学研究生教育,甚至整个医学教育的学制和学位设置太乱,国家要重视研究和解决。

(2) 硕博连读制度,有利于科研工作的连续性,有利于快出人才、早出成果,应予总结和提倡。

(3) 基础医学不能削弱,临床医学科学学位研究生教育必须加强。

(4) 行政管理部门不能管得太多、管得太死,领导部门主要是确定大方向,把握大目标,质量把关主要靠导师。因此,必须极为重视博士生导师队伍的自身建设。

| 参考文献 |

[1] 汤钊猷. 对"癌症堡垒"的攻坚战[M]//上海市对外文化交流学会. 院士展望二十一世纪. 上海:上海科学技术出版社,2000:19-28.

[2] 丛蓉. 他把整个身心都奉献给医学事业——记上海医科大学汤钊猷院士[M]//陶德坤, 刁承湘. 上海研究生教育改革发展20年:成果篇. 上海:上海交通大学出版社,1998: 43-47.

[3] 刁承湘. 上海医科大学志:第十一编[M]. 上海:复旦大学出版社,2005:704.

(原载《学位与研究生教育》2006年第8期)

从 2006 年诺贝尔科学奖被美国科学家包揽所想起的

刁承湘

　　继 1983 年后,2006 年诺贝尔科学奖第二次被美国人包揽。人们不禁发问:当今诺贝尔奖获得者中为什么美国科学家独占鳌头? 当然,确切回答这个问题恐难全面,我们可以指出,美国数额巨大的科研投入和精良的技术装备,为科学家提供了用武之地;美国是个移民国家,它聚集了世界各国的优秀人才;美国的创新文化氛围和竞争机制鼓励人才脱颖而出……但是,根本原因还是在于美国先进的教育,特别是其世界上首屈一指的研究生教育。笔者于 1991 年曾由学校派赴美国考察其学位制度与研究生教育 3 个月,先后在哈佛大学、麻省理工学院、耶鲁大学、哥伦比亚大学及康乃尔大学等 8 所世界著名大学和 2 所州立大学学习和考察,受益匪浅。本文结合本人的考察经历,介绍美国研究生教育特别是博士生教育的一些成功做法,从一个侧面解读美国为何成为诺贝尔奖得主的大国。

一、 高度重视研究生的独立科研能力培养

　　完成学位论文进行科研能力培养,这是美国博士生教育的重点,而在这一过程中始终贯穿着独立科研能力的培养,形成了一些独特的做法。

　　1. 实验室轮转

　　美国博士生入学后并不确定导师,而首先是安排实验室轮转,一般要求轮转 3～5 个实验室,每个实验室 8～12 周,各高校和各学科要求轮转实验室的数目不完全相同。由于每个导师都有其从事科学研究和研究生教学的特有风格和方法,他所拥有的实验室研究方向和条件也不一样,学生在进入实验室轮转时除了学习和掌握该实验室的方法和技能外,可与实验室的成员进行广泛的交流。如

实验室成员是否开心、实验室的学术氛围如何、发表文章的数量和质量、已培养的博士生论文完成情况等。学生还可以坦诚地向将来有可能成为其导师的教师交流自己感兴趣的研究目标,也可以要求导师介绍其可能开展的一些研究项目,并参加实验室举办的各种学术活动。在完成规定的实验室轮转后,学生选择导师,经批准后进入其实验室进行毕业论文的研究。这样的实验室轮转,不仅可以让学生了解各实验室的主攻方向,选择自己感兴趣的研究领域和导师,充分发挥学生在选择导师和选择研究课题方面的主动性,而且有利于学生博采各家之长,培养动手能力和全面素质。另外,实验室轮转也给导师提供了了解和挑选学生的机会。所以,实验室轮转的过程,就是师生相互了解和选择的过程,也是学生之间互相竞争的过程。

2. 严格的资格考试

学生在完成规定的课程学习和实验室轮转后,必须参加由系或学院组织的资格考试。资格考试的一般方式如下:①大量阅读文献,学生可选定 3 个主题(1 个博士学位论文主题、2 个非博士学位论文主题),大量阅读文献,进行深入的学习与思考;②写出 3 个主题的研究计划书;③口试,涉及研究主题、研究计划书、所在学科和相关学科领域。要有广博的知识面和较好的分析综合能力、口头表达能力方能顺利通过资格考试,取得博士候选人资格,并正式进入博士论文研究阶段。资格考试对培养学生的独立思考和综合能力大有好处,也可以帮助教师发现并弥补学生在某一知识领域的不足和某些方面的专长与兴趣,以便在以后的培养过程中加以引导和开发。

3. 论文指导委员会

论文指导委员会由研究生的论文导师担任主席,学生第一年实验室轮转时的带教老师和参加资格考试的相关成员作为指导委员会成员,并努力使精通学生毕业论文领域的交叉学科教师成为委员会的成员。委员会的职能包括定期检查和评估学生毕业论文研究的进展;学生在研究中遇到问题或学生研究有了新的实验结果、发现了新的实验现象时,委员会听取学生的报告,对进一步的研究提出意见和建议;审查学生是否完成足够的研究工作量和达到一定的研究水平,决定其是否可以撰写论文和申请答辩。因此,指导委员会对学生来说是一种资源和支持,指导委员会成员对学生的独立工作和分析能力的培养大有帮助,他们为研究生独立科研工作提供施展才华的天地,又为研究生的科研工作排除障碍、指明方向。

值得一提的是,论文指导委员会绝不是虚设。在定期召开的委员会会议之前,每个学生必须准备一份研究工作进展和研究计划的总结;在正式委员会会议之外,每一个学生都与委员会的每一位成员保持经常的联系,以从他们那里获得宝贵的知识和经验。如果委员会没有召开每年一次的会议,或者未向研究生学习主管递交会议报告,在接下来的学期学生将不得注册。

二、 交叉学科培养创新人才

美国著名大学特别强调科学技术与复杂社会问题的相关性,而这些问题的研究往往需要不同学科专家的共同努力。因此,这些大学非常重视把跨学科精神渗透到研究生教育中,强调学位论文的原创性。对博士学位论文的评价首先考虑的是学生所作出的原创性贡献,而这种原创性往往是交叉学科碰撞所产生的火花。考虑到生命科学在未来的重要性,早在 20 世纪 80 年代麻省理工学院(massachusetts institute of technology,MIT)即率先规定全校本科生无一例外地要学一门生物课。在 MIT,交叉学科的研究十分活跃,许多来自不同学科领域的研究生和教师在跨系或跨学院的多学科交叉的中心、实验室工作。由 MIT 与哈佛大学成功合作达 30 年之久的"哈佛—MIT 卫生科学与技术部(HST)"就是一个交叉学科的研究机构。其目的是将工程、科学技术和医学药学结合起来,研究和解决生物和人类健康的实际问题,成为美国开展交叉学科教学和研究计划的先驱。HST 同时也是哈佛医学院的 5 个医学协会之一,目前大约有 300 名研究生与 200 多名来自 MIT 和哈佛的教师在 HST 一起开展研究工作。这里可以提供针对工程和生物医学方面的多学科的研究生学位计划。这些计划用于培养学生的创造性。学生在这里创造知识,将来成为相关学科的领导人,通过研究发现有效的预防、诊断和治疗疾病的新方法。因此,HST 也是美国最大的生物医学工程和内科医生/科学家的培养机构之一。

无独有偶,2000 年前后,斯坦福大学、哈佛大学相继成立了健康科学中心。这些中心不仅是生物学和医学专家奋斗的场所,而且聚集了物理、工程、材料等诸多学科的专家。最先挂牌的斯坦福大学 Bio-x 中心由诺贝尔奖得主朱棣文领衔。在社会资金的资助下,斯坦福大学专门为 Bio-x 中心盖了一栋楼,使生物学家、医学家、物理学家、神经科学家、纳米材料专家及工程技术专家等在同一屋檐下工作,彼此交流、沟通、切磋学习并培养研究生,产生了无穷的创造力。

值得关注的是,以上提及的几所大学,已有一些由研究生学位计划委员会批准的跨院系培养计划,为每个经批准的博士候选人组成特别委员会来负责学位计划的执行,这个特别委员会的成员由院、系教师和交叉学科中心的研究人员共同组成。

三、 提倡质疑的研究生课程和形式多样的讨论课

在耶鲁大学考察期间,一位在那里工作和学习的校友告诉我,耶鲁的教育与国内教育的最大不同点就是耶鲁非常重视和崇尚独立思考。一位攻读毒理学的博士生说,她的导师是位犹太人,要求苛刻,学生提交的读书报告或研究报告都必须是质疑性的——质疑问题、质疑结论、质疑研究过程。在听学术报告时,他们是一面听报告,一面想问题,不断提问题。耶鲁的教授认为,所有的实验都是人做的,不可能完全正确,所有的文献都是人写的,也不可能百分之百正确。他们教育学生要从实验、文献中找错。正是这种质疑的精神、不怕权威的心理,使耶鲁学生受到一流的训练。这种训练不是来自教师的"苦口婆心"和"滔滔的演讲",而是来自学生发自内心的质疑,这是做学问的根本。

美国大学为研究生开设的课程很多,其中有的是核心课程,有的是跨学科课程,有的是选修课程,课程内容强调新,教学方法强调研讨式。特别值得我们学习和借鉴的是,他们对课程学习成绩的评定不是仅凭死记硬背得来的书面分数,课堂讨论分占整个课程成绩的 20% 左右,如果上课时仅做一名听众而不参与课堂讨论是得不到这部分分数的。在 MIT,任课教师是根据学生课堂口头报告以及课程作业中反映出的创新性、想象力等因素来综合给出成绩。因此,课程成绩是"混"不出来的。

讨论课(seminar)对培养学生的想象力和创造力,激发学生的质疑精神有着不可忽视的作用。美国研究型大学里的布告栏甚至墙壁上到处可见各种学术报告会的布告,形式多样的讨论课更多。如耶鲁大学遗传学系规定,学生从第三年开始必须每年一次在研究生研究进展讨论会上介绍自己的研究情况,所有学生都必须在讨论会上面对持赞同和批评意见的听众陈述自己的研究工作,这既给每个学生提供了锻炼的机会,又可让学生听到别人对自己研究工作的意见和建议。每个学期的讨论课由不同的教师指导,学生轮流作主题发言。

在 MIT,每个专业都有每周一次的研究小组活动。研究小组的学生进行比较正式的学术讨论,发表他们的研究结果,吸纳不同教师和学生的想法,也吸收一二年级已开始进行研究的学生参加这些研究小组。MIT 学位论文指导系统有一个关键部分就是"专业午餐会"。在这里,通过资格考试的学生形成了新的

想法或研究中有了新的结果，都可以在非正式的午餐会上与教师和学生进行交流。一些已经毕业的博士说，专业午餐会在为他们提供传播新思想的渠道、构建学术交流平台方面有着无法估量的重要价值。

MIT 斯特拉顿校长说："我们永远也不应该忘记：大学的特殊作用是提供一种智力气氛，在这种气氛中，具有高度创造性、很强个性的学者，以自己的方式追求自己的事业，能够受到同事们的赞许。"正是这种智力气氛成就了那些追求自己事业的人，构成了名校的一流学术环境。

四、 管理的权威及其服务功能

美国大学的研究生教育已有 100 多年的历史，在漫长的发展过程中形成了有关研究生教育的各项规定以及在质量保证与监督方面的成熟做法，而这些规定的执行和监督制度的实施依靠的是管理的权威性，与此同时管理部门和机构为师生提供的服务又是全方位的。这是非常值得国内大学借鉴的，以下几个方面特别值得关注。

第一，校方（研究生院）只是规定对研究生的最低要求（如课程的优秀等级、修满的学分数、资格考试论文的要求等），各学院系或教育项目根据各自的特点自行制定相对较高的要求。这样就保证了研究生教育质量的最低底线，但"上不封顶"，避免了一刀切，又照顾到了各学科之间的差异。

第二，给导师和学生充分的自主权。由于学生具有不同的专业背景和研究兴趣，每一个学生的课程选择可以在征求研究生学习主管（director of graduate studies，DGS）的建议后自行决定；学生在实验室轮转结束并通过资格考试后，可自行选择导师和自己感兴趣的研究课题；中途由于某些原因（如兴趣转移等），又可要求转专业或换导师。

美国著名大学的导师多数是各自学科领域的领袖级人物，他们拥有绝对的选择学生的自由。学生何时能毕业、论文是否可以提交答辩，均经指导委员会讨论，最后由导师决定。美国博士生的学制是弹性的，有的学生读了 5～6 年甚至 8 年，导师才允许其答辩。

在学术上师生拥有更大的自由度。师生自由讨论、民主平等，学生可以质疑导师。学生在研究中有了新的实验结果或发现了新的实验现象，都可与导师讨论。这时导师会与学生讨论如何去分析、解释这些现象以及下一步如何深入研究。

第三,管理者在为学生提供全方位服务的同时又具有很高的权威性。美国的研究生管理机构为学生服务的功能是全方位的:招生时提供全面的招生信息;研究生院(包括有的学校设立的各学院或系的研究生院)公布开设的各类课程,指导学生选课;落实学生的奖学金;批准实验室轮转;落实资格考试;接受学生全方位地与整个学校的教师、实验室、图书馆、训练营、技术服务中心等接触,为学生提供各类交流和学习的机会等。

同时管理者在这些服务中又具有很高的权威性。例如,学生所选的课程最后必须经过 DGS 批准。DGS 有权要求学生选修某一课程以弥补其某一方面的不足,也可以要求个别学生选修并通过额外的课程。耶鲁大学遗传学系规定:"一年级研究生研究导论""生物医学研究中的诚实态度"课程必须选修,但不可用来满足 6 门学期课程的要求或优秀等级要求,这些都由 DGS 通知学生。又如,实验室轮转一般由教师和学生协商自行安排,但 DGS 可提供有用的建议,最后安排必须经过 DGS 批准。博士生论文指导委员会会议结束后,导师必须向 DGS 递交一份学生研究工作进展的摘要和委员会的讨论结果。如果委员会没有召开每年一次的委员会会议或者没有向 DGS 递交会议报告,以后的学期 DGS 将不允许学生注册。研究生的学位论文提纲也需经 DGS 批准后上交研究生院注册。如果提纲未获通过,学生就不能注册,也就无法获得博士候选人资格。从这些例子中,我们可以看出美国研究生管理的严格要求。

当然,美国的研究生教育还有许多方面值得我们借鉴,比如巨大的资金投入,尤其是科研经费投入;一流的师资和一流的学生;广泛的国际合作交流;浓厚的学术氛围和竞争的环境;强调各校办出自己的特色,不盲目攀比和不切实际地追求升格等。麻省理工学院并没有因为它的名字不是"大学"而影响其世界名校地位。该校有 57 位校友、教授、研究人员是诺贝尔奖得主。如何根据我国的国情办出中国研究生教育的特色、培养创新人才并实现诺贝尔奖零的突破,涉及大中小学甚至学前教育,但研究生教育理应担负起重任。我们期待着这一天的早日到来。

| 参考文献 |

[1] 伯顿·克拉克.探究的场所[M].王承绪,译.杭州:浙江教育出版社,2001.
[2] 国务院学位委员会办公室.中国研究生院院长联席会·透视与借鉴——国外著名高等学校调研报告[R/M].北京:高等教育出版社,2004.

［3］江世亮.管窥美国"创新密码"［N］.文汇报,2006－10－15(5).

［4］杜娟.挖掘创新潜力,服务社会发展——第三届中外大学校长论坛观点综述［N］.社会科学报,2006－07－20(1).

（原载《学位与研究生教育》2007 年第 5 期）

学科建设以人为本　以科学真理为本

——访中国科学院院士、耳鼻咽喉学科专家王正敏教授

刁承湘

　　1989年8月,时年54岁的王正敏教授在广州参加了卫生部组织的医科国家重点学科评审会。当年全国医科共评出53个国家重点学科,上海医科大学有13个学科入选,王正敏教授所在的耳鼻咽喉科学就是其中之一。他为此感到十分高兴,但又感到学科面临着严峻的挑战。回到上海,王正敏教授找到研究生院的领导,谈了自己对人才培养、学科建设的一些想法。可以这样说,这次会议以后,王正敏教授逐步从吴学愚、黄鹤年等老一辈学科带头人手中接过接力棒,在原上海医科大学附属眼耳鼻喉科医院(现复旦大学附属眼耳鼻喉科医院)领导的大力支持下,依靠全科同志的共同努力,使耳鼻咽喉科学的学科建设走上了快车道。经过十多年的建设,该学科的综合实力大大加强,居全国领先地位,某些研究领域跃居国际先进行列;形成了4个相对稳定、各具特色的研究方向,设有卫生部听觉医学重点实验室、上海市临床听觉医学中心;2005年,第二次被评为国家重点学科。该学科人才济济,实现了住院医师学位化,现有正高职称人员14名,副高职称人员26名,其中2名入选上海市医学领军人物。王正敏教授先后获得全国先进工作者、全国"五一"劳动奖章、上海市劳动模范及上海市科技精英等荣誉称号。2005年,当选为中国科学院院士。

　　2006年底笔者走访了王正敏院士,他在百忙中接待了我,在与他的坦诚交谈中,让我进一步感受到这十多年来他在人才培养、学科建设中倾注的心血,感悟到研究生教育在学科建设中的战略地位,体会到学科带头人在学科建设中的重要性。

一、 注重人才培养是学科建设的首要任务

　　"学科建设以人为本",王教授如是说,"现在我们学科的技术骨干都是我们

自己培养的研究生。"我注意到王教授在讲这句话时显得特别高兴,接着他如数家珍,迟放鲁、李华伟、张天宇、戴春富、王德辉、王宇澄……一一介绍他们的成长和成就。迟放鲁博士现在为医院副院长,医教研第一线骨干,"十五""十一五"期间二项国家攻关课题负责人,上海市医学领军人物;李华伟博士后出站后留院工作,王教授推荐其到哈佛大学听觉生理研究的权威人士处从事内耳干细胞的研究,2003 年在 *Nature* 上发表文章,并为王教授率领另一位博士研究生在耳蜗干细胞的研究中取得突破性的进展提供技术基础;张天宇,博士毕业后留院工作,现在虚拟耳外科重建、三维图像构建方面已形成特色与专长,2006 年获卫生部科技进步一等奖;戴春富博士毕业后,王教授推荐其去日、美进修,学习内耳分子生物学,回国后申请到 100 多万元的"十五"科研课题经费,发表 SCI 论文近 20篇;王德辉博士留院后在国内第 1 个开展鼻内镜视神经减压手术,现在医院内成立了鼻内镜培养基地,为全国培养人才;正在国外进修的王宇澄博士得到国外导师的夸奖……

人才的成长离不开严格的培养和训练。众所周知,耳鼻咽喉的手术都是在"小洞"中进行,是"地道战",操作精细,与普外科手术完全不一样。长期以来,王教授根据耳鼻咽喉科的特点,采用多种方式对人才进行综合培养,具体措施有以下。

1. 建立手术闭路系统

让学生通过手术闭路电视系统观看一些高难度手术操作,在一些关键地方,由主刀医生讲解手术难点,同时摄制了一系列手术闭路电视录像片,让学生反复观看,掌握操作要领,加强手术印象。

2. 建立耳显微外科实验室

为了使研究生了解颅底的显微解剖,王教授在 1990 年首创耳显微外科实验室,结合理论讲解,让学生在显微镜下作头颅模拟显微手术,以熟悉耳与颅底相关结构,锻炼显微手术操作本领,经验收合格后才允许上手术台。现在的实验室规模和设备达世界一流,可成批培养人才。

3. 建立研究生培养专用病房

1984 年起,上海医科大学开始试行培养临床医学应用型人才。为达到这类研究生的培养目标,1990 年,王教授提出设立研究生培养专用病房,他的提议很快得到医院领导的支持。该病房有 28 张床位,要求选配 1 或 2 名技术精良、热心于教学的副教授以上的临床医师作为带教老师,指导研究生的临床工作;要求住院处为该病房收治各类耳鼻咽喉病种的病人,以保证学生在临床工作中能看到各类病例;制定专用病房的规章制度,要求师生严格执行。王教授创建的研究生培养专用病房一直延续至今,该培养模式于 2000 年获上海市优秀教学成果一等奖。

4. 开设系统的专业理论知识课程

耳鼻咽喉科学学科为研究生、进修生开设了系统的理论课,并结合学科特点介绍学科的最新进展。王教授利用休息时间,常通宵达旦地进行理论写作,完成了《耳显微外科》《颅底外科学》《王正敏耳显微外科学》三部专著,主编《现代耳鼻咽喉科学》《耳鼻喉科学新理论与新技术》和《耳科学》大型参考书和教材以及指导临床实践手册等 14 部著作。

5. 精心挑选和培养手术护士

根据实践经验,王教授认为:为病人做手术,医生的基本功固然重要,但在手术台上,得心应手的护士是保障医生高效率工作的助手。耳鼻喉科极为重视手术护士的培养,该学科有 1 名手术护士在护理方面获得了 2 项成果奖。学科建立的手术全过程中手术护士的操作规程,吸引了北京、广州、武汉和泰国同行的兴趣,专门派人来学习护理。

自 1978 年恢复研究生教育至 2006 年,该学科共招收硕士研究生 99 名、博士研究生 70 名;毕业硕士生 57 名、博士生 53 名。目前,有在读硕士生 42 名,在读博士生 27 名(含同等学力申请学位人员),实现了学科梯队的"博士化"。王教授认为,研究生是科学研究的生力军和"先锋队",留校研究生是学科梯队的接班人。因此,每一位明智的学科带头人,必须高度重视研究生的培养。他还重视人才的引进,现任医院副院长的周梁教授,是在法国进修学习、获得博士学位后回国的,作为引进人才,现在在医院管理、学科建设中发挥了很好的作用。

二、 注重学术性是学科建设的根本特征

学科建设无疑应围绕学科方向、学术队伍、学科基地而展开,但这些都是学术性的载体。总结我国自 1989 年首次评选国家重点学科的经验,可以得出学术性才是学科建设的根本特征,它既反映了学科建设是否围绕学术活动而展开,更反映学科建设是否表现出一种学术探索的新境界,是否提升了学科的学术水平。因此,学科建设的最终成效是以学术水平的提升来衡量的。

王教授认为,抓学术性,核心是两条:一是国家和人民的需要,二是学科发展的前沿。集中力量抓两个提升:提升基础研究水平,提升高技术前沿领域的

原创性能力。

耳聋是对健康人群的一大危害，在我国因聋而致残在整个致残中占 24%，研究耳聋成为国家和人民的迫切需要，同时这也是国际研究的前沿领域。美国国立卫生研究院(NIH)每年投入的 10 多亿美元的科研经费中，其中 2 亿多美元用于耳聋研究。1978 年，澳大利亚人格雷姆·克拉克发明了世界上第一个人工耳蜗。从此以后，很多耳聋患者借助这个植入内耳的产品，告别了无声世界并开口说话，但该产品价格昂贵，国人无法承受。王正敏教授早在 1986 年就开始组织交叉学科的研究人员进行国产电子耳蜗的研制工作，2003 年，率先研制成功具有独立知识产权的中国造人工电子耳蜗，价格仅为国外同类产品的 1/3 左右，现在该产品已转让给公司投入生产，给聋哑人带来福音。现在，王教授又从以前的信息化、数字化电子耳蜗研究，转入生物技术治聋的研究，从基因调控、干细胞植入、药物阻止细胞凋亡三方面着手工作。十多年来，王正敏教授在保护和重建听觉神经功能的耳外科、颅底神经血管区显微外科、自主创新的人工耳蜗和内耳细胞损伤修复机制等方面作出了突出贡献。在总体积不过 1 立方厘米的内耳世界，王正敏教授成就了 3 项"世界首创"：率先利用微内镜激光系统发现十种内耳新病变；率先改造人工镫骨，创造了 500 例人工镫骨植入零并发症的世界纪录；率先利用伺服系统精确测及直径小于 1.0 毫米面神经损伤过程中的神经内压，为治疗面瘫提供重要理论依据。他的成就使聋残人复聪率和耳神经—颅底疾病治愈率得到明显提高，使我国在该领域的学术水平位居国际先进行列，并培养了一批优秀的科技临床工作人才。

耳鼻咽喉科学学科建设的事实还说明：科学研究是推动学科建设的活跃因素，是学科进行知识创新和技术创新的源泉，也是培养研究生的重要保证。该学科在"985 工程"和"211 工程"的研究项目均以耳聋为主题而展开，研究生的科研选题也均结合这些领域形成系列研究，并取得了一批成果。

三、　注重按科学规律办事，使不同的研究领域形成各自优势和特色

王正敏教授认为，学科建设要按科学规律办事，其最重要的是以人为本，以科学真理为本。

近年来，随着学科的建设和发展，留院工作的研究生越来越多，每位研究生各自的背景不一，科研和临床兴趣各异，各人的基础和潜力不等，如何发挥每个人的作用、调动大家的积极性，形成学科的人才作战军团，成为学科建设中迫切

需要解决的问题。一方面,如果人才使用不当,造成"内耗",这是学科建设中的大忌;另一方面,现代学科的发展趋势,既有交叉综合的一面,又有越分越细的一面。王教授根据社会的需要和学科自身发展的规律,经过与大家共同的分析与研究,在耳鼻咽喉科学学科设置了 4 个主要研究领域:①耳和颅底外科;②头颈(包括肿瘤)外科;③普通耳鼻喉科;④听觉与语言疾病科。在确定了 4 个主要研究领域后,王教授与医院领导商量,并逐一征得留校博士个人的意见,在为他们奠定了较好的二级学科基础后,根据主要研究领域将他们分到三级学科去发展,鼓励和帮助他们在各自的领域形成优势和特色,成为各三级学科的学术带头人。现在,这些三级学科的学术队伍在各自学术带头人的带领下形成团队,也在培养自己的研究生。王教授高兴地说:"现在是大家关心学科建设,我们有一个团队在培养人,整个学科团结向上,消除了内耗,我从他们身上看到学科可持续发展的希望。"

四、 学科带头人注重自身建设,带领学科不断前进

随着学科间的竞争日益加剧,学科优势往往处于起伏不定的状态,有的优势学科继续保持着优势地位,而有些曾蜚声中外的学科却在同类学科的挑战下,渐渐丧失了优势地位。一个学科是维持还是丧失其优势,受许多因素的制约和影响,而在诸多因素中,学科带头人的更替对一个学科的生存和发展或许更具有决定性的影响。学科带头人是一个学科领域的领导者,一般由位居学术权威地位的资深学者担任,他在学科核心能力中具有其他人所不可替代的作用。原上海医科大学的耳鼻咽喉科,是由我国耳鼻咽喉科的创始人胡懋廉创建,历经王鹏万、吴学愚、黄鹤年等一代代学科带头人的努力,经历史的积淀,于 1989 年第一次被评为国家重点学科。当时的学科带头人吴学愚于 2001 年仙逝,黄鹤年教授现已年迈,但该学科能与时俱进,继续在国内同类学科中保持优势地位,学科带头人的传承在学科建设及其优势的积累中起着举足轻重的作用。现在的学科带头人王正敏教授认为,作为一个科学家,学科的开拓者,有三点是非常重要。

第一,必须非常重视自身的知识更新。我们面对的是一个充满竞争和快速变化的社会,不注重学习和知识更新,必然会被淘汰。王教授说,以听觉医学为例,人工耳蜗的研制涉及信息处理、电子技术及语言算法等非医学方面的知识,如果自己没有这方面的知识和技术就无法与不同学科的专家和技术人员沟通,当然也就无法掌握关键的技术。目前,正在进行的生物技术治聋的研究,也涉及

多学科的交叉,许多信息和技术均系生物技术的前沿领域。王教授将"学习学习再学习,实践实践再实践,思考思考再思考"作为自己的座右铭,他给研究生和年轻医生上课时,反复强调4个字:德(即公德和医德)、学(向书本学习,向别人学习)、识(思考)及才(实践中得来的聪明与才智)。学科带头人要重视组织学科的学习,王教授拒绝周末和节假日外出开刀赚钱,科内的骨干也效仿他,将主要精力放在医院内的工作和学习上,使工作和学习成为增强学科生命活力的重要推动力。

第二,实事求是,反对"FFP"。何谓"FFP"? 即 fabrication(捏造)、flsification(篡改)和 palgiarism(剽窃)。当今社会上一些浮躁浮夸、急功近利的风气对科研的创新活动带来了很大的负面影响,学术不端或违反科研诚信的行为时有发生,严重违背了实事求是的精神,阻碍了科技创新的健康、可持续发展。王教授认为眼下科技界最应注意和必须防备的问题是"科研浮躁症",急于求成,甚至有人弄虚作假,抄袭剽窃,搞学术腐败。科学研究是一件很严肃的事情,不能搞"短平快",关键是抱定能够解决一个重大课题的决心,要耐得住寂寞。应该把实事求是作为自主创新的基础,在师生中树立坚持不懈奋斗和献身科学的精神。人才培养方面也是如此,要遵守科学发展的固有规律,千万不能拔苗助长,对于那些"套光环""精包装"的做法应不屑一顾。

第三,主动让贤,扶持中青年人才成长。在与王教授交谈中,他多次谈到:"我现在的任务就是培养年轻人,将人才培养得更好,将学科建设得更好。"他扶持青年人的做法主要有以下几方面。

(1)压担子。让年轻人担任科主任和三级学科的负责人;让年轻人独立申请课题和申报成果;手术台上该放手时就放手,让他们及早能"独当一面"。

(2)定方向。根据自己对学生的了解和各自的基础和兴趣,将年轻人分别落脚到某个三级学科,并鼓励他们各自闯出自己的路。王教授说:"要让他们在各自的研究方向上心安理得地工作,发挥各自的聪明和才智。"

(3)送出国。现在学科的骨干多数出国进修、学习过,让他们的眼前打开一扇通往世界的窗户,才能使他们的创新力、学习力和反应速度与竞争对手较量。

高层次人才资源的拥有和储备是学科在竞争中获得持续优势的基础。我们祝愿学科梯队中的每位年轻人"踏着巨人的肩膀"尽快地成长,成为学科核心能力的中坚力量,使学科永远立于不败之地。

(原载《学位与研究生教育》2007 年第 9 期)

试论颜福庆医学教育思想及其现实意义

刁承湘

在中国的现代医学史上，上海医科大学的创始人颜福庆是位杰出的医学教育家、公共卫生学家，著名的爱国知名人士。他为我国现代医学教育、医疗卫生事业作出的丰功伟绩，永垂史册。本文试图对颜福庆医学教育思想的内涵及其现实意义进行初步的探讨。

一、 对颜福庆医学教育思想的探索

通常人们所说的教育思想，概括起来就是，为什么办教育，怎样办教育，培养怎样的人，怎样来培养。其核心，集中表现在教育为谁服务和培养什么样的人的问题上。根据这样的理念，笔者将颜福庆教授丰富的医学教育思想，概括为以下五个方面。

1. 为中华民族自办独立的一流医学院

颜福庆是亚洲获得美国耶鲁大学医学博士学位的第一人，1910年回国后，先后在湘雅医学院和协和医学院任职。颜福庆目睹外国同事高高在上，指手画脚，用偏执和狭隘的眼光来看待中国，看待中国人，深感依靠外国人，只能让人摆布，于是下决心独立创办医学院。他在《创设上海医科大学意见书》中写道："医学为民族强弱之根基，人类存在之关键"，而"吾国医学，尚在初稚时期。公立各校，每以限于经费，未能充分发展。私立者，亦以费用过巨，寥若晨星。但人口日繁，需求愈亟。高等医科之设，实有刻不容缓之势"。

颜福庆创办国人自办医学院，目的非常清楚，是为中华民族之健康所需。他利用当时各方面的关系，努力创造好的办学条件，使中央大学医学院（上海医科大学前身）经短短的三四年初创期，就获得极高的评价："在中央大学八大学院中,最棒的是医学院"。1930年秋,国联卫生部派费伯来华考察医学教育,对几所国立的医学院进行调查和评估,发表了著名的《费伯报告》。颜福庆办的中央大学医学院被认为是全国最好的国立医学院。1932年,中央大学医学院与中央大学分离,成为独立的国立上海医学院(以下简称"上医")。1936年9月29日的英文《大陆报》医学副刊指出:"这所具有重大历史意义的(上海)医学院,与欧美同类医学院站在同一水平线上,是整个亚洲最重要的医学中心之一,它将成为中国新的骄傲。"

在此后上医70多年的办学历程中,不管其校名几多变化,办学条件多么艰难,办一流医学院的目标没有变,上医的办学水平、综合实力始终在国内处于医学院校之前列。

2. 将"为人群服务"立为办医学院的宗旨

1931年3月6日晚,颜福庆应上海沪江大学医预学会之邀,前去演讲"现代医学教育的趋势"。他告诉学生:学医的目的不是赚钱,而是"为人群服务"。1934年6月,学校院务会议决定以"正谊明道"为校训,并决定学生毕业时举行宣誓典礼,誓词为:余誓以至诚,本余所学,为人群服务,严守医师条诫,终生不渝,并力求深造,克尽厥职,谨此宣誓。30年代中期,颜福庆院长请知名爱国人士、教育家黄炎培为上医校歌作词,"为人群服务"这5个字写进了校歌:人生意义何在乎?为人群服务。服务价值何在乎?为人群灭除病苦。颜老的用意很明白,他要让学生从踏进上医校门那一天起,就要心里有"人群"。一代代上医人,在咏唱校歌中,将为人群服务的意识植入脑海,铭刻在心,落实于行动。并在不同的历史时期对"为人群服务"赋以时代特征和具体内涵。

也就是在那次演讲中,颜院长对公医制作了初步的阐述。他指出:当时中国科学培养的医生很少,而且大多私人设诊所替人诊疗;社会公共卫生机构极少,医院设备条件非常差。因此,他提出,要培植能为公众服务的医生,并陈述了三方面的理由:①私家医生,诊金太贵,只有富人独享;②私家诊所,没有病房收容不能出门的病人;③科学医学的诊断,除了理学诊断外,还需要医疗器械等辅助诊断。这只有在公共的医院里才能办到。

1935年11月,颜福庆在广东医院一百年纪念典礼上发表题为"中国医学之未来"的演讲,回顾了现代医学入华的历程,并完整地论述了公医制度。颜福庆指出:"未来的医学院校应注意训练合格的医学师资。优良的医学院应承担起医学师范院校之职""首要问题,是提出一套适合中国特殊需要的医学实践方式。公医制度是唯一的解决方法"。颜福庆认为:"公医制是给国民提供医疗保护的有效方法,实现公医制需要一套有组织的医疗和公共卫生服务系统。"他提出,根据社会需要分级设立医疗卫生机构(如医疗站及分级设立医院等)和分级设立卫生行政机构,以组织和监督各级卫生事业,合理、有效地保护所有人群的健康;公医制所需各类医务人才,应由各医学院负责培训,并提出具体的实施方案。

颜福庆提出的公医制后来被当时的政府采纳,作为一项国策。他所勾画出来的这幅公医制宏伟蓝图,在上海医学院的办学实践中得以实践。为了使医学生有实习基地,使基础与临床紧密结合,1928年,他接管红十字会总医院(今华山医院),制定了"病人至上"的人道主义的院训,建立起专任医师制度和24小时住院医生制度。

1930年,他又提出了《筹设上海中山医院计划概要》,欲"依照各国最新式医院"进行设计。经千辛万苦筹集了100万银元,于1937年建成了中山医院。他将"注重贫民,普及卫生教育"作为中山医院的办院宗旨,坚持走公医制道路。

颜福庆主持校务期间,倡导公医制,反对私人开业,使教师专心致志于教学和医疗。公医制是为人群服务的重要途径和保证。上医的办学历程,是颜福庆倡导"为人群服务"和公医制的办学思想不断延续和完善的过程,这是颜老对现代中国医学教育重要的贡献。

3. 重视公共卫生,主张预防为主

颜福庆就任第四中山大学医学院院长后,在医学院第一期的计划中建设的两个重点学科之一就是卫生学。他亲自担任该学科主任兼公共卫生学教授,并将卫生学科的教育宗旨定为:第一,医学须绝对社会化、科学化、经济化;第二,使医学生有强烈的社会观念与民族意识;第三,增进民众的健康,预防医学、普通治疗与卫生教育并重;第四,抱定到农村去的精神。他在湘雅担任了10多年的预防医学学科主任,极为出色地进行了安源煤矿钩虫病调查。他借鉴协和的经验,在上医的卫生教学中创建了我国第一个农村卫生实验区——吴淞卫生公所。吴淞公所后改称"吴淞卫生模范区",进行区内生命数据的统计、疾病流行状况调查、中小学校卫生教育、工厂卫生防疫工作、推广新式卫生公厕、对旧式产婆进行培训等开拓性的工作,使吴淞卫生模范区成为中国农村开展卫生实验的一个样板,并向全国推广。抗战时期,学校内迁昆明和重庆,尽管条件艰苦,颜福庆仍坚持建公共卫生模范区。

颜福庆十分重视培养预防医学(公共卫生)事业的接班人,他亲自挑选苏德隆作为预防医学的接班人,重点培养。在他的领导下,一批又一批品学兼优、有使命感、献身于预防医学的人才培养出来,他们为我国的劳动卫生、环境卫生、疾

病预防与控制等方面作出了历史性的贡献。

颜福庆的预防医学思想，还体现在重视公共卫生教学和公共卫生实践基地的实习，其传统延续至今。上医始终坚持全校各系、各专业均开设公共卫生课程，并到公共卫生实验基地实习 1 个月，从而加深各专业学生预防为主的思想。这种安排在全国是罕见的，实际上是颜福庆预防医学思想的延伸，也是符合现代医学发展趋势的创举。

4. 建设一流师资，培养一流人才

颜福庆在长沙 10 多年，湘雅声名远播，成为华中地区的医学重镇。在上海，自办的医学院创建以后，颜福庆向湘雅昔日的同事、学生和医务界朋友发出了热情的邀请。颜福庆像一块磁铁一样，吸引了一批湘雅的精英和中国医务界的优秀人才。上医创建 1 年后的 1928 年底，学校专任教员就达 22 人。颜福庆组织起来的这支教学队伍充满了朝气和活力。当时颜福庆正当中年 45 岁，作为他的左右手、药理学教师朱恒璧年仅 37 岁，其他专任教师大部分处于而立之年上下：乐文照 31 岁，高镜朗 35 岁，任廷桂 33 岁，谷镜汧 31 岁，蔡翘、汤飞凡都正 30 岁。凭着他们对医学科学的执着，这支年轻的队伍，克服了难以想象的困难，为医学院打下了最初的基础。

在以后的办学过程中，颜福庆将最优秀的学生都留了下来，为教师队伍补充极为宝贵的新鲜血液。1956 年评定的 16 位一级教授中，5 位是上医第一至第五届的毕业生：1931 届（首届）林兆耆，1932 届杨国亮、钱悳，1934 届张昌绍，1935 届苏德隆。同时，颜福庆也十分注意吸引海外学成回国的优秀人才。一级教授中的其他 11 位，均是在国外深造、获得学位，怀着报效祖国的满腔热情，受到颜福庆的召唤或邀请来到上医的。

作为一院之长的颜福庆，他最了解教师，摸透许多教师的才华，将他们放到最合适的岗位；他最尊重教师，信任教师，让教师共同担负起办好学校的重任。他还为教师们制定了学术休假制度，使优秀的年轻教师在医学院努力工作 4～5 年后，都有带薪出国深造的机会。颜福庆建设一流师资队伍的理念，成为上医的基本办学路线。20 世纪 50 年代，学校挑选 55 名教师重点培养，在这些教师中，汤钊猷、顾健人、陈灏珠、闻玉梅 4 位成为中国工程院院士，沈自尹成为中国科学院院士，其他培养对象也均成了学校各学科的骨干或学科带头人。改革开放后的 90 年代，学校实施"百人计划"，培养了一批新的学术骨干。回顾上医的历史，上医之所以成为国内外知名的医学院校，关键在于上医有一流的师资。

医学院如何培养一流人才？颜福庆高瞻远瞩，以教做人为先。他的思想归纳起来有以下几点：①教育学生树立高尚的学医目的。他说，"学医的目的是为人群服务""为百姓服务，千万不要只顾个人利益，私人开业"。②注重感化教育，培养学生自尊和自律。他将在耶鲁受到的荣誉制度教育移植到中国。以考试为例，上医历史上考试不设监考人，一旦发现作弊，处罚极其严厉，直至开除学籍。学校实施严格的淘汰制度，另一方面又鼓励学生冒尖，奖励品学兼优的学生。此举培养了医学生自尊、自治和诚实无上的光荣观，潜移默化地培养了学生实事求是的科学精神。③崇尚"医乃仁术，医德至上"。颜福庆认为，"医事为关系人生的科学，医师操人命生杀大权"，他认定做医师的人，须有牺牲个人，服务社会的精神，服务医界，不存升官发财的心理。"所以医学人才的服务精神，比较物质上的需要，其关系更为重大。"④教育学生不畏艰难，勇于实践，不断学习。学医很苦，学医很难，医学生特别需要实践。颜福庆强调医学前期教育与后期教育要联系，提出了医学从业人员"自我教育，自我提高服务"。⑤提倡医学界同仁互相交流，切磋思想。

在颜福庆的倡导下，上医人坚持"三基三严"，即对学生加强基础理论和基本知识的教学，加强基本技能的训练，在教学实践中要求师生做到严格的要求、严密的方法、严肃的态度。但同时又鼓励学生上进和创新。上医培养的学生质量高，作风严谨厚实，得到国内外的好评和公认，在上医工作和学习的校友中有两院院士40多名。

5. 科学确定学制，坚持教学、医疗、科研相结合

上医刚创建时，学制定为7年，2年预科。1931年，颜福庆在上海沪江大学医预科所作的演讲"现代医学教育的趋势"，第一即要缩短漫长的学医年限。颜福庆先后留学美、英，他对国外的医学教育（尤其是美国）非常了解，但他根据中国的国情，提出缩短学制。1932年9月，学校召开院务会议特别会议，会议决定学制改为6年，直接招收高中毕业生。直到现在，上医的很多老专家都觉得这一学制比较符合中国国情。他认为，最重要的是要加强医学生的毕业后教育，提高医生自我教育、自我提高的能力。

颜福庆在《创设上海医科大学意见书》中指出："盖医学注重实习，基本各科之设备既多，临床尤需医院……甲等医校，大多设立研究院，范围既大，费用斯繁；欲设备之周全，则医科最为耗费……"在创建医学院的过程中，他从中国国情出发，首先设立医学专业，继而设立公共卫生专业、药学专业，这三个专业一直是上医的主干专业，并各自办出特色。医院是医学生的实习基地，实验室、图书馆既是教学所需，也是科学研究的必备条件，这都是非常花钱的。为此，颜福庆用

足了一切可以利用的关系，以他的名望和坚韧不拔的毅力，为创建中山医院和学校的基本建设进行募捐。这股劲头颇像犹太人。所以，老上医人背后送给他雅号："犹太人"。为学校建设筹集资金，这是国外一些名校校长的重要职能，颜福庆院长的实践借鉴了国外的办学理念，又紧密结合了中国国情。他在上医的办学过程中，重视基础，加强基础与临床的结合，坚持教学、医疗、科研相结合，形成医学院的办学特色。

毛泽东曾经说过，办好学校要靠"精明能干的校长"。纵观当今世界大学发展的历史，一些名校的成功，往往与杰出校长的理念与实践有关。一位大学校长，不仅当是某一学科的专家，而且当是一位出色的组织管理的专家，还应是一位精通教育理论、有自己教育思想的教育家。颜福庆教授参与了中国有名的两所医学院——湖南湘雅医学院和北京协和医学院的建设和领导工作，作为上医的创始人在上医掌舵 13 年，新中国成立以后又担任上医的副院长直至"文化大革命"。上医的创建和办学历程充分说明，颜福庆教授不仅是公共卫生学家、我国公共卫生事业的拓荒者，而且是将西方医学教育思想与中国实际相结合，有着系统医学教育思想的教育家。他的思想是我国现代医学教育宝库中的奇葩！

二、 颜福庆医学教育思想的现实意义

回顾上医 80 年的办学历程，缅怀颜福庆的丰功伟业，我们更应传承和弘扬他的医学教育思想，发掘其现实意义。

1. 坚持为人群服务宗旨

目前，我国的医学教育、医疗卫生事业面临着许多问题，其中有很多属于国家和政府要统筹解决的问题。但作为高等医学院校必须坚持医学院"为人群服务"的办学宗旨，坚持公医制和预防为主的思想。随着改革开放，我国经济腾飞，人民生活水平的提高，"分层次"服务的新要求随之而来，但作为医学生、医生，永远不能忘记我们是发展中的国家，不能忘了生我、养我的劳苦大众，我们的学生更多地要到基层去，到缺医少药的地方去。

复旦大学现在拥有 10 所附属医院，颜福庆倡导的"病人至上"仍应高高地悬挂在医院的醒目处，更重要的是要落实在医护人员的行动上。使病人看病不要找熟人、走后门、送红包，使我们的医生专心致志于教学、医疗和科研，而不是忙于"走穴"和赚钱。使我们的医院在全国率先成为平民百姓信任的医院，同时又能满足不同层次人群需求的医院，走在医疗卫生改革的前列。

随着时代的发展、生态的失衡、环境的恶化、道德的沦丧、疾病谱发生了变化,公共卫生出现了很多新情况、新问题,面临着严峻的挑战。我们应高举颜福庆的预防医学大旗,组织师生走出象牙塔,走到疫区,走向工矿,下到基层,深入社区,为疾病的防控,为环境的净化与生态的平衡,为人类的和谐发展作出上医人新的贡献。

2. 坚持人才培养质量第一

人才培养质量是教育的永恒主题。随着医学教育模式的转变和社会对人才质量要求的提高,我们今天培养的学生更强调人文科学教育和全面素质培养。2000年,上医与复旦大学强强联合。如何在综合大学内办出一流的医学院? 医药卫生人才如何培养? 如何既利用综合大学人文社会科学的优势,又能遵循医学人才的成长规律? 如何从管理体制和运行机制上保证基础与临床的结合、治疗与预防的结合、中医学与现代医学的结合、传统教学法与现代教学法的结合? 在社会不良风气向学术界和高校蔓延的情况下,如何引导学生潜心研读、少受干扰、立志成才,为祖国、民族、人群而学医? 我们的教师如何坚持上医的优良传统,为人师表,坚持"三基三严",又能紧跟时代步伐,不断更新知识、教学内容和教学方法,提高教育质量? 这些都是值得我们现代人研究的课题。颜福庆说过,有了钱,有了地还不行,学校的水准,关键要靠培养的人才质量来检验。我们现在的校园更美了,条件更好了,教职工的待遇更高了,我们应该培养更多、更好的、适应时代发展的高质量人才,去接受国家和社会的检验。

3. 坚持抓好学科建设,师资队伍建设

颜福庆从建上医开始就十分重视吸引和培养优秀师资,以优秀师资为核心建设起实力雄厚的基础学科、全国一流的预防医学学科和各具特色的临床学科,使上医拥有第一批博士点和首批国家重点学科,博士点和重点学科数在全国医科院校中名列第一。进入21世纪后,无论是学科建设,还是师资队伍建设都面临着新的形势。新复旦如何利用合并后的优势,加强医科与其他学科的融合,加强学科之间的交叉和交流,形成适应社会和医学发展的新学科? 如何以海纳百川的胸怀,吸引更多的优秀人才来校任教,并且使他们全身心地投入研究与教学,献身医学? 如何出一批大师? 值得认真思考。一流的学科,一流的师资,乃学校的希望之所在。

4. 坚持勤俭办学,多方争取资金

颜福庆等1927年创建上医时,白手起家,没有医院,没有校舍,几乎没有任何设备,只有政府一笔很小的维持费。为弥补政府投入的不足,国立上海医学院

从多种渠道争取捐助。颜福庆认为："从任何渠道争取支持,包括从外国得到金钱、建筑和设备,不必为此感到害羞。当然,我们不接受别有用心的,或者是有条件的帮助。"但颜福庆又极为精明,非常会理财,保证所有捐赠的钱都用于学校建设、设备、教学、科学研究和学生的奖学金上。他指出:"医学院要避免铺张浪费,避免不必要的开支。"老上医人回忆,当时哪怕是一根做实验的玻璃管都非常宝贝,蒸馏水教师自己造,电灯也不轻易开。在上医,勤俭办学,节约每一分钱用于教学和科研蔚然成风。这种传统一直得到延续,记得 20 世纪 80 年代石美鑫、张镜如担任院(校)长,带头厉行节约,炎热的夏天在办公室不用电风扇。这在现在看来,似乎不可思议。现在的新复旦家大业大,投入多,但我们不能忘记,我们是穷国办大教育,我们还是应该坚持勤俭办学,多方争取资金,提高办学效益。

5. 坚持在教育中改革,树立在改革中创新

颜福庆的教育思想没有过时,但我们在研究他的教育思想时,必须与时俱进,坚持在改革中继承,在继承中发展,树立正确的办学理念。当前,笔者认为要注意树立以下观点:

(1)医学教育应以终身教育为目标。在校医学教育是培养未来医生的起点,但大学教育仅是医生职业生涯的起点,要跟上医学和科技的发展,坚持终身教育是关键。医学是实践性很强的学科,一个好的医生、合格的医生,是在医疗实践中摸爬滚打出来的,而不是在教室里教出来的。基于这样的认识,我们对目前试行的医学长学制(七年制和八年制)应该好好总结,其培养年限是否符合中国国情? 其培养方式是否符合医学人才成长规律? 在我国,面对 14 亿人口,面对广大的山区农村,高等医学教育应加强毕业后教育和继续教育,使医生树立终身教育的观念,医学院要承担起医生接受毕业后教育的任务。

(2)专业教育中应重视预防医学教育。上医在预防医学教育方面作出过很多努力,也取得了不少成绩,但在各门学科的教学中体现预防为主的思想仍然是一个薄弱环节。作为临床医学专业的学生总是重视治疗,轻视预防,认为预防是公共卫生专业学生的事情。这是一种错误的观念。从卫生服务的需要来说,加强预防医学教育,树立预防为主的观点,仍是值得研究的问题。

(3)教学应以素质和能力为重点。21 世纪医学教育的目标是:医科毕业生不仅应有当一名医生所必需的知识和实践能力,应用科学方法分析、综合和处理问题的能力,获取信息的能力,还必须具备与病人建立和睦关系、友好沟通的能力,评价和鉴定有关资料的能力,创新能力,接受终身教育的能力等。基于教育观念的这种转变,教学方法和教学内容必须改革,加强对学生进行各种能力的培

养,掌握现代化新理论、新技术,让人文回归医学,刻不容缓。

(4)专业课程设置应兼顾全面与综合。大学生时期是通才教育,专才教育是在毕业后实施,通才教育是专才教育的基础。因此,大学生时期的课程设置要注意拓宽知识面,甚至可以开发多学科的联组教学。如社会医学课程,它体现了基础医学、临床医学和预防医学的结合,学生从中可学到有关社区保健的评价方法、社会卫生措施及我国的卫生保健制度等。

(5)思想与道德教育应以人品和医德为重。将伦理观念、医生的道德规范和法律知识渗透到各门专业课教学和政治理论课教学中,促进学生德、智、体、美全面发展,有利于"全心全意为人民服务"道德观的形成,增强对社会不良风气的抵抗力和免疫力,使我们培养的学生成为"白求恩"式的好医生。

颜老是本读不完的书,吾将继续求索,此乃我之抛砖引玉。

| 参考文献 |

[1] 余立. 现代教育思想论纲[M]. 杭州:浙江教育出版社. 1988.

[2] 钱益民,颜志渊. 颜福庆传[M]. 上海:复旦大学出版社. 2007.

(原载《复旦教育论坛》2008 年第 1 期)

回眸上海医科大学研究生教育点滴

刁承湘

1978年,党的十一届三中全会吹起了改革开放的东风,给高等教育带来的重要变化是恢复了研究生教育。上海医科大学(以下简称"上医")作为首批招生单位于1978年恢复招收研究生。1981年,我国实施学位制度,上医又是第一批的博士、硕士学位授予单位,完善了学士、硕士、博士三个学位层次。我从1978年开始从事研究生教育管理工作,2001年退休,但仍参与学位与研究生教育研究及《上海研究生教育》编辑工作。有幸经历了上医研究生教育的恢复、改革、发展的20多年,回眸往事感慨万千。

一、 在实践中学习,在学习中提高

1978年3月,我和陈渭分别从妇产科医院和儿科医院脱下白大衣,服从组织需要回到学校筹备第一年的研究生招生工作。记得我们刚到学校,什么也没有,什么也不懂,一切从零开始,在时任科研处处长李金钟老师的指导下,边学习边实践。同年7月份,刘玲老师调回学校,她成了我们三人组成的研究生科科长。我们在一间约10平方米的小房间里办公,干部和群众不分彼此,样样都干。第一年招生,报名者突破千名,而这一年所有的入学试卷都由陈渭和我负责刻蜡纸和油印。陈渭心灵手巧,印刷的试卷干净、清晰,而我常常搞得两手都是油墨,印得还不够清晰,陈渭只好叫我"靠边站"。这个场景对现在用惯电脑、复印机、一体机的年轻老师是难以想象的。

试卷印好了,要寄发到全国各地的考点。第一年招生没有带封条的信封,更没有全国统一的信封,所有的信封都得由我们手写,我们"官兵"三人几乎写得手发麻,晚上回家吃饭拿筷子都觉得沉重。最后到装试卷、贴封条、盖密封章的时候，10平方米的办公室难以摆开"战场"，刘老师不得不到老图书馆借了阅览室，老李发动全处的同志帮忙，桌子不够用，我们就跪在地上盖图章……我们经常在晚上加班，谁也没有想过要发加班费。但苦中有乐，处长李金钟有时会从家里烧来"水孵蛋"，带来蛋糕等慰劳大家。那时真是"官兵"一致，其乐融融。

时任上医分管科研和研究生工作的副院长冯光指出："十年'文革'的破坏，使学校师资断层，我们要从这批考生中抢回一批人才。"这一年共录取了146名研究生，大大超过70名的招生计划。这批研究生的入学，为上医的教育史翻开了新的一页。我们在处长、科长的带领下，开始迎战着一个个新问题、新课题，一步一个脚印地"摸"着走，深深地体会到研究生教育工作的艰辛与重要。

那时，苏德隆、郑思竞、戴自英等解放前从欧美获得博士学位回国的教授分别担任公共卫生学院、基础医学院和华山医院的领导，并分管研究生教育工作。他们借鉴国外的经验，结合中国实际，组织实施研究生教育管理。我们经常到基层去，旁听他们组织开题报告，总结他们组织导师小组的经验向全校推广，到教研室去了解导师指导研究生做实验、写原始记录的情况等，犹如跟着这些老教授们做了几年研究生，我们像海绵吸水一样从他们那里吸收营养。

就这样，我们这些边干边学的人，在思想解放的号令下，不知经历了多少个"第一次"，在上医的老专家、老教授们的指导下建章立制，探索前进。上医较早建立了研究生招生的规定、开设课程的要求、培养方案与培养计划的制定、开题报告、导师小组、统一原始记录规格、预答辩、答辩、研究生"三助"、研究生与国外联合培养等制度，使上医的研究生教育从一开始就吸收了国外的成熟经验，秉承了上医的优良传统，将研究生置于严格的管理和浓厚的学术氛围中，并不断与兄弟院校交流经验，定期修改、补充和完善各项制度，做到与时俱进。

在以后的工作岁月里，招生人数不断增加，工作内容日益繁多，遇到的新问题层出不穷，不断有年轻同志加入我们的管理队伍，领导注意发挥集体智慧，加强学习和研究；注意对管理干部的培养，先后有2人出国考察，3人在职攻读研究生，2人在职学习提高学历层次；重视向兄弟院校学习、交流，不断推进工作。

李金钟和刘玲老师的务实作风，尊重导师、深入基层、关心学生等好的传统，潜移默化地影响着我们，培养了一批认真工作、乐于奉献的管理干部。我跟随他们踏踏实实走着每一步，一步一个脚印，走过了20多年——这是不断学习和探索前进的20多年、难以忘怀的20多年。

二、 研究生教育在学校战略地位的确定

1985 年 1 月 25 日,上医校园红旗招展,喜气洋洋,全校关注着一件大喜事——上海第一医学院(1985 年 5 月更名为"上海医科大学")研究生院隆重举行成立大会。这是经国务院批准、我国首批 22 所研究生院之一。时任上海第一医学院院长、研究生院第一任院长张镜如教授指示,成立大会要开得热烈、隆重,成为宣传研究生教育的号角、动员全校办研究生院的号令。根据他的意见,出席这次会议的对象,除了请来的嘉宾、上医的师生员工外,还有上医幼儿园的小朋友、建襄小学和上海市重点中学市二中学的学生代表,这些"特别代表"都被安排在会场的前几排就座。张院长的寓意是:我们要从幼儿园开始,让他们中的优秀者将来报考上医,进而报考上医的研究生,上海第一医学院研究生院要吸收全国各地的优秀学生。研究生院成立后,3 月中旬张院长去杭州参加教育部召开的全国 22 所研究生院院长会议。开会回校后,他在各类大小会议上,向各级领导反复强调"学校的发展需要重视研究生教育,我们要全校办研究生院"。由研究生科一下子升级为研究生院,张院长又提出"全校办研究生院",上医的研究生教育进入了一个崭新的发展阶段。

1993 年,我执笔撰写了论文《研究生教育在高等学校建设中的战略地位》,时任校长的汤钊猷教授在百忙中为我逐字逐句作了修改,最后以我和姚泰、汤钊猷两位校长共同署名发表在《学位与研究生教育》1993 年第 6 期上。汤校长亲自为管理干部修改论文,一方面反映了他对管理干部撰写论文的重视,让我第一次领悟到汤校长的文风和严谨的治学态度;更重要的是,使我认识到学校领导将研究生教育放到战略高度,并欣然同意在文后署名,这无形中对接任副院长不久的我是巨大的鼓舞和鞭策。

1994 年,学校的头等大事是争取进入国家"211 工程"。5 月的某一天,学校中心组学习,讨论学校今后的办学指导思想,对学校提出的"以确保本科生教育质量为基础,以提高研究生教育水平为重点,以完善医学成人教育为延伸"办学宗旨和原则,在全校中层以上干部中进行了热烈的讨论,更确切的说是一场争论。一种观点认为,这样会削弱本科生教育;另一种观点认为,确保本科生教育质量始终是基础,但对建设一流医科大学来说,必须将研究生教育水平作为重点。校领导与大家一起讨论,最后统一了认识,大家认为上医对三个不同教育层次进行准确定位,反映了校领导面向新世纪、面向世界的战略眼光,最后学校在

"211工程"总体论证报告中慎重地写上了这三句话。

1995年1月,研究生院建院10周年,5月举行庆祝大会。会上,学校首次表彰了30名研究生优秀导师和5位伯乐,校长亲自给他们颁奖。时任校长兼研究生院第二任院长的姚泰教授在庆祝大会上进一步提出:"全校办研究生教育,全校支持研究生院工作。"分管教学工作的副校长彭裕文在《学位与研究生教育》上发表文章《一流的医科大学必须有一流的研究生教育》。也就是在这次庆祝大会上宣布成立上海医科大学学位与研究生教育研究中心,旨在要求各级领导、导师和管理干部都要重视学位与研究生教育的研究工作。

在作出这些战略决策以后,学校领导要求研究生院将工作重点放在保证和提高研究生的教育质量上,逐步将工作重心转移到抓博士生培养质量,学校先后召开学科建设总结交流会、博士生培养工作研讨会、研究生德育工作评估表彰会等,并在招生、培养、导师制度、学位授予、德育等方面推行一系列改革措施,不断推进学校研究生教育工作的改革与发展。

我在研究生院工作了20多年,有幸在石美鑫、张镜如、汤钊猷、姚泰4任校长的领导下,从事学位与研究生教育的管理工作,亲身感受到他们对管理干部的重视和爱护,对研究生教育在学校战略地位的认识,并由此确定学校正确的办学目标和方向,明确研究生教育是强校之路,调动全校的办学积极性,狠抓学科点建设和研究生院建设(即2个"基地"建设),狠抓导师队伍和管理干部队伍建设(即2支队伍建设)。这无疑是上医研究生教育得以健康发展并在全国研究生教育界占有一席之地的重要原因。

三、 解放思想必须体现在制度改革上

我国研究生教育的恢复是解放思想、改革开放的产物,它的发展必然也得依靠解放思想,而解放思想主要体现在不断改进与加强制度建设上。在上海医科大学与复旦大学合并前的20多年,学校领导一直将解放思想、制度建设作为学校研究生教育发展的动力,探索学位与研究生教育的内在规律,以此推动我校研究生教育的健康发展。

1. 招生制度改革

上医在全国较早推行优秀本科毕业生免初试攻读硕士学位、硕士生提前攻博和硕博的连读制度;为内地和边远地区委培和定向培养研究生;为更好地适应社会需要,招收临床应用型研究生;为更好地为地方建设服务,1987年开始在市

级医院和科研单位建立校外研究生教育基地;博士生复试制度改革;研究生招生
人数与导师带教的好坏和科研经费的多少挂钩;按二级学科设置入学考试科目
和建立复试小组等。这些改革的根本目的是按需招生,吸引优秀生源,扩大导师
和学科的招生自主权。

2. 重视教学改革

探索应用型人才培养新模式。1984年,上医即开始招收临床医学应用型研
究生,从招生对象与入学考试、培养内容与方式、临床能力考核办法、论文要求、
学位授予等方面进行了全方位的改革,全靠我们摸索。我们的做法在全国发挥
了较好的示范作用。

博士生教育改革。博士生培养质量是一所学校教学与科研水平的综合体
现,自1995年起,学校在博士生教育上进行了一系列改革:对博士生复试制度
进行改革,我们强调素质与能力的挑选,学生跟随导师工作,强调由导师小组考
察其能力与水平;提倡交叉学科组织导师小组和交叉学科选定科研课题,以扩大
学生的知识面和毕业后的适应能力;鼓励校内外及国内外联合培养,充分利用国
外合作办学单位的良好科研条件及本校重点实验室的科研条件,联合培养博士
生,提高博士生的培养质量;重视博士生创新能力培养,开题报告要求查新,规定
在校期间要有公开发表的学术论文,主讲5次以上学术报告或讲座,设立在国外
杂志发表论文的发表经费,资助博士生参加国内外学术会议,建立博士生顾问小
组,加强对博士生论文质量的检查与督促等。博士生教育的这些改革经过几年
实施,取得较好效果,2001年获得上海市优秀教学成果一等奖,上医博士生马列
主义理论课教学改革成果获得国家优秀教学成果二等奖。

此外,在研究生的课程设置、教学方法、考核办法等方面也进行了改革,试行
学分制,实行竞争淘汰制;积极推行研究生兼助教、助研、助理。这些改革都实施
较早并取得成效。

3. 导师制度改革

学校把建设一支学术造诣高、思想素质好的导师队伍作为研究生教育工作
的重点。上医有严格的研究生导师遴选制度。1997年5月,在前几年导师制度
改革的基础上,根据当时学校导师队伍的现状,在导师队伍建设中确定了"总量
控制,结构调整,按需设岗,竞争淘汰"16字方针,推行导师资格复审制,在全国
率先打破导师终身制。这一改革举措引起研究生教育界和新闻媒体的极大关
注,中央电视台、《光明日报》《文汇报》等都作了报道。

4. 管理工作的改革

研究生院作为校一级的行政管理机构,在校长领导下对全校的学位与研究生教育工作进行组织、协调。要当好校长的助手和参谋,责任重大,必须随着研究生教育的改革和发展,进行管理工作的改革与创新。在上医研究生教育管理工作中有许多做法是秉承了上医的优良传统,但又有创新。1985 年,在张校长提出"全校办研究生院"后不久,李金钟副院长就组织成立了研究生院院务委员会(由各二级单位分管领导和学校有关部处长组成)。这一组织成为研究生院与全校联系和落实工作的纽带,它与党委领导下的二级单位分党委、校长领导下的校学位委员会及学位分委员会,成为对全校研究生进行业务行政管理、德育工作、学位质量监控的三条渠道。这三条渠道与不断完善的三级管理体制,保证了全校研究生教育管理工作的有序、高效运行。在上医研究生教育管理中,特别值得总结的还有以下管理理念:强调服务理念,重视深入基层;强调以人为本,重视师生积极性;强调三级管理,重视基层作用;强调实事求是,重视求真务实;强调分工合作,重视团队精神;强调德育为先,重视"三育人"作用;强调学习提高,重视调查研究。

上医研究生教育的发展历程中一些大的改革都是在国家研究生教育发展的大背景下进行的。国务院学位委员会办公室孟汇丽、卫生部学位委员会办公室胡祖挺、秦怀金等领导都在上医做过调查研究;我国临床医学专业学位试行办法(草稿)就是国务院学位委员会办公室王洪歧和卫生部学位委员会办公室秦怀金两位处长在全国听取专家意见后在上医起草而成的。

四、 得来不易的"第一"和"唯一"

在上医的治校方略和治学传统中,除了严谨、求实、创新之外,我还感悟到上医的拼搏精神和敢于争创第一的品牌意识。记得在一次中层干部会议上,党委书记姚泰向大家提出:"你们要记住,你们外出开会代表的是学校,能坐第一排绝不要坐第二排;开会就要发言,让与会者感到你的存在,感到上海医科大学的存在。"乍听起来,这话似乎很不谦虚,时间久了,我才悟出其中的道理。上医研究生教育中的那些"第一"和"唯一"带给我们许多思考。

1981 年 11 月 3 日,国务院学位委员会批准我国首批硕士、博士学位授权点,上医首批博士学位授权点数全国第一。在以后的博士点申报中,上医的"卫生事业管理"是全国同类学科中的第一个博士点,"神经生物学"是全国医学院校中第一个神经生物学博士点。

1988年,病理学、生理学、微生物学3个学科接受国务院学位委员会和卫生部联合组织的硕士生质量评估,在全国29个受检单位中上医总分第一。

1989年,第一次国家重点学科评选,上报材料前学校进行多次论证,分管研究生教育的陈秉衡副校长亲自看望加班工作的同志、亲自修改我们起草的学校意见,此情此景至今记忆犹新。1989年11月22日,国家教委下达高等学校医学重点学科名单,上海医科大学"人体解剖学"等13个博士点被批准为国家重点学科,占全国医科重点学科总数(53个)的24.5%,列全国医学院校第一。

1995年,国家对全国正在试办的33所普通高等学校研究生院进行全面评估,上海医科大学推荐的5篇优秀博士学位论文得分在33所研究生院中居首位。

1999年起,国家教育部和国务院学位委员会决定,每年在全国范围内评选出100篇优秀博士学位论文,该项工作列入国家《面向21世纪教育振兴行动计划》。在上医与复旦大学合并前的两届评选中,上医有3篇博士学位论文入选,与北京医科大学并列全国医科第一。

自1981年至2000年上医与复旦合并,国务院学位委员会共4次换届,上医石美鑫、陈中伟、顾玉东教授先后当选为一、二、三、四届国务院学位委员会委员,在医学院校中是唯一一所四届都有委员的高校。1997年,作为医科的唯一代表,我有幸成为国务院学位委员会办公室组织的学位法修改专家组成员。

1993年3月,上医研究生院获上海市"三八"红旗集体称号;1995年,上医研究生院获上海市高校"教书育人、管理育人、服务育人先进集体"二等奖。这两个集体奖是全市唯一的研究生教育方面奖项。博士生马列主义理论课教师冯嘉元教授等人的"博士生马克思主义理论课教学改革的实践与研究",获普通高等学校国家级教学成果二等奖,这是全国博士生马列主义理论课唯一的获奖项目。

这些"第一""唯一"来之不易,也非偶然,它从侧面反映了上医在学科建设、师资培养、教学管理等方面的历史积淀;反映了上医历来重视人才培养质量;反映了上医在研究生教育界的学术地位;反映了上医人艰苦奋斗、求真务实、敢为人先的精神。上医的办学条件并不优越,但学校领导将本科生教育看成是立校之本,研究生教育视为强校之路。对于国家或上海市组织的学科点评定、重点学科申报、合格评估、优秀论文推荐等工作,学校领导要求研究生院必须重视平时的踏实工作,不要作表面文章,严谨、求实的作风贯穿于研究生教育管理的始终,这使我铭记心头,受益终身。

上医研究生教育也有历史教训。在职人员申请学位工作,我们"闯红灯"受到国务院学位办的批评;在上海市学科点的评估中个别学科点因为导师队伍或招生人数未达到要求,被亮了"黄牌"。学校要求研究生院和二级单位认真吸取教训,拿出整改措施,将坏事变成好事。

五、 研究生教育留给我的思考

作为研究生教育管理工作中的一名老兵,20 多年的管理工作留给我许多思考或反思。

思考之一:分数,成也萧何,败也萧何。创新人才该如何培养? 在我国现有的教育制度下,考取研究生,凭借的是分数;研究生学习期间,硕—博连读生的挑选、奖学金的评定等也离不开分数。每当我回首这些往事时,总是感到太多的遗憾与歉疚。我们已进入 21 世纪,研究生入学考试到底该如何改革? 评价研究生成绩优劣、素质高低到底靠什么? 研究生课程的内容、教学方法、考试办法又该如何改革? 近几年来,研究生教育创新、培养创新人才,成为大家关注的热点。但我想,如果不从教育思想、教育理念上去思考,创新教育不从小抓起,恐怕较难。到研究生教育阶段,创新能力是靠学校的学术氛围"泡"出来的和研究生在导师指导下"做"出来的,而不是靠导师和管理部门"抱"出来和"捧"出来的。

思考之二:导师是专业领域的行家与学者,也应是教育专家。有人将导师的作用比喻为航标和舵手,他们应该是学生做人和做学问的楷模。现在的研究生吸收新东西快,掌握信息量大,人生观、价值观呈多元化。因此,今天的导师既要在专业上引导学生开拓创新,又要在思想上、政治上为学生把握方向。导师应该是专业领域的行家、学者,还应该是教育专家。建设这样一支导师队伍任重而道远。

思考之三:质量是研究生教育的生命线。对此,大家早有共识。在对以往工作反思时,我深感切实抓好质量绝不是一件易事,尤其是在招生规模扩大、导师新老交替、社会不正之风向学术界蔓延的形势下,对质量问题更不能掉以轻心。在抓质量时特别要处理好几个关系:数量与质量、素质与能力、政治与业务等。我们要永远高奏这一主旋律,我国已经是研究生教育大国了,但绝不能做研究生教育质量的弱国。

思考之四:如何加快我国研究生教育的国际化进程? 回顾这 30 年,我们借鉴了国外的不少经验,各研究生培养单位、教育部、研究生院院长联席会都组织过很多次国外考察,也有不少考察报告。《学位与研究生教育》上发表了较多国外研究生教育的研究文章,各研究生培养单位积极探索研究生教育国际化的途径,这些都大大推进了我国研究生教育的国际化进程。但在教育国际化的大背景下,研究生教育国际化还存在不少问题:外国留学生在我国研究生中所占的比例太低,我国派出留学的研究生人数也不多;我们学习和借鉴国外的经验,多数是模仿,创新不多,还远没有触及教育思想、教育理念等根本问题;研究生教育是高等教育的最高层次,研究生教育中存在的问题,有很多都是从基础教育(甚至学前教育)、高等教育中带来的,要从教育衔接的高度去研究和解决,这是我们学习和借鉴国外经验时值得研究的问题。我们要将研究生教育国际化的大门开得更大。

思考之五:研究生教育管理需要创新,更需要有人为之作出奉献。研究生教育现在面临的形势与过去发生了很大的变化。研究生教育管理必须从管理理念、管理方法、管理体制、运行机制等方面进行改革,需要有一支懂业务、高素质、愿奉献、相对稳定的管理干部为之作奉献。学位与研究生教育管理是一项事业,是一门学问,是一门科学,还是一门艺术,管理干部是"为人作嫁衣"。作为这条战线上的一位老兵,我发自内心地告诉在职的同行和朋友们,能为这一事业奉献,既值得,又光荣!我将生命中最宝贵的光阴献给了这一事业,永不后悔!

思考之六:抓学位与研究生教育,研究新问题、新课题。当研究生教育逐步走向成熟时,研究生教育有许多自身规律要研究,在其改革与发展中有许多新问题、新课题需要研究;我国至今还没有适合我国国情的"学位法",这不能不说是一件憾事。我们要与从事高等教育研究的专家一起,从理论与实践的结合上进行研究,将研究生教育30年的经验上升到理论高度去认识,并将研究成果应用到现实工作中去。改革永无止境,探索永不停步!

以上所写已成历史和往事,但历史是一种记录,往事是一种情怀。在我国恢复研究生教育30周年之际,撰写此文作为纪念,寄托我对研究生教育事业的情怀。

(原载《学位与研究生教育》2008年第8期)

探索、实践、改革、创新

——上海研究生教育 30 年

廖文武　刁承湘

1978 年,改革开放的春风吹遍祖国大地,她给我国高等教育带来的深刻变化之一是恢复了研究生教育制度和 1981 年实行了学位制度。

追昔抚今,上海研究生教育 30 年是跨世纪的 30 年;是在我国改革开放 30 年取得举世瞩目、震惊世界的伟大成就的背景下走过的 30 年;是我国实现了计划经济向社会主义市场经济转移的 30 年;是在上海成为我国改革开放的龙头,建成“四个中心”、实现“四个率先”的历史进程中走过的 30 年。它跟随全国教育事业前进的节拍,经历了恢复、改革、调整和发展的各个阶段,取得了令世人瞩目的成就,上海已成为中国培养高层次人才的重要基地之一。上海研究生教育战线的工作者在全国同行和全市各条战线的支持下,在解放思想的路线指导下,不断实践,开拓进取,实现了上海研究生教育事业的大变革和跨越式发展。

一、 在实践中艰辛探索,在探索中勇于实践——30 年发展成效显著

1978 年,刚恢复研究生教育,百废待兴,教育战线面临着拨乱反正、恢复和发展教育事业、改革教育体制等艰巨的任务。上海研究生教育战线的同志们在探索中勇于实践,何等艰难! 当我们回眸这 30 年的历程时,我们要以马列主义为指导,以广大研究生教育工作者的实践为标准,认真、静心地总结上海研究生教育 30 年的发展变化和值得总结的成就与经验。笔者认为,重点集中在实现了三大突破,取得了十大发展成果。

1. 实现了三大突破

(1) 完善了高等教育体系。与全国一样,上海的高等教育经历了 100 多年

的发展,但一直是在不完整的高等教育体系中前进。上海解放后,高等教育学界也曾追求过高等教育体系的完善,上海的研究生教育在"文化大革命"前,尤其是1964、1965年达到了一定的规模,但并未完善高等教育体系。1978年恢复研究生教育后,经过30年的发展,使上海形成了专科生教育、本科生教育、研究生教育的3个教育层次,并逐步形成相互促进、协调发展的新局面,人才培养层次趋向合理,专科生、本科生、研究生的比例在1978年是13.40∶26.97∶1,1997年为2.16∶6.97∶1,2008年为1.78∶3.51∶1。

高等教育体系的完善、三个教育层次协调发展、满足社会对不同人才的需求,这对上海的教育、科技和经济发展的影响是深远的。

(2) 实施了学位制度。学位制度是教育制度的重要组成部分,它与研究生教育有着密切联系。1981年,我国实施学位制度,标志着我国高等教育走向成熟,并以开放的心态,吸收世界学位制度的益处与优点,完善了"学士—硕士—博士"授权体系。上海于1992年成立了市学位委员会,30年来毕业研究生18.2万人。

(3) 实现了研究生教育的跨越式发展。研究生教育的跨越式发展,是根据我国国情形成的具有中国特色的发展模式。

1977年10月12日,国务院批转《国务院关于1977年高等学校招生工作的意见》,上海根据文件精神和本市高校的实际情况,将1977年和1978年2年招收研究生的工作合并进行,共招收1978级研究生1072人。经30年的发展,2008年全市共招收研究生3.2万人(其中高校招生3.02万人)。根据上海市教委提供的统计资料,30年中的后10年研究生招生人数占30年招生总人数的3/4,实现了研究生教育的跨越式发展。

2. 取得了十大发展成果

(1) 形成了与本科生教育协调发展的态势,适时调整研究生教育的数量、质量、结构和功能。关于高等教育精英化、大众化和普及化的划分。目前,国际上比较通行的标准是美国教育学家马丁·特罗的学说,即高等教育毛入学率在15%以下为精英教育阶段,毛入学率在50%以上为普及化教育,介乎两者之间为大众化阶段。依据此标准,我国2002年高等教育毛入学率为15%,2007年为23%。所以,自2002年我国高等教育已步入大众化阶段。上海市高等教育毛入学率从"九五"末的38%,增至"十五"末的57%,5年时间使高等教育跨越了大众化阶段进入普及化阶段。

在上海高等教育跨越了由大众化进入普及化阶段中,上海研究生教育适时从数量、质量、结构和功能上进行调整,为研究生教育作为精英型教育注入了新的内涵。主要表现在:①研究生招生人数从"九五"末的 1.27 万上升到"十五"末的 2.77 万,十年的增长比例超过了以往的任何时期,表现为较大幅度的量的扩张,与本科教育协调发展,而且在录取的研究生中本科毕业生的比例增加。②在研究生教育质量上改变了传统意义上质量概念,表现出适应性(适应社会发展需要)、多样性(类型多元化,质量随之多元化)和发展性;③研究生教育的学科结构、层次结构、学位类型进行调整,以适应社会发展的需要;④研究生教育功能逐步向人才培养、知识创新、服务社会及人文交流方向过渡。上海研究生教育在全国高等教育大众化的背景下,坚持了精英型研究生教育的定位,与上海本科生教育协调发展。

(2) 形成了学科门类齐全、结构比较合理的学位授权体系,推动了学科建设。经过国家前后十次学位授权的审核,目前上海有一级国家重点学科 30 个,二级国家重点学科 68 个;有 43 个博士学位授予单位,116 个二级学科博士点,127 个一级博士学位点,56 个硕士学位授予单位,1 500 多个硕士点。在全国的 12 种学科门类中上海博士点覆盖了 11 种门类,硕士点已经全覆盖。

(3) 造就和凝聚了两支队伍:高水平的导师队伍和乐于奉献、敬业爱岗的管理队伍。上海拥有一支由中国科学院院士、中国工程院院士和学术造诣较高的教授、专家组成的研究生导师队伍。前 10 年的导师队伍以老专家为主,他们中有的是解放前留学欧美后回到祖国的爱国知识分子;有的是"文化大革命"前我国自己培养的研究生;有的是长期工作在教学、科研第一线的老专家。他们治学严谨,人格高尚,甘为人梯,为上海研究生教育恢复初期和中期的工作作出了贡献。近 10 年,随着老专家的退离,导师队伍的年龄结构、学历结构、知识结构发生了很大的变化。1978 年,后我们自己培养的硕士和博士、留学归国高层次人才不断充实到导师队伍。他们精力充沛、思维敏捷、充满活力,给导师队伍输入了新鲜血液,带来了勃勃生机。目前,上海导师队伍中具有硕士学历的占 34.9%,具有博士学历的占 28.8%,有两院院士 81 人。

管理干部在研究生教育中的地位是不言而喻的。研究生教育管理兼有学术管理和行政管理的双重职能。研究生教育管理队伍,对建设良好的教学秩序和保证研究生教育质量有着重要作用。30 年来,上海有一批乐于奉献、敬业爱岗的管理队伍,有的在全国研究生教育学界有较高知名度,为上海争得了荣誉。近 10 年来,不断有具有研究生学历的人才充实到管理队伍中,他们大多是"双肩挑"干部,承受着较大的工作压力,不断开拓创新,继续在管理岗位上辛勤耕耘。

（4）研究生培养从单一学术型向学术型和应用型并进发展。为适应我国社会主义建设事业发展对多种人才类型的需要，我国逐步推行专业学位制度。20世纪80年代中期，上海即开始培养应用型专门人才。首先试点的是临床医学，以后随着我国专业学位（professional degrees）制度的实施，20世纪90年代初，上海先后增设了工商管理硕士、建筑学硕士、法律硕士、教育硕士、工程硕士、临床医学硕士和博士等专业学位。至2007年经国家批准，上海已有17种专业学位（全国共18种），每年招收的研究生与在职攻读专业学位人员之比为3∶1，应用型专业人才的培养正成为硕士研究生教育的重点之一。

在上海，既强调学术型研究生的培养，又重视应用型研究生的培养。这一教育理念的转换，顺应了国际教育的发展趋势，这是研究生教育适应社会发展需要，服务于地方建设的重大战略转移，也是研究生教育应遵循的基本规律。

（5）为国民经济和社会发展输送了一批合格的高层次人才。30年间，上海已毕业研究生18.2万人，他们走上了工作岗位后遍布全国各地，在高等学校、科研机构、大中型企业、医药卫生、党政机关等单位和部门，改善了这些单位的人才结构，提高了人才素质，在现代化建设中发挥了积极的作用，不少人已成为所在单位的学术、管理骨干或学科带头人、首席科学家等。陈竺、杨玉良、陈凯先等院士都是1978年以后上海培养的研究生。他们不仅在所在学科领域作出了杰出贡献，而且走上了国家部门及高等学校的重要领导岗位，为新时代高层领导带来学历和能力质的变化。

（6）研究生教育改革不断推进，成效日益明显。我国研究生教育制度的恢复是解放思想、改革开放的产物，她的发展必然也得依靠解放思想，而解放思想主要体现在不断改进和加强制度建设上。30年来，上海各研究生培养单位，根据国家的总体部署，在上海市教委和学位办的领导下，进行了多层次、全方位的改革。其中有很多改革是作为全国的试点，走在全国前列，并向全国辐射。

1）招生改革。

A. 改革招生计划体制。1978年恢复研究生招生时，在计划经济体制下，只有单一的国家计划内招生。为了使研究生教育发展主动适应科技、经济和社会发展，上海从1983年开始进行招生计划体制改革的试点。20世纪80年代中后期，上海面向内地和艰苦行业招收委托培养和定向培养研究生。为充分发挥招生单位研究生培养的潜力，在单位内部自筹经费招收计划外研究生，这种形式在90年代迅速发展。进入21世纪，上海又在全国率先推进了产学研联合培养研究生，发挥高校和企业各自的优势，在国家计划外培养社会急需人才。

B. 调整招生生源。1978 年至 1980 年，研究生生源主要来自在职人员，1979 年的考生中在职人员占 75％。1981 年开始，恢复高考招收的应届本科毕业生相继报考研究生，在职人员在考生中的比例下降。1981 年，考生中在职人员比例降至 22％。为鼓励有实践经验的优秀在职人员报考研究生，在教育部的统一政策下，对优秀在职人员经单位推荐进行单独考试，在招生命题、考试、录取等方面采取措施，有利于录取优秀在职人员，考生中在职人员的比例回升。1988 年，上海市招收的在职人员占 51％。1985 年，在全国重点高校中进行推荐少数优秀本科生免初试入学的试点工作，90 年代后此项工作普遍开展，现在本科生生源仍是研究生的主要来源，尤其与本科毕业生的就业形势有关。

C. 改革考试方法。优秀在职人员单独考试、优秀本科毕业生免初试攻读硕士学位，均是研究生入学考试办法的改革。此后，不少学校按二级学科设置考试科目，近几年来减少初试考试科目，加强复试成绩在入学考试中的比例，给导师和招生单位更多的自主权。这些改革目的在于从素质和能力上挑选优秀生源。

2) 教育教学改革。

A. 实施硕博连读、提前攻博，将硕士、博士阶段贯通，既缩短了学习年限，有利于快出人才，又有利于课题的深入研究，受到师生欢迎；建立了同等学力在职申请学位制度。1977 年恢复高考后，1981 年有本科毕业生，直至 1984 年每年研究生招生人数中本科应届毕业生占约 10％，大批本科毕业生需要提高学术水平。在国家统一部署下，上海自 1983 年起开展在职人员以同等学力申请学位的工作，开辟了研究生学历教育之外，通过在职攻读的方式培养高层次专门人才的渠道。上海组织外语统考和学科综合水平测试、资格审查、质量控制等方面采取了多种措施，保证了学位授予质量。

B. 加强研究生教材和课程建设。1995 年，上海市设立了专项研究生教育基金，在该基金的支持下，对研究生课程教材、研究生课题和教学项目给予资助，进行有计划的建设，资助出版研究生教材。此外，各高校也设立教材和课程建设基金，课程改革、教学内容、教学方法的改革不断深入，形成各培养单位的特色；

C. 注重研究生创新能力的培养。近年来，研究生创新能力的培养受到各方的关注。各校根据校情，设立研究生教育创新基金，经过专家评审，资助有可能获得创新成果的课题研究。举行各类博士论坛、研究生暑期学校、多种学术研讨会，释放学生的创新潜能。更为重要的是导师在培养过程中注意发挥研究生的积极性，培养学生的创新思维和创新精神。

近 5 年，有关高校分期分批推进培养机制的综合改革，其核心问题就是要建立起以科学研究为主的导师责任制和与科学研究紧密联系的导师资助制,这是一项综合改革举措,在试点基础上将在所有培养单位全面推行。

这些改革措施紧紧抓住导师、学生、科研、创新几个关键词,倡导重视培养质量的文化,对培养研究生的创新能力、保证培养质量发挥了积极的作用。自1999 年全国评选优秀博士学位论文以来,10 年间,上海共有 150 篇博士论文被评为全国优秀博士论文,在全国列于第 3 位(北京市第 1,中科院第 2),这从一个方面反映了上海研究生教育的质量。

(7)研究生成为上海科技研究的流动性生力军,增强了上海市的科技竞争力。研究生教育是通过研究接受教育,进行学习。研究生具有学生和研究者双重身份,教育与研究相结合是研究生教育的基本特征。在上海的高校和科研单位,肩负着培养人才的使命,同时肩负着科研工作的重任,承担着国家自然科学基金、社科项目、省部级项目、国际合作项目等,都有在校研究生的参与,有人戏称,"研究生是科学研究的生力军和敢死队。"令世人瞩目的东方明珠、浦东国际机场、几座大桥等市政重大建设项目,处处可见研究生的足迹;上海人类基因组、国家"211 工程"重点学科及"985"科技创新平台的实验室里、抗非典(SARS)战场上等,到处可见研究生挑灯夜战的身影……在上海获得的各类科技成果奖中,凝结了研究生的智慧和汗水。

大量事实证明,研究生不仅是一支充满活力的科技力量,而且是科技发展强大的后备队伍。30 年的研究生教育,大大提高了上海的科技竞争力。

(8)建立并逐步完善学位与研究生教育质量保证体系和监控机制。研究生教育的改革与发展以保证和提高培养质量为前提,而建立和完善研究生教育质量评估和监督机制,既是行政部门对研究生教育加强宏观管理的有效手段,也是研究生培养单位面向社会办学、接受社会监督的重要途径。由此也推动了研究生培养单位以评促建、以评促改,保证研究生培养质量,提高办学效益。

30 年来,上海市进行了大胆的实践,取得了值得总结的经验。

1)调动培养单位自主办学和质量监控的积极性。学校以法行政、以法治教,调动导师严谨治学的积极性,发动学生积极投入教学改革,并重视社会对人才培养质量的反馈信息。这是研究生培养单位从管理、导师、学生、社会 4 个不同层面抓培养质量的有效途径。同时重视自我评估,这是各项评估的基础。无论是接受国家组织的评估,还是上海市组织的评估,各研究生培养单位都认真自查,有的单位还将课程评估、论文质量评估、德育评估及基层管理工作评估等列入经常性的工作,将此看成学校面向社会办学、行使办学自主权的重要责任和义务。

2) 发挥政府宏观指导和地区优势,开展多种类、多层次的评估。早在 1985 年上海市在全国率先进行了硕士点评估的尝试,提出了硕士学位水平评估指标体系和评分参考标准。1989 年 12 月至 1990 年 1 月,市高教局与上海计算机学会联合组织专家对计算科学与技术一级学科的 15 个硕士点授予质量进行评估,积累了行政管理部门与社团学会联合组织评估的经验。1997 年,根据国务院学位委员会的统一部署,对恢复研究生教育前后四批的硕士授权点进行合格评估,市学位委员会按一级学科组织评估专家组,在各单位自查合格的基础上,对全市239 个硕士点进行合格评估,对基本条件不合格的 12 个硕士点分别作出暂定招生、撤销授权、限期改进、重新评估的处理,形成学位授权点优胜劣汰的机制,对保证学位授予质量、促进学科建设,发挥了积极作用。自 1997 年开始,上海市学位委员会办公室组织对全市博士论文和硕士论文进行抽查,并及时公布抽查结果,公布各培养单位的异疑率。这项工作已连续实施 11 年,抽查评估论文总数为 25 800 篇,其中博士论文 2 400 篇。这项措施对加强对研究生论文的过程控制、保证论文质量有所促进,在全国受到同行好评。2004 年至 2008 年组织专家组 4 次对全市的 20 所高校进行研究生教育过程管理评估,并及时总结与交流,对各校加强过程管理、保证培养质量,提高办学效益也大有裨益。

3) 与邻近省教委加强合作做好评估工作。受国务院学位委员会委托,上海市学位委员会会同福建、浙江两省教委,于 1992 年底合作组织两省一市硕士点评估研讨会,培养管理人员,拟定分步实施方案。1994、1995 年对两省一市的 11 个一级学科的 322 个硕士点进行评估,并分别于 1995 年 5 月和 1997 年 9 月公布结果,得到有关省市学位委员会的认定。这些评估,为建立地区研究生教育评估制度奠定了基础。

4) 在学位与研究生教育评估组织上,努力发挥社会评估机构的作用。2000 年,上海市成立了教育评估院,上海市学位委员会根据政事分开的原则,将学位与研究生教育的评估工作逐步委托评估院组织实施,及时向社会公布评估结果,作为政府部门决策的依据。

(9) 建立和完善了学位与研究生教育管理体制和规章制度。我国学位与研究生教育工作一直是由国家集中统一管理。随着学位与研究生教育事业的发展,设立市级学位与研究生教育管理体制势在必行。1992 年 4 月 25 日,上海市学位委员会成立,组建了学位委员会办公室和学科评议组,明确了机构的职责和任务,从而形成了国家和地方的两级、以地方为主的学位与研究生教育管理体制。1995年,上海市教育委员会建立,在上海市确立了市教育委员会和市学位委员会并行,分工合作,共同管理上海市学位与研究生教育的体制。

20世纪90年代高校体制改革,国家实施"211工程",中央教育部所属重点高校与上海市共建,打破了条块分割格局,形成条块结合、部委与上海共同办学的体制。目前,在上海的高校学位授予单位23所、研究所33所,其中6所高校经国家批准设研究生院,其他高校和科研机构设立研究生部(处、科),并根据各单位的实际情况,设置本单位的管理机构,配备管理干部,建立和不断修订与完善各项规章制度。这样,就从管理体制、组织机构、人员配备、规章制度上保证和加强了学位与研究生教育管理工作规范、有序进行,上海已成为我国高层次人才培养的重要基地之一。

(10)成立了上海市研究生教育学会,加强了学位与研究生教育的研究,扩大了对外合作与交流。1986年,上海市成立了研究生教育学会。1987年4月,创建了会刊——《上海研究生教育》。20多年来,学会成为联络各会员单位的纽带和组织学术交流的平台;会刊也从每年出版两期发展为季刊,并获得了内部刊物准印号,成为上海研究生教育学界理论研究、经验交流、工作研究与探索、信息沟通的工具。现刊物发放到全国的300多所博士生培养单位,成为上海学位与研究生教育对外交流的窗口。学会还先后组织会员单位赴美国、欧洲、我国香港地区交流与考察,与国内省、市学位委员会及研究生培养单位也有着较多的交流与合作,扩大了上海研究生教育在全国的影响,更广泛地向国外和兄弟省市学习,推动了上海研究生教育事业的改革与发展。

同时,上海市学位办公室每1~2年组织课题申报,就研究生教育改革和发展中遇到的热点和难点问题,立项研究,组织专家进行中期检查和结题汇报。在研究生教育创新、专业学位培养标准、产学研联合培养研究生、非学力教育、研究生就业态势分析等方面取得了初步的研究成果,并出版了《上海研究生教育改革发展20年》《研究生教育学》《研究生德育论》等专著,弥补了这方面的空白,在研究生教育理论研究方面迈出了可喜的一步。

二、 实践不断深入,探索永无止境——面临的问题与挑战

30年来,上海研究生教育虽然取得了很大的成绩,但在经济全球化、教育国际化和当前的世界金融危机大背景下;在我国今后若干年面临的经济发展的艰巨任务和严峻挑战及建设创新型国家对高层次人才的迫切要求下;在上海建成

四个中心、实现四个率先的战略目标下;在我国从研究生教育大国向研究生教育强国挺进的过程中,上海研究生教育处于关键发展期,上海研究生教育的改革和发展中遇到了不少新问题,面临着许多新挑战。

1. 研究生教育在上海的定位与上海市在全国所处的战略地位不相适应

中央对上海的要求是建成"四个中心"、实现"四个率先",要达到中央提出的要求,上海必须坚定不移地贯彻"科教兴市""人才强市"的战略决策,而研究生教育无疑是实现这一战略决策的关键人才,在为上海地方建设的服务中,研究生教育担负着重任。上海研究生教育还存在以下问题:①研究生教育还不能满足上海经济社会进一步发展对各方面人才的需求;②教学资源的配置不尽合理,部属重点高校与市属高校资源如何配置,本科生教育、研究生教育如何资源共享、协调发展,均值得研究;③研究生教育的投入,包括经费的投入、各方面人力与精力的投入、政策的投入、领导关注度的投入等,都需进一步加大;④研究生教育的质量和水平还有待进一步提升;⑤对学位与研究生教育的理论和实际问题缺乏深入的研究、理性的思考和全局性的战略规划与决策,上海研究生教育在全国的领先位置受到挑战。

2. 育人环境与创新型人才培养不相适应

研究生的成长需要有良好的育人环境,包括社会大环境、学校的校园环境(尤其是校风和学术环境)、学科甚至实验室小环境等。我们现在要建设创新型国家,需要的是创新型高层次人才。1999 年 11 月,北京召开的全国研究生教育工作会议,对 1995 年提出的我国研究生教育改革与发展的 24 字方针进行了适当修改,首次将"注重创新"作为研究生教育工作的指导方针。因此,是否具有创新能力,成为研究生培养质量的核心和关键。目前,大家普遍认为研究生的创新能力不够,这是由多种原因造成,其中没有形成创新的育人环境是要害:①传统的教育思想使现在的年轻人从小的创新能力就受到束缚。"乖巧""听话""循规蹈矩"被认为是"好孩子""好学生",有奇思妙想的孩子或学生往往被认为是"捣蛋"。这样的教育思想持续影响到研究生。我们在涉及这些深层次教育思想的讨论远未触及。②社会的浮躁作风、急功近利的思想影响研究生,使不少研究生缺少"十年磨一剑"坚忍不拔、能耐得住寂寞的奉献精神和宽广的学术视野、敏锐的世界眼光,这是研究生自身致命的弱点。③长期以来中国走的是"技术引进"的道路,"跟着别人后面走"必然缺乏原创。研究生的科研方法多数也是参照前人(包括中国人和外国人),最多是稍作改进,这样很难创新。④培养方式、方法、内容不利于激发研究生的创新思维和创新活力。如大部分课程内容陈旧,不具前沿性,教学方法死板单一;基本上限制在导师的学术领域选题,"师傅带徒弟式"的指导模式还较普遍;不重视学科的交叉,研究生缺少多元学术环境的熏陶。

3. 研究生教育的运行机制与研究生教育的发展不相适应

以人为本是科学发展观的核心。总结我们走过的 30 年,存在的问题最关键的是还未将"以人为本"作为各项工作的出发点和最终目的。如:①上海在构建人才高地时,未利用上海的优势和特点,出台优惠政策吸引优秀人才报考上海地区的研究生。入学后也没有相关措施让他们减少后顾之忧,使他们在这消费较高的大城市安心读书、读好书。②招生还没有从根本上改变一考定终身的局面,如何给导师更多的自主权,使我们的规章制度有利于导师从素质与能力上去挑选学生。③培养方案、培养过程尚未突出"以人为本",如何给受教育者更多的自主权? 如何充分发挥研究生的个体能动性? 对研究生的个性化的管理太少,"一刀切"的做法多了些,研究生经常处于"被管"的状态。④研究生就业机制不利于研究生安心学业。现在因为就业形势严峻,调查显示,研究生在最后一年忙于四处奔波找工作,"个人简历"精包装广为投送。

4. 两支队伍的素质和能力与时代的要求不相适应

导师队伍和研究生管理干部队伍(包括各级分管领导)在研究生教育中是非常重要的两支队伍。他们的素质和能力直接或间接地影响研究生质量,甚至影响他们的一生,当然也会影响到国家的前途和命运。

培养创新人才,导师是关键。笔者毫不怀疑新一代研究生导师们总体水平和学术能力,他们大多数都具有研究生学历,正处于各方面的上升时期,充满生机与活力,比二十世纪六七十年代的导师有不少优势和强项。但他们现在面临的是知识经济时代、信息化时代、科技和综合国力的竞争时代,必然对导师的要求更高。与前辈们比较,人们隐约感到"在学术探索与追求中,现在的一些青年学者似乎多了些浮躁和功利的心态,少了些执着与纯真的激情"。在教风和治学态度上,多了些随意和跟风,少了些踏实和严谨。在对学生的指导和关心上倾注的精力还不够。导师是研究生教育质量的第一责任人,是学生学习的榜样,做人的楷模。创新的导师才能培养出创新的研究生。因此,导师应该有"青出于蓝而胜于蓝"和甘为人梯的远大胸怀,有国际的学术视野,创新的科研活力,在这方面我们也还是有差距的。

研究生教育管理干部,除需具备一般管理干部的基本素质和能力外,还得熟悉和了解研究生教育的规律,乐于为导师和研究生服务。现在研究生管理队伍中不断充实具有研究生学历的人,尤其是院(部、处)级领导多数是双肩挑的专家,他们非常忙碌,也特别辛苦。一般干部整天忙于事务,他们有积极向上的工作态度和满腔热情,但繁忙的工作使他们疲于应付。在新形势下,管理干部队伍中也有困惑和不足:缺少必要的培训,往往是分配好工作,一到岗,就是"一个萝卜一个坑",在不知情、不熟悉的情况下"上岗",研究生教育管理工作头绪多,是行政管理部门比较忙的单位,学习时间少,往往是以干代学;现在的干部政策,干部必须轮岗,往往刚熟悉某方面的工作就轮岗到另一个部门重新开始摸索,经验积累少;由于多种原因,管理干部动脑(思考问题,总结工作,写管理论文等)动脚(下基层,作调研,了解情况)少。因此,他们难以成为学习型、研究型及探索型的管理干部,缺乏业务能力、全局观点和把握全局的能力培养。

5. 学位授权点审核办法、学位规格、类型与社会需要不相适应

随着经济、社会的发展,学位工作中的存在问题日益突现。

(1)现有的学位授权审核办法基本上是在总量控制下鉴定性审核,缺乏对全市学科建设的规划和引导,对经济、社会发展急需的学科没有扶持政策;学位授予单位争相提高办学层次,为申报成功,不惜转移科研经费、刻意包装申报材料,有失评审工作的公平、公正,而领导部门又缺乏贯彻分层次办学、保持合理的学位授权单位层次结构的调控办法;在国家学位授权审核制度实行放权改革的同时,地区的定期检查评估未跟上,一些单位"重申报,轻建设"致使一些学科水平下降、人员流失,而行政领导部门缺乏规范化、制度化的监督与保障。

(2)专业学位与高等职业技术教育没有衔接的渠道。近几年来,上海的高等职业技术教育迅速发展,现在29所高等职业技术教育的高校,在校高职高专生16.93万人,这对缓解社会主义建设中职业技术人员匮乏的现状起了很大的作用。但高等职业技术教育毕业生却不能报考现有的有关专业学位,专业学位成了他们望而却步的一个不可逾越的台阶。

(3)专业学位与相应职业资格的获得无任何联系。专业学位(professional degrees),"也称职业学位……不少国家把专业学位作为从事某项职业的必备条件或先决条件"。但在我国,获得专业学位还不能获得相应职业的任职资格,如获得临床医学博士或硕士学位,还得参加国家举办的医师资格考试并获通过,才能有做医生的资格,获得教育硕士专业学位还得通过教师资格考试并获通过,才能当教师等。这等于是对专业学位的否定。虽然这是全国性的问题,但上海应加强研究,积极反映,采取对策。

(4)就科学学位与专业学位而言,不同的专业和学科其招生的比例是不一样的,要根据社会的需求进行研究,适时作出调整。目前,这两类研究生的招生

比例带有随意性,缺乏宏观指导。

（5）现行的学位制度,规格、类型基本是以延续学科目录衍生专业设置和学位授权点,某些社会、经济发展需要的专业硕士学位,特别是交叉性、应用型人才的培养,往往受学科专业目录的限制。

6. 研究生招生制度没有突破性的改革

整整 30 年了,大家普遍关注的研究生招生制度的改革,讨论了多年,但始终是"雷声大,雨点小",只是在统考科目上作了些调整,很多做法还是计划经济的影子,没有取得突破性的进展。现行的招生制度,不利于选拔优秀人才,不利于发挥导师的主导作用,不利于发挥学校的办学自主权。

7. 研究生教育质量评估与指标体系尚不够健全

我国在教育评估理论的研究方面相对滞后,研究生教育质量的评估方法、评估体系、评估资料的收集、评估结果的反馈与改正,与研究生教育规模的扩大不相适应,而功利性对评估工作的影响,日趋明显。在总结 30 年经验的基础上,应着手解决以下存在问题:如何构建多元、科学的质量评估标准;如何根据各培养单位上报的学位与研究生数据库作出评估;如何建立评估专家库;如何排除干扰,公平、公正、公开地进行评估;如何提高评估单位自我评估、自我监督的作用;如何加强社会评估,等等。

8. 上海研究生教育的对外开放程度和为欠发达地区所作的贡献,与上海的地位不相适应

在教育国际化的大背景下,随着我国在世界各项事务中地位的提高,上海这座国际化大都市,在研究生教育国际化方面还存在不少问题:①外国留学研究生在全市研究生中的比例太低。2008 年 9 月有在校研究生 9.5 万人,其中外国留学生 0.16 万人(其中博士生 0.04 万人,硕士生 0.12 万人),占在校研究生人数的 1.6%。②上海派出国联合培养的研究生也不多。③国外知名专家教授参与国内研究生导师小组很少,研究生缺少多元文化和多元学术环境的熏陶。④我们学习和借鉴国外的经验,多数是模仿或引进,较少结合自己的实情有所创新。因此,国外的一些值得借鉴的经验,对我们来说往往是"治标不治本"。

研究生教育国际化从根本上说,是研究生教育理念的国际化。我们现在与国外的交流,远未触及教育思想、教育理念、教育方法等根本问题。面对汹涌澎湃的教育国际化潮流,我们如何使研究生教育国际化与本土化相得益彰,这是值得研究的课题。

上海作为经济、教育发达地区责无旁贷要为经济和教育欠发达地区的研究生教育作出应有的贡献。我国研究生教育的地区性差异已成为我国研究生教育中的一个突出问题。上海在研究生教育方面，不仅要虚心向长三角地区的兄弟单位学习，成为长三角的龙头，还应向中西部地区辐射，这是历史赋予上海的责任。在这方面也是对外开放的重要内容，目前似乎还是"处女地"。

三、 在实践中创新，开创上海研究生教育新局面——在科学发展观指引下走可持续发展的道路

上述 8 个问题，是研究生教育改革和发展中出现的，也必须在改革中求得解决。我们应在科学发展观的指导下，进一步解放思想，贯彻积极发展、协调发展和可持续发展的战略，对上海研究生教育的改革与发展进行战略思考，为建设有中国特色的学位制度和研究生教育理论体系作出贡献。

对 30 年上海研究生教育的基本评估（如前面两部分所写），建设有中国特色、上海特点、为社会主义建设服务、让人民放心的研究生教育是我们进行战略思考的基点；立足于改革、变化和可持续发展是我们进行战略思考的关键点；建设服务于创新型国家、水平高、多样性、多类型、紧跟世界教育步伐的上海研究生教育，是我们进行战略思考的目标。为此，上海要加大研究生教育的投入，进一步整合研究生教育资源，形成上海的研究生教育特色和核心竞争力，提升上海研究生教育的综合实力，形成规模、结构、质量及效应的协调发展。

（1）营造创新性人才的培养环境，切实保证和提高研究生的培养质量。在知识经济时代，所谓高层次人才、精英人才，最核心的质量指标是创新能力。在当今国际竞争日益激烈的情况下，加强对研究生创新意识、创新思维和创新能力的培养，是研究生教育和培养中的头等大事。上海研究生教育的核心竞争力也主要表现在创新能力上。上海总体上来说，研究生的培养条件、实验设备等，与30 年前相比，已经发生了根本的转变，研究生教育的规模也已达到相当的数量，面向未来我们要着手抓"软件"建设，切实抓培养质量，营造创新人才的育人环境，为使我国由研究生教育大国走向研究生教育强国作出贡献。

1）建议在政府教育投入的财政预算中拨出专项基金，资助研究生，尤其是博士生在完成导师的课题之外，根据自己的兴趣爱好提出一个小课题，鼓励研究生奇思妙想。在研究过程中导师要以宽广的胸怀爱护学生的积极性，激发学生的创新活力，鼓励学生向交叉学科的老师请教和研讨。

2) 上海在政府财力允许的前提下,建议设立"白玉兰"研究生助学金(在国家助学金之外),助学金可设普通助学金(所有在校研究生都享有,金额多少视财力而定)和优秀奖学金(奖励有创新潜力的研究生),条例可具体制定。推出此项措施目的在于:一是可以吸引优秀人才报考上海的研究生,提高上海地区的生源质量;二是在一定程度上提高在校研究生的待遇,使他们安心读书,读好书。

3) 对获得全国百篇优秀论文的研究生,优先留上海工作,毕业后在上海工作者通过市科委追加课题研究基金,鼓励其继续从事创新课题的研究,同时奖励指导教师。

4) 在研究生教育中引进竞争机制,在上海出台硬性措施,真正实行弹性学制和研究生淘汰制。严惩学术造假。

5) 在研究生招生和培养的各项制度中,从指导思想直至各个工作环节,都要贯彻"以人为本"的思想,做到管理工作为创新人才的成长"开绿灯",做好服务,保驾护航,而不是设"管、卡、压"。这涉及管理理念的创新和管理方法的改进,上海应在研究生教育管理创新方面走出一条新路。

6) 建议培养单位设立专项基金,资助研究生向国外核心刊物投稿和参加国内外学术会议,以开拓学生视野,培养学生对外交流的能力。

7) 提倡校内各种形式的研讨课,活跃校园学术氛围。创新人才是学术环境"泡"出来的,而非人为"捧"出来的。

(2) 理顺关系,优化与调整结构,协调发展。全面协调可持续发展是科学发展观的基本要求。总结 30 年的经验,分析存在的问题,面向未来,上海研究生教育要持续发展,需进一步理顺如下关系:一是本科生与研究生的关系。对一所高校来说,本科生教育是立校之本,研究生教育是强校之路。对一所城市来说,要有分层次办学的理念,不同学校要根据自己学校的定位确定本科生与研究生的比例,避免"硕士生本科化"的倾向。二是国家部属重点高校与非重点高校、市属高校的关系。按隶属关系,建设条块平行,以条为主,通过"共建、联合"的方式打破条块分割、重复办学的局面。合理配置教学资源,集中资源与优势,使国家"985"学校在 21 世纪达到世界一流大学水平,在"211 工程"高校中新建 2 或 3 所研究生院,市属高校和职业技术学校各自办出自己的特色,提高办学效益,增强整体实力。三是理顺校所关系。通过高校与科研机构的合作、联合等方式,发挥高校与科研机构的各自优势,达到资源共享,建立校所结合、以高校为主的研究生培养体系。四是理顺专业学位与职业技术教育、职业任职资格的关系。这是涉及国家学位体系的大问题,上海应组织专家研究和讨论,提出改革方案,报请国家审核,争取批准在上海首先试点。

优化与调整结构:①调整层次结构,提高博士生的比例。2008年,在校研究生中,博士生与硕士生之比为1∶3.2。"十一五"期间,研究生院单位和重点高校、"211"工程学校,尤其是"985"学校,重点发展博士生教育,到"十一五"末这些高校的博士生与硕士生的比例要提高。②优化调整各类学科研究生比例。上海研究生教育要为上海建成四个中心、产业结构调整及各类高层次人才需求服务,根据人才市场的现状和预测,合理协调各类学科研究生的招生比例,扩大金融、管理、经济、贸易、交通航运、物流、通信、材料、生物工程及医药等方面的招生人数,扶持和支持基础和新兴学科研究生教育的发展。③优化和调整学科结构。根据上海经济建设和产业结构调整的需要,教育、科技、文化发展的趋势,以及社会对人才需求重心高移的趋势,大力发展博士生教育,合理调整博士、硕士授权学科的结构和布局。调整的目标是硕士点覆盖国家现有的12种学科门类,新增博士授权点单位1个,博士点一级学科覆盖率由2008年的77.5%,到2020年达85%,博士、硕士一级学科覆盖率由2008年的61.8%,到2020年70%。调整学科时应遵循传统学科为基础,新兴学科为重点,面向经济建设的原则,使上海的学科门类齐全、结构优化、学位等级层次合理,适当增加硕士、博士授权单位,以增加博士点和增加一级学科博士、硕士学位授权为重点。④调整科学学位与专业学位招生人数的比例。科学学位和专业学位研究生,其培养目标、培养方式、人才的知识结构、能力结构都不一样。2008年,这两种学位招生人数的比例是科学学位人数∶专业学位人数为3∶1,建议到2020年调整为3∶2。在博士生层次,科学学位的比重要高一些,主要是为上海的科技发展输送人才,通过若干年努力,希望在上海产生一批具有国际视野、国际领先学术水平的拔尖人才。硕士生层次以专业学位为主,培养应用型人才,面向经济、教育、法学、工程、管理及医药等领域,培养大批基础扎实、实践能力强、各行各业急需的应用型人才。

通过理顺和调整,使重点高校与一般高校协调发展,高等学校与科研院所协调发展,本科生和研究生教育协调发展,使上海的研究生教育更好地服务全局,服务社会,为建设"一流城市""一流教育"作出更大的贡献,为上海产业结构调整、社会和谐发展输送各类人才。

(3) 深化研究生教育改革,以质量为核心,促进研究生教育走可持续发展的道路。经济基础决定上层建筑。未来的研究生教育,一方面要主动为社会主义市场经济服务,同时又在建设社会主义政治、经济、文化和和谐社会中担负特殊历史使命;一方面要适应社会主义市场经济的需要,又不能把市场经济的规律简单地搬到研究生教育工作中,而必须按照研究生教育自身的规律进行教学改革,才能使研究生教育更好地适应社会主义市场经济的需要;一方面,要看到市场经济给研究生教育带来了发展机遇,另一方面,要看到市场经济有不可克服的弱点。例如,它具有短视性、逐利性和盲目性,对高层次人才培养具有负面影响。对此,我们必须有清醒的认识,并给予高度的重视。因此,面向未来,我们必须坚持科学发展观,不断深化改革,使上海的学位与研究生教育走可持续发展的道路,其根基在研究生教育质量。

1) 进一步推进培养机制综合改革,改革招生办法,选拔优秀生源。争取上海成为研究生教育改革的"特区",试行专家推荐、本人申请、学校考核招收博士生的办法;扩大留学生和港澳台学生的招生比例;硕士生招生争取"两段考试"的试点,强化复试,复试中注重对考生素质和能力的考察,扩大导师在招生工作中的主导权;由地方根据社会需求编制全市招生计划,加强宏观调控,扩大各招生单位自主招生权。在试点的基础上,全面推进培养机制综合改革,建立起以科学研究为主的导师责任制和与科学研究紧密联系的导师资助制。

2) 研究生教育质量是研究生教育可持续发展的基石。上海任何时候都不能跟风扩招,而要踏踏实实的抓培养质量,形成重视研究生教育质量的文化氛围,形成研究生培养单位、导师、研究生、管理干部都关注质量、崇尚优秀、追求卓越、善于创新、反对浮躁的新风尚。狠抓学风建设,采取有力措施严惩学术腐败,使上海的研究生教育质量得到国内、国际的认可。

3) 加强跨学科的课程建设和国外一流大学研究生课程的引进和借鉴,拓宽研究生的知识结构。利用现代教学手段,使上海高校的品牌课程能与其他培养单位资源共享。

4) 博士生教育要进一步完善交叉学科导师小组指导的培养方式,允许具有潜能的学生在导师课题之外,根据自己的兴趣选择一个小课题,并给予一定的资助。

5) 继续推进产学研联合培养研究生的工作,新建一些培养基地,争取企业对研究生教育的支持,加强基地导师的培养,提高培养质量。以张江高科园区作为示范基地去抓,以点带面,推动全市产学研联合培养研究生工作的健康发展,成为上海研究生教育工作的特色之一。

6) 将研究生教育与国家和上海的科技发展紧密联系起来。国家对重点领域的科技发展投入是巨大的,在国家的科技发展领域中,如大飞机、医药、生物技术等都在上海设有基地。研究生教育要根据国家需求,瞄准科技前沿参与进去,以出成果、出人才。

7) 加强研究生德育工作的研究,理顺德育工作管理体制,避免业务培养与德育工作两张皮;改革德育工作方法,强化导师的育人功能;明确德育工作的重点,根据究生的特点,将爱国爱岗敬业、科研道德、诚信教育和党的建设、人格塑造列为研究生德育的重要内容,培养国家需要的"四有"新人。

(4) 加强导师队伍和管理队伍建设。导师对研究生的影响是终身的,这是培养创新人才的关键,为适应研究生教育发展的需要,在导师队伍建设中重点放在:①明确导师的职责,加强导师的责任心:学术指导、人格提升、教书育人、为人师表,培养研究生的自我学习和创新能力。导师要从为国家培养人才的高度并以宽广的胸怀,成为研究生的良师益友。②关心导师自身素质的提高。制定导师的学术休假制度,提供国内外学习交流的机会,使导师永远保持学术活力,提高导师的综合素质,注意对导师的爱护和培养。③给予导师应有的权利。如招生工作的自主权;奖学金、助学金、优秀学生的推荐权;对综合素质和学业不合格的学生有建议淘汰的权利。总之,要真正使导师成为研究生培养质量的第一责任人、研究生当仁不让的德育辅导员。④规范导师岗位。使导师明确,研究生导师是一个岗位,为使导师明确研究生的培养要求和规范,对导师进行职前和在岗培训是需要的,更要对导师进行动态管理,关注导师的教风,总结导师的经验,表彰优秀导师,打破导师终身制。使新时期的导师既是专业的学者和专家,又是教育学家。

研究生管理干部队伍建设是我们面向未来不容忽视的问题。建议上海市要出台相关政策,要像抓大学生辅导员那样去建设一支研究生管理干部队伍。①对有大学本科以上学历的管理干部,上海要有政策保证他们在具备条件时可以晋升相应职称,享受同类人员的待遇。②给予出国学习和考察的机会,使管理干部了解国外研究生动向,开阔视野。③提倡在职培养,结合工作进行培训,使他们学习一些管理学、教育学、心理学及社会学的知识,提高理论水平。④组织管理干部研讨班,交流经验,研讨问题,还可请有经验的管理专家进行学术讲座。⑤表彰优秀研究生管理干部。总之,通过多方努力,在上海建设一支高素质、乐于奉献、敬业爱岗、相对稳定的研究生教育管理干部队伍。在上海要出几名在全国有学术影响的研究生教育管理专家。

(5) 进一步推进研究生教育国际化的进程。国际交流与合作是走向世界的开放的研究生教育的需要,对上海这样的开放城市,更有特殊的意义:①进一步吸引外国留学生,尤其是欧美等发达国家的优秀留学生,使外国留学生在研究生中所占比例有较大提高。②拓宽导师和研究生对外交流与合作的渠道。可以是参加学术会议、出国考察、与国外联合培养等,重点高校在校博士生应有一定的比例有出国联合培养半年以上的机会,开拓导师和学生的国际视野。③上海高校及研究所邀请的外国专家学术报告,通过互联网在研究生中广泛宣传,使有兴趣的学生也能与会,提供在校研究生直接与外国专家交流的机会。④准确解读和认真搞清发达国家的研究生教育情况,并结合中国和上海的实际,有选择性地学习和借鉴国外研究生教育的经验,尤其是先进的教育思想和教育理念,推进上海市研究生教育的改革与发展,走出一条具有中国特色、上海特点的研究生教育发展之路。

同时,上海高校在与内地高校对口交流时,应将研究生教育列入其中,为内地高校研究生教育事业的发展贡献力量。

总之,上海要以更开放的胸怀去拥抱世界,服务全国。

(6) 发挥上海市研究生教育学会的功能,办好会刊,加强对学位与研究生教育理论与实际问题的研究。面向未来,上海研究生教育面临着最好的发展机遇,同时也面临着最严峻的挑战。研究生教育要科学发展,可持续发展,需要有教育理论为先导,并有创新机制来保证。在我国研究生教育逐步走向成熟的关键时刻,必须加强研究。只有理论的清醒,才会有行动的坚定。

当前,值得研究的课题有:如何建立起自我调节、适应社会、保证质量的研究生教育发展机制;如何建立起中国特色的学位制度(包括科学学位与专业学位培养目标的再思考)和学位审核机制;研究生教育的国际化与本土化、个性化和多元化的研究;学位与研究生教育评估理论与实践的研究;研究生教育中人文与科学教育的研究(包括学术规范、人格塑造等);如何完成由研究生教育大国向研究生教育强国的转变,等等。

通过研究,"十一五"期间,上海应该有新的学位与研究生教育学术专著面世。

面向未来,上海各级领导将以解放思想为先导,以科学发展观为引领,将上海的学位与研究生教育放到重要的战略地位,统筹规划,协调发展,使其在"科教兴市、人才强市"中发挥更大的作用。上海的广大研究生教育工作者,更要抓住机遇,努力工作,锐意进取,深化改革,扩大开放,为建设国内一流、具有特色的上海研究生教育奋力拼搏。

愿上海永远是科学的春天!愿上海成为研究生成才的摇篮和人才成长高地!

┃ 参考文献 ┃

［1］谢安邦,王志中.上海研究生教育改革发展 20 年 奋斗篇[M].上海:上海交通大学出版社,1999.

［2］顾海良,解放思想 开拓进取 实现研究生教育的新发展[J].学位与研究生教育,2008(10):1-6.

［3］周立伟.愿中华大地永远是"科学的春天"[J].学位与研究生教育,2008(10):7-9.

［4］秦惠民.学位与研究生教育大辞典[M].北京:北京理工大学出版社,1994.

（本文为 2008 年 11 月上海研究生教育学会年会论文,并被收录于《上海研究生教育新进展》一书）

现代社会呼唤现代导师

刁承湘

早在 2004 年,上海某名牌高校 9 名博士生"炒掉"博士生导师。对此,媒体作了报道,同时发表了专家评说——应当开展学生评教,同时刊登了学生的提议——设网上导师推荐榜。几乎与此同时,媒体刊登了复旦大学改革博士生导师遴选制度的报道。近几年来,媒体不断披露因为学术造假导师被免去导师资格或被停止招生的消息,各高校也普遍重视导师的岗前培训和岗位培训,也时有关于淡化博士生导师称号、打破导师终身制的文章。这些报道,都给我们传来这样的信息:导师将成为培养研究生的真正岗位,"以学生为中心"的教育理念正在高等学校走向实践。这是研究生教育改革发展中的大好形势,是导师队伍建设进一步深化改革的标志。现代社会正在呼唤现代导师的出现,按现代化教育观塑造具有现代化素质的导师,应是导师队伍建设的重中之重。

一、 我国研究生导师队伍面临的新形势

30 多年来导师在教书育人中所取得的积极成果,是有口皆碑、毋庸置疑的。但随着社会和研究生教育的发展,我国研究生导师队伍面临着新的形势。

1. 导师队伍面临着代际更换的高峰期

进入 21 世纪以来,我国的导师队伍就面临着代际更换的高峰期。从上海市对复旦大学、上海交通大学、华东师范大学、上海财经大学 4 所学校导师年龄的分析可以看出,从年龄结构看代际更换是健康的,基本构成老中青三代结合的梯队结构,年富力强的中青年导师逐渐成为研究生导师队伍的主体(表 1)。

表1　4所大学的研究生导师年龄情况　　　　　　　　单位：人

年份	复旦大学			上海交通大学			华东师范大学			上海财经大学		
	45岁以下	46—60岁	61岁及以上	45岁以下	46—60岁	61岁及以上	45岁以下	46—60岁	61岁及以上	45岁以下	46—60岁	61岁及以上
2001	526	755	189	333	254	159	181	397	97	89	97	18
2002	596	968	186	365	279	163	103	330	127	108	107	19
2003	781	927	190	390	305	124	107	337	125	113	140	20
2004	884	896	238	517	352	139	199	473	140	146	179	21
2005	866	645	353	1 137	718	354	246	519	146	201	218	17
2006	968	650	311	1 221	740	228	299	593	130	266	246	17
2007	1 205	672	305	1 465	921	230	331	645	119	309	259	24

新一代研究生导师大多数都具有研究生学历，正处于各方面的上升时期，他们充满生机和活力，与二十世纪六七十年代的导师相比，有不少优势和强项，他们的总体水平和学术能力是毋庸置疑的。但他们现在面临的是知识经济时代、信息化时代、科技和综合国力竞争的时代，对导师素质和能力的要求，比任何历史时期都要高。与前辈们比较，人们隐约感到，在学术探索与追求中，现在的部分青年人似乎多了些浮躁和功利的心态，少了些执着与纯真的激情；在教风和治学态度上，多了些粗放，少了些精心培养与关爱。他们中有些人由于兼职过多，工作繁忙，与学生见面的机会很少，有的导师过早地"离开试验台"。因此，认真做好导师队伍的代际更换，使中青年导师既能传承好的治学态度与精神，又能扬长避短，努力使自己"青出于蓝而胜于蓝"，这是应该引起重视的。

2. 导师队伍面临着研究生教育国际化的挑战

改革开放30多年来，在高层次人才培养方面，导师首当其冲面临着研究生教育国际化的考验，这主要表现在：①我们多数导师是在中国培养出来的，由于传统教育思想的束缚，自身创新能力不强，有的导师甚至在成为博士生导师后进入了"学术休眠期"，导师这一致命弱点，影响了创新人才的培养。②我国研究生教育从一起步就沿用了"师傅带徒弟"的传统培养方式，其间各校虽尝试多种改革，但不少导师至今仍在孤军奋战，各自为政，团队精神与合作意识与国外有较大差距。③导师队伍"近亲繁殖"严重，大师级的中青年人才寥若晨星。在欧美等国家，高校教师来源多样化。据不完全统计，高校教师来源于同一学校的最高比例不超过30％，声望越高的高校，其教师来源于同一学校的比例越低，而且以来源于名校的为主,如美国哈佛大学的教师中,来源于斯坦福大学的最多,占16.9%。而在我国,由于部门性、专业性过强等历史原因,高校大多形成了选留本校毕业生为主的局面,加上高校进入制度的限制等,从外校补充师资很困难,以致"近亲繁殖"严重。据了解,在一些高校的系和教研室,聚集着由老教授一脉相传的弟子门生,甚至出现"四代同堂"的现象。导师队伍这种学缘结构的缺陷,不利于对外和国际交流,不利于不同学术思想的交流和碰撞,不利于创新人才的培养。所幸的是,这一问题已引起高校,尤其是重点高校领导的重视,"人才引进工程"正成为一些名校师资队伍建设的重要措施。

3. 导师队伍面临着市场经济的负面影响

我国在市场经济的完善过程中,各种负面的东西随之出现,我们的导师不是生长在真空中,同样也会受到社会不良风气的影响。这些方面的影响,主要表现在:①急功近利,难以潜心搞科学研究。不少导师手头有较多"横向"课题,他们宁愿为企业、公司做项目赚钱,却不愿花大力气做具有原创性的科研工作,即便有时作出一些成果,"也难以获得高格的愉悦感,就会趋于功利化,更多会想到成果导致的个人经济利益,或者是个人荣誉和奖励"。长此下去,见钱眼开,难以潜心搞高水平的学术研究,影响自己的学术发展。②将学生单纯当作劳动力使用,疏于对学生的学术指导。据对上海市的一次调查,40.9%的博士生认为"大部分教师指导是'放任自流'的"。现在学生比较普遍地称导师为"老板",师生关系成了雇佣关系。③作风浮躁,责任心差。作风浮躁现在似乎成了社会的通病,影响到学术界就体现为部分导师的学术不严谨,对学生缺乏应有的责任心,要求不严,片面追求完成项目、发表论文,而忽视对学生职业道德、科学作风和诚实为人的引导和教育,甚至个别导师在"为人师表"方面也做得不够,严重影响着学生的健康成长。

4. 导师队伍面临着与时俱进的新要求

当今社会正处于知识激增的时代,知识的更新换代越来越快,新技术、新理论层出不穷。我们的导师如果不随时学习知识和关注学科专业的最新动态,知识便会很快老化。作为导师要有把握前沿知识的意识和与时俱进的思想,以强烈的责任感去培养学生,让学生站在自己的肩膀上,去触摸一个全新的时空,去探索学科的前沿,完成知识的传承乃至思想的延续和创新。目前,在我国部分导师中,由于过于繁忙,也可能由于我国现有的对导师评审和考核制度不够科学和完善,以至部分导师整天忙于应付,将宝贵的时间耗在无奈的应付中。复旦大学李大潜院士曾呼吁将这些时间还给教授们。

导师面临的这些新形势,是我们在导师队伍建设中必须予以重视的问题。

二、 用现代化教育观塑造具有现代化素质的导师队伍

我国的研究生教育要从教育大国走向教育强国,这是我们面向未来的重要任务,而用现代化的教育观塑造现代化素质的导师队伍,应该是完成这一重要任务的重中之重。

研究生导师的素质应该包括两个方面:一方面,是超越时代性要求的基本素质,如热爱学生、爱国敬业、强烈的社会责任感、团结合作精神、较强的自我教育意识和自我控制能力等。无论社会如何变化,导师都必须具备这些素质。另一方面,是必须具有适应社会发展变化的时代性素质,如终身学习的能力、与时俱进的精神、创新精神、获取信息能力及国际交往能力等。如果仅有前一种素质,而不具备后一种素质,就称不上是合格的导师。一个导师在自己的教育生涯中,要成为"合格导师",进而成为"好导师""优秀导师"。笔者在这里试图讨论导师队伍建设中的另一个问题,而且是一个根本性的问题,即在导师队伍建设中如何确立导师的现代化教育观,因为只有正确的现代化教育观才能塑造导师的现代化素质,使我们的导师成为符合时代要求的合格导师,使我们的大学培养出杰出人才。

面向未来的研究生导师要确立以下现代化的教育观。

1. 不断创新的时代教育观

媒体关于教育创新讨论的文章很多,在此不再赘述。创新教育的理念是以培养学生的创造能力为目标的,要求学生不满足于现成的知识和结论,不局限于导师的研究领域和专业范畴,而是要将专业知识的学习与多学科知识的学习结合起来,提倡多维化、多元化和自主性的学习,以开阔视野,丰富想像力。在实践创新教育中,我们的导师要努力在以下方面有所突破:在研究生招生中,由单纯"以分取人"的考试和录取制度向"以创造能力取人"的全面考核制度转变(当然,这中间有行政方面的问题);在培养工作中由以知识传授为主的观念向以培养能力为主的观念转化;在指导研究生选题时由"四平八稳"的选题转向"冒一定风险"高起点的选题,不能将学生仅仅限制在自己的研究领域;指导论文的过程中,尊重学生的点滴发现,引导学生深入思考,扶持学生的创新精神,鼓励学生"青出于蓝而胜于蓝";在课程教学中改变"满堂灌"的教学方法,向"启发、引导式"的教学方法转化。

2. 多重角色的现代教育观

中国的传统是将老师称为"园丁",时代的发展赋予"园丁"更多更新的内涵。导师在教育活动中承担了多种角色：学生全面发展的培养者；平等的师生关系的建立者；民主的学术氛围的倡导者；诚实守信、正直做人的示范者；创新学习和实践的鼓励者；对外交流的引领者；终身学习的奠基者，等等。导师不仅是学科领域的专家，而且应该是教育家。这就对导师队伍的建设提出了更高的要求。

3. 全面的教育质量观

如何评价学生的质量，一直是教育界争论的焦点。我国研究生教育恢复30多年来，传统的做法是看学生学位课程的成绩和毕业论文的水平，这在当时的历史条件下是有积极意义的，我们不能全盘否定。而现代教育思想更强调全面的教育质量观，更关注学生发现知识能力的培养；更重视培养学生独立自主的思维能力、学习能力和分析解决问题的能力；引导学生正确处理人与社会、自然的关系，以提高他们适应未来社会需要的能力，促使他们成为和谐社会的倡导者和建设者。因此，导师在评价学生质量时，不能仅以分数和论文定终身，而要全面考查学生的素质和能力，尤其是应用与拓宽知识的能力、创新能力和与人相处的能力，并加以正确的引导。

4. 现代化的师生关系观

我国传统的教育思想，往往是将学生看成单纯的知识接受者和接受教育者，倡导"师道尊严"，学生绝对服从老师，教师往往主宰教育活动的一切，学生只能被动地学，盲从地跟随教师和书本。

现代教育观更强调"以学生为本"，尤其是在研究生教育阶段，研究生已经是接受过高等教育的人，导师要充分尊重他们的人格，充分发挥他们的主体作用，建立新型的师生关系。导师应成为学生成才的引路人，为学生成才提供环境和条件，鼓励学生发挥他们的潜能，不能误导或磨灭他们的创新激情。导师是学生人生道路上的好朋友，在学生求知和探索的路上，导师是给予提示和引导的火把，而不是真理的化身，绝对的权威；学生应该是导师科学研究的助手，是导师学术思想的传承者和开拓者，是导师事业的延伸者。

5. 适应时代需要的终身教育观

终身教育是在20世纪60年代联合国教科文组织推动下，适应国际经济、科技、社会迅速发展提出的要求，已经成为国际社会的一种理念与现代教育新思维，被越来越多的国家和地区视为教育改革与发展的指导原则。终身教育要求人们无论在价值观、科学文化知识、科技创新能力，甚至生活工作能力等方面都

244

要能够适应社会变迁,并与之发展保持同步。作为担负培养高层次人才的导师,必然要坚持终身教育理念,树立终身学习观,只有这样才能为学生接受终身教育奠定基础。终身教育是一个很大的命题。在此,笔者就导师自身坚持终身教育观要特别重视的几个方面谈谈自己的看法。

(1)适应时代需要的自身发展观。我国现在在岗的导师,大多具有研究生学历,今后必然是导师的"高学位化"。但是,谁都知道,获得博士学位甚至经过了博士后训练,也绝不是学习生活的终结,更不是学习生活的终点。成为导师后,还得对自身发展有明确的目标,科学规划,加速前进,这是永葆学术青春的重要动力。

(2)确立德言行一致的自律观。孔子曰:"有德者必有言。"孔子又说:"言必信,行必果。"导师是学生的楷模。因此,导师绝不能将自己混同于一般人,而要保持"德、言、行"一致,加强自律,只有这样,才能服人,也才能坚持终身教育。

(3)掌握终身教育的手段、途径和方法。到了导师这个岗位,再指望脱产学习(除非是出国进修等)似乎是一种奢望,继续教育的目的更多的是通过网络、学术会议、同行交流和自我学习而达到。每位成功的导师都有自己的秘诀。因此,导师要根据自己的情况,选择适当的途径、方法和手段将终身教育落到实处。

近几年来,各高校都很重视对导师的岗前和在岗培训,请资深或指导有方的导师介绍各自培养研究生的方法和经验;也请管理部门介绍研究生教育管理的各个流程和要求,都取得了很好的成绩。如果我们在这些培训中,能更多地向导师们介绍一些现代教育思想,也许我们的培训会事半功倍。因为理清了教育思想,有了正确的教育理念,其他指导的方法便迎刃而解了。

| 参考文献 |

[1] 王奇.上海研究生教育新进展——纪念恢复研究生教育30年[M].上海:上海人民出版社,2009.

[2] 姜友芬,吴宏翔,熊庆年,等.影响研究生创新能力培养的导师因素分析[J].复旦教育论坛,2005(6):4.

[3] 杨玉良.想像、联想、理性与创新[J].学位与研究生教育,2007(5):7-12.

[4] 余立.教育衔接若干问题研究[M].上海:同济大学出版社,2003.

(原载《学位与研究生教育》2010年第11期)

试论高校离退休教师在文化传承和文化育人中的地位与作用

刁承湘

胡锦涛总书记在清华大学百年校庆讲话时指出:"高等教育是优秀文化传承的重要载体和思想文化创新的重要源泉。要积极发挥文化育人作用,加强社会主义核心价值体系建设。"这是指导我国高等教育改革与发展的纲领性文献,也是我们重新认识大学功能的理论指南。

一、 必须充分认识大学功能的扩展和文化育人的重要意义

自 1088 年意大利的波罗尼亚大学开创人类高等教育的先河开始,在长达 700 多年的历史长河中,大学的功能都是单纯的"人才培养"。1810 年诞生于德国的洪堡大学,第一次将科学研究和人才培养并列,使大学具有了两大功能。20 世纪 30 年代,美国的威斯康星大学最早将"服务社会"作为大学的新功能提了出来,将判断教授的标准和能力与其服务社会的能力结合起来,使大学从社会的边缘进入社会的中心,大学因而获得了既是社会进步的引领者又是社会发展的助推器的双重角色,"服务社会"成为大学的又一大功能。高等学校的"三大功能"的判断成为目前世界范围内对高等学校功能与作用的经典表述。

有学者研究发现,"一个非常有趣的现象是,大学理念的每一次变迁和功能扩展都带来高等教育的迅速发展和极大繁荣,也带来世界科学中心的转移。1962 年,日本学者汤浅光朝研究发现,从 16 世纪至 20 世纪,世界科学中心发生了 5 次大的变迁,即:意大利(1540—1610 年)、英国(1660—1730 年)、法国(1770—1830 年)、德国(1810—1920 年)、美国(1920 年至今),转移周期大约为 80 年,科学史界称为'汤浅现象'"。

人们惊奇地发现,世界科学中心转移的轨迹与大学功能扩展的轨迹基本

一致。

当历史的发展进入 21 世纪时,胡总书记的讲话将优秀文化的传承和思想文化的创新提了出来,学术界将"文化的传承和创新"定为大学的第四大功能。这是总书记对大学和高等教育规律的新的重要认识,这对我们全面提高高等教育质量,从教育大国走向教育强国,建设一流大学无疑都具有重要的现实指导意义。人们是否可以期待世界科学中心的转移? 作为中国的高等学校,应该认真思考,如何贯彻落实总书记的讲话精神? 履行好优秀文化的传承和思想文化创新及文化育人的责任和使命,推动高等教育的改革与发展,切不可等闲视之。

二、 我国大学精神与文化面临的挑战

任何一所大学,自从诞生之日起,就在建立自己的大学精神并承担着文化的使命,只是人们更多关注的是大学功能,而未充分认识精神与文化对大学的重要性。事实上,文化始终被认为是民族精神的结晶,是民族凝聚力和创造力的源泉,是此民族与彼民族区别的标志和交流的工具,也是一个国家经济社会发展的主要支撑。守护、传承和创新大学文化,以文化育人,是大学必须承担的第四大功能,这一功能实现得如何,不仅决定着大学的水平与质量,也决定着它对国家和民族存在的意义和所作的贡献。大学不仅要建设好自身的文化,而且大学文化理应引领社会文化的健康发展,这是大学应该承担的双重文化使命。

然而,由于种种原因,我国当前的大学精神与文化却面临着严峻的挑战。

其一,官本位。即以官为本。唯官是重、唯官是大、唯官是从、唯官是奉。现在不少博士、硕士津津乐道于做官,高校教师抢着当官,成为一大怪现象。而某些投机者一旦当了官,往往随之而来的是权学交易、俯首听命、奉承上级、不求创新,使大学好似官僚机构,而非学术机构。

其二,功利、浮躁盛行。社会上庸俗的市侩作风和实用主义侵袭高校肌体,功利主义、拜金主义、唯利是图、急功近利、学商不分、学风浮躁,使本应庄严的学术殿堂渐呈浮躁和沾上铜臭味的"学店"之象。

其三,学术诚信和科学精神出现危机。大学里频繁爆出学术造假、论文剽窃的丑闻,甚至涉及学校领导、教授、高学位获得者,高校教师无法静下心来潜心研究学问,年轻的学者、专家过早地离开实验室、实验台,而侥幸地靠造假写论文,甚至获得科研成果,进而获得学位、晋升职称。这种现象屡禁不止,而且手法越发高明,情节越来越严重,实在令人担忧。

其四,疏于管理,执法不严。师生的价值取向、思维方式和行为习惯不知不觉中受到社会不良风气的影响。学校的规章制度越来越多,但学生考试作弊,老师眼睁眼闭;学生迟到早退,甚至向老师讨分数,老师迁就让步,庸俗的师生关系,腐蚀了师生的灵魂。面对无理取闹的学生或家长,学校往往为了维稳,妥协让步,执法不严,"求真育人"的大学精神遭受践踏。

其五,目光短浅,追逐业绩与利益。中国的大学受官场文化和世俗文化的影响,甚至市侩文化也侵蚀着学术文化。当高等教育在"教育产业化""应试教育""研究生、本科生扩招""高校合并"等方面有失误时,大学校长难以长远规划学校发展,在"干部业绩"和"群体利益"驱动下,大学较难保持学校的优良传统,大学精神难免受到伤害。

大学向来就是以探索、追求、捍卫、传播真理和知识为办学目的,同时负有引领社会文化与价值取向、规范社会行为之使命。可现实是,大学被社会的负面影响所"俘虏",使原本讲学术、重道德、守诚信、求真理的大学精神走了样,变了味。对我国大学面临的这些问题,有识之士早就大声疾呼了。前中国科学技术大学校长朱清时说:"大学应有崇高学术卓越精神。"复旦大学杨玉良校长说:"大学应该在精神层面上回归大学本身的高尚""当前来说,回归和坚守,比改革更重要"。杨校长还说:"当社会出现失范时,大学应该发出警世之言。"最近,复旦的老校长杨福家院士在谈到学术腐败时,他严厉提出,要将学术腐败的教授送进监狱!

他们的这些理念实现了,胡总书记的讲话就有可能实现,中国的大学就有希望。

三、 积极探索高校离退休教师在优秀文化传承和文化育人工作中的途径与方法

新的复旦大学有着悠久的历史和深厚的人文与学术底蕴。至 2012 年 8 月底,复旦大学有离退休教职工(不包括 10 所附属医院)4 566 人,其中具有副高职称及以上的专业技术人员 1 869 名,占退休总人数的 40.93%。退休人员中有中共党员 1 487 人,占退休人员的 32.57%。这些老专家、老教授、老党员,在大学文化传承和文化育人中有着他人无法替代的地位和作用:①他们长期工作在教学、科研、管理第一线,了解复旦和上医的历史和传统。②他们长期在高校工作,有的长期在名师的指导下学习和工作,对学校的文化传统、名师的优良教风有着切身的体会。③他们深爱教育事业,深爱自己的学校,有的将自己的一生奉献给

了学校,对学校有着难以割舍的情怀。④他们有着丰富的育人阅历,对青年教师和学生有一种亲和力,常能以自己的经历和经验教育和感化青年人。复旦的党政领导深知,这些老教师是学校的宝贵财富,是学校隐藏着的教育资源,必须重视发挥他们在文化传承和文化育人方面的作用。十多年来,通过校老教授协会和退休教师协会(两块牌子,一个领导班子),联合校关工委,将复旦大学的离退休教师组织起来,积极探索为学校文化传承和文化育人的工作发挥余热,取得了积极的效果。

(1) 组织老教授编写志书和专著。2005 年,复旦百年校庆,作为校庆活动十大工程之一的"四书"(即《复旦大学志》《复旦大学纪事》《上海医科大学志》《上海医科大学纪事》)编写任务,由 4 位退休老教授担任执行主编,全校数百名离退休老教师参与资料的收集、整理和撰稿工作。通过他们的艰苦而有成效的工作,为百年老校留下了宝贵的历史资料,系统地总结了百年老校办学经验、传统与精神,供后人传承。现在,这 4 本巨著保存在校史馆和档案馆,成为复旦文化传承的历史见证。与此同时,学校组织编写了《苏步青传》《谢希德传》《颜福庆传》《陈同生画传》,系统介绍他们坎坷、不凡的人生和办校、治学的理念与经验,成为复旦人拥有的文化与精神财富。

2007 年,上海医科大学 80 年校庆,作为校庆活动的内容之一,学校决定编写《上医情怀》,笔者受命作为主编。正如当时上医校友会会长朱世能教授在"序"中所写,"这是一部发展史""这是一首友情诗""这是一本教科书""这是一宗永怀志"。这本书成了上医精神、文化的一个缩影。

离退休老教师著书立说是他们的长项,复旦大学不少老教授在退休后成了他们出专著的"高产期"。复旦大学老教授协会这些年先后组织离退休老教师编写了《旦园枫红》(离退休老教师老有所为专题)、《心印复旦园》(展现了复旦人的责任、爱心、奉献精神,是复旦人心中一座丰富的精神宝库)、《为了夕阳红——老年学研究文集》和《微霞尚满天》(汇集了复旦大学离退休老教师在老年学研究方面的成果)。这些专著的编写和出版,在复旦大学文化百花园中增添了夕阳的奇花,为学校文化的传承和文化育人添加了精神食粮。

最近 2 年,杨玉良校长多次提出,要让青年教师、青年学生了解复旦的历史,了解复旦名师,作为复旦大学文化育人的重要内容。他希望老同志花力气,将复旦名师的育人经验、优良教风和人格魅力写成文字资料,让更多师生了解、学习、传承和发扬光大。根据杨校长的意见,学校老教授协会和关工委联手组织老同志参与收集、整理、编写《复旦名师剪影》。此项工作正在健康、有序地进行。杨玉良校长在看了几篇征稿后批示："这些文章读来都很感人,更体现出这项工作的意义重大。希望进一步做好这项工作。我真诚希望这项工作成为一个常态工作,要抢救一些人、事、物,不要让其失传。我相信,若干年后,这项工作的意义将会更加彰显出来。"该书有望在今年底出第一本,将真实、生动地记述近百名复旦名师教书育人的感人事迹、学术成就和人格魅力。这本书将集教育性、思想性、时代性和可读性于一体,我们期望它能成为传承复旦文化和文化育人的优秀品牌书籍。

（2）组织离退休老教师、老党员（均为副处以上干部）积极参与文化育人项目,成为学校文化传承与创新的有效载体。

（1）报告团。成员大多是老领导、老教授、老专家。他们应邀为在校生（本科生和研究生）上党课,做专题讲座。已经开出内容丰富的讲座"菜单"。

（2）学生党建辅导员。他们联系学生党支部,指导学生党支部开展党建工作,和学生党员结对子、跟党员和积极分子谈心、参加学生党员学习和讨论等。

（3）聘请特邀党建组织员。根据教育部有关部门的指示,复旦大学党委从退休老党员中（都是老教授协会成员）聘请了 22 名特邀党建组织员。党委组织部制定了工作实施办法,组织多次专题培训会、学习会、研讨会。党建组织员受基层党组织的委派,联系学生党支部,指导开展党建工作,代表组织与入党对象谈话,进行理想、信念教育等。

（4）校史（包括院史、系史）宣讲组。由熟悉复旦大学和原上海医科大学校史的老专家组成,他们讲校史、明校训、谈复旦和上医的名人故事,宣传复旦和原上医大的优良传统和精神。

（5）复旦大学经典著作阅读指导组。成员都是老教授、老专家,参与复旦学院的"经典读书计划",与复旦学院和各院系的在职教授一起承担指导学生阅读经典著作的任务。

（6）新老教师结对。这是由工会、妇委会牵头、老教授协会参与的项目。内容是新老教师结对,老教师与年轻教师一起备课,交流教学经验,协助他们提高和成长。

（3）组织老教师、老党员参加专题调研,立项进行研究。

配合学校工作的主渠道,近年来学校组织老教授、老党员参加专项课题研究。就社会主义核心价值观、学生入党动机、高等学校关工委长效机制、退休老教授发挥余热的现状调研、老年经济学、老年人积极养老的研究等,开展专项研究,均获得较好研究成果,有的成果获得市级奖励,有的成果已形成专著出版。

回顾和总结复旦大学离退休教师在老教授协会的组织和引领下开展的这些特色工作，我们感到事实上是不知不觉地在执行大学的第四功能，开展文化育人。我们的体会是：

文化育人的基础是道德。道德是教育的生命，没有道德的教育是罪恶。复旦的校训是"博学而笃志，切问而近思"，上医的校训是"正谊明道"，都是教育学生如何做人、如何做学问，这是一条主线，贯穿于各项活动中。

文化育人的核心是价值。教育学生面对当今社会纷繁复杂的价值取向，要学会选择主流价值，老教授们还自觉地将社会主义核心价值观四方面的内容渗透到业务培养、党性教育和与学生的交流谈心中。

文化育人的高度是思想。文化是一所大学的厚度，而思想是一所大学的高度。大学学术民主，思想自由，都要有正确思想的引领。老教授经常用复旦历史、名人事迹和自己的亲身体会，对学生进行爱国、爱民、爱家及爱事业的教育，使他们达到一定的思想高度。

文化育人的纽带是知识。知识是大学的内涵，大学的全部活动都是以知识为纽带而连接的。老教授们心中明白，我们是以自己有限的力量，配合在职领导和教师，力图使复旦的学子由知识人变成对社会有用的文化人。

而在工作方法上，我们牢记"坚持"与"守护"。坚持与学生的融合，坚持与学校工作的结合，坚持老教授相互间的切磋与交流；守护大学的精神，守护大学作为道德共同体、学术共同体、知识共同体、思想共同体、文化共同体的地位与尊严，摒弃世俗和庸俗。

退休老教师们常有一句口头语："老牛自知夕阳短，不用扬鞭亦奋蹄。"在复旦大学的校园里，有这样一批可爱的老人，他们为了配合主渠道的工作，为大学文化的传承和文化育人，不断自我扬鞭和奋蹄。

学校领导尊重和爱护这些老人，杨校长多次说："尊重老教授就是尊重自己的未来。"

四、 发挥高校离退休教师的优势和特长，不断改革和创新

高校老教授协会是团结和凝聚高校退休教授的群众组织，这次全国老教授协会在上海召开的"大学的文化传承创新与文化育人"专家论坛是一次很重要的会议。在这次会议上，我们必将从兄弟省市和单位学到更多的宝贵经验，找到我们的工作差距，明确今后的改革方向。为了更好地发挥离退休老专家在高校文

化传承创新和文化育人中的作用,笔者认为:

(1) 高等学校要吸引更多老专家、老教授、老领导参加学校老教授协会的工作。就复旦大学而言,目前活跃在一线的老同志,都是具有丰富教书育人经验的教师或副处级以上的党政管理干部,绝大多数同志具有高级职称,许多是双肩挑干部,但多数退休多年,年事已高。而近年退休、比较年轻在教学、科研一线工作的教授、副教授,退休后参加这些工作的并不多。如果有更多的担任本科生教学的优秀教师、指导过研究生的名导师,在退休后能积极参与这些工作,肯定大有作为。

(2) 充分发挥高校老教授协会的组织、协调、参谋作用,探索老教授协会可持续发展的长效机制。现在有一种说法,认为高等学校专为离休干部服务的老干部处是"短命的",因为离休干部走一个少一个。而老教授协会是"长命的",因为退休老教授源源不断。这不无道理。所以作为高等学校老教授协会这一群众组织,如何在国家老教授协会和省市老教授协会的领导下,走出一条可持续发展的道路,是值得研究的课题。笔者认为,以下几个问题值得考虑:

其一,必须紧紧依靠在职领导的关心和支持。必须明白,老同志做任何一件事,没有在职领导的支持,都是不行的。我们得承认,退休了,你就是弱势群体,呼风唤雨的历史已过去。当然,这是双方的事,在职领导不能将退休老教授当成负担和包袱,不能让老同志的热面孔去贴别人的冷面孔。

其二,离退休老教授发挥余热是多方面的,应当关注学校的改革、发展和建设,重点放在高校文化传承创新和文化育人工作中做点力所能及的事。而在关心和参与的过程中,掌握"五不"原则:不做绊脚石、不当评论员、不给领导添麻烦、不将自己的观点强加给青年人、不当主角甘当配角。

其三,老教授协会要有健全的组织,有活动经费来源,有热心于为大家服务的工作班子,有明确的工作方向和目标。同时,要加强与学校关工委的沟通和合作,形成互动机制。

(3) 加强自身学习与建设,与时俱进,成为一支充满活力的老教授队伍。我们这代人,还有比我们更老的上一代、上几代专家、学者,是在特定的中国历史时期成长起来的,我们的道德标准,我们的良知,已与现实产生了距离,我们该如何生存? 我们原来懂的东西,现在可能没有用了,我们不懂的东西越来越多。因此,需要不断学习,使自己与时俱进。但在这过程中,要懂得坚守,懂得创新,懂得扬弃,懂得包容。大学的教授需要对大学的历史的永恒作出选择与承诺,需要有文化的自觉和自信。这样才能是一支不落伍的老教授队伍,才能真正担负起坚持和守护大学文化的重任。

▍参考文献 ▍

［1］徐显明.文化传承创新：大学第四大功能的确立[J].中国高等教育,2011(10)：10－11.

［2］庞海芍.大学文化传承与创新三思[J].湛江师范学院学报,2012,33(5)：17－21.

（本文收录于 2012 年"大学的文化传承创新与文化育人"专家论坛论文集）

高等教育发展应彰显生态文明理念

刁承湘

生态文明建设成为社会主义事业"五大建设"的重要组成部分,充分体现了党和国家对生态文明建设的高度重视。在建设生态文明的历史进程中,高等学校作为人口密度大、人才素质高、人员结构相对复杂的组织机构,作为肩负着人才培养、科学研究、服务社会、文化传承与创新职能的高等学府,应承担怎样的责任和使命? 面临着怎样的机遇和挑战? 高等学校,准备好了吗?

一、 现代高等教育在生态文明建设中应肩负的历史使命

高等学校担负着培养和造就实现中华民族伟大复兴的一代新人的神圣任务,现代高等教育在生态文明建设中所肩负的历史使命主要表现在以下。

高等学校是弘扬生态文明的主课堂、主渠道和主阵地。党的十八大提出了生态文明建设四方面的任务,要求全国人民坚持节约资源和保护环境的基本国策,坚持节约优先、保护优先、自然恢复为主的方针,着力推进绿色发展、循环发展、低碳发展,形成节约资源和保护环境的产业结构、生产方式和生活方式,以从源头上扭转生态环境的进一步恶化。2011 年出台的《全国环境宣传教育行动纲领(2011—2015 年)》中明确强调:"推进高等学校环境教育,将环境教育作为高等学校学生素质教育的重要内容纳入教学计划……"要落实纲领提出的要求,高等学校要将基于可持续发展和生态学的基本原理与方法进课堂、进脑袋,成为对学生进行生态文明教育的主渠道、主阵地,通过授课和实践,使学生建立起环保意识、生态意识、节约意识、合理消费意识,更加自觉地珍爱自然,更加积极地保护生态,倡导从自己做起,从身边的小事做起,努力培养学生成为坚持生态文明的新一代。

高校师生是生态文明建设的宣传者、实践者、监督者和重要力量。全球经济在迅速增长的同时，付出了诸多环境的代价。我国近年来的经济高速发展，带来了环境的恶化，沉痛的教训让我们明白了一个道理：单纯依靠经济增长来衡量进步，而忽视环境所付出的成本，最后会破坏经济，使经济无法持续发展。20世纪80年代，世界环境与发展委员会发表的《我们的共同未来》的报告中，第一次明确提出了"可持续发展"的定义，这就是既满足当代人的需求，又不对后代人满足其需求的能力构成危害的发展。20世纪90年代中期，我国国务院批准的世界上第一部国家级的"21世纪议程"——《中国21世纪议程》正式提出了我国可持续发展的战略、政策和行动策略。这应该看成是十八大提出生态文明建设的前奏。作为高校师生，毫无疑问应该大力宣传这些思想，并以自己的实际行动加强能源资源节约和生态环境保护，成为生态文明建设的积极践行者。更为重要的是，要以其模范行动对我国的生态文明建设发挥良好的示范和引领作用，成为生态文明建设的重要力量，这是时代赋予当代高等教育的重要历史使命之一。

从大学的责任来看大学在生态文明建设中的历史使命。美国布朗大学新任校长帕克森在她的就职仪式上发表了题为"想象力的价值"就职演讲。她认为："大学，特别是顶尖大学，应该承担起更多的责任"。这种责任概括为三方面：历史的责任，即传承文明的发展的责任。生态文明发展是诸多文明发展的内涵之一，是一所大学始终应该坚守的。现实的责任，即为社会、国家与世界服务的责任。如前所说，无论是从世界，还是从社会和国家，生态文明建设都已成为一个现实问题，这是大学必须承担的社会责任。未来的责任，即为未来培养杰出的人才。"大学应该注重培养能够把世界变得更加美好的学生。"生态文明建设的目标就是为了让世界变得更加美好。为此，大学培养的学生必须具备智力、创造、社交、批判性思维的能力，以及全面考察社会问题和理性看待当今世界的能力。这样的责任，对中国承担着高等教育任务的高等学校来说，更为艰巨，而且关系到国家的未来。

二、 我国高等教育在推动生态文明建设上存在的问题

既然高等教育在生态文明建设中，有如此重要的地位，那么，我们是否能够有清醒的认识并落实在办学目标上？就我国高等教育的现状而言，可能在推动生态文明建设方面还存在一些问题和不足。

1. 人才培养

这是大学最重要的任务。围绕这一问题,大学要回答三个问题:培养什么样的人? 怎样培养人? 培养的人向何处去? 当然,这不仅仅是高等教育的问题,而且是整个中国教育的问题,由于综合因素的影响,在这些原则问题上出现了一些偏差。

培养什么人出了偏差。中国的传统是"学而优则仕"。因此,学习好,一好遮百丑,应试教育成了各级学校追求的目标;"不要输在起跑线上"的错误口号,成了年轻父母的口头禅;高考升学率成为许多重点高中用来评判教学质量的标准;考名牌大学成了几乎所有学生和家长的追求。进入大学后,到底要将青少年培养成什么样的人,几乎很少有人思考,或者思考的人也感叹在中国现存教育体制与机制下无法实现。

怎样培养人出了偏差。现在不少大学校长将很大部分精力、甚至主要或全部精力花在大学排行榜、论文发表数上,这两年又开始重视发表论文的影响因子上,对如何培养人的教学理论研究、教学改革措施、教师队伍建设等问题,往往是雷声大,雨点小,涉及实质性的改革也不多。其结果是,教师重科研轻教学,名教授上讲堂少,好课程、好教材屈指可数,真正有意义的学术论文为数也不多,这是教育界堪忧之一。大学又似乎都患了"近视眼""红眼病",市场需要什么人才,其他学校开办了一个什么新的专业,不管办校的实际条件,匆忙上马,还美其名曰"满足市场需要"。现在大学学科越分越细,学院越设越多,其结果是知识被支离破碎地分割成专业,年轻人进了大学就好比被塞进了一个专业的笼子里,过分强调了专业的培养,也许有一些技能、技巧的训练,但他们很难在这里学到改变世界、应对挑战的智慧和能力,这是教育界堪忧之二。大学忽视了对学生进行人文知识的教育和文理综合能力的训练,忽视了对完整的"人"的要求。这样的学生毕业后踏上社会,往往缺少做人的基本修养,不能理性地思考和应对社会问题,这是教育界堪忧之三。

培养的人向何处去出了偏差。现在国家非常强调大学生的就业率,学校也担心培养的学生分配不出去。可一些大学生往往将赚钱作为毕业后的第一要务,或者过于强调所学专业,较难有宽阔的视野去适应社会对多元化人才的需求。

因此,我们高等教育培养的人才,如何从生态文明建设出发,最终实现人与自然、人与人及人自身的和谐发展,使人才的智慧、素质与能力适应生态文明建设的需要? 还有许多值得研究的问题。

2. 科学研究

高校的科学研究已经成为国家科学事业及其创新体系的重要组成部分。目前,高等学校的科研项目多数是根据科研队伍自身的研究领域、通过各种渠道申请到基金,与社会的沟通、与环保部门的协作尚需加强,现有的科研体制、机制如何保证为生态文明建设服务? 科研成果如何为生态文明建设提供决策依据、被政府部门所采纳? 也很值得研究。例如,原上海医科大学环卫教研室博士生导师10多年前就指导博士研究生进行汽车尾气对环境与人体健康的危害的研究,博士生毕业论文获得全国优秀博士论文。时至今日,上海的私家车每月以数千辆上升,上海现在的各类汽车奔流不息,其汽车尾气对环境和人民健康造成的危害日渐严重,又有谁会想起10多年前就进行过的研究呢? 我国现在科学研究,往往是课题完成了,成果评好了,就功就名立、大功告成,至于应用、被采纳,较少有人关心。

3. 校园文化建设

文化的传承与创新是高校的重要功能之一,由于社会不良风气和历史虚无主义的影响,大学精神的扭曲、利益需求的催生,使现代大学里急功近利盛行、名师文化淡化、学科发展失衡、学术失范屡禁不止,学科生态和学术生态的恶化不容忽视,校园文化建设面临着新情况、新问题。

4. 校园环境建设

校园环境建设与文化建设密不可分,环境建设要融入文化建设的元素,是一项复杂的系统工程,需要领导从全局出发,统筹规划。但通观现代高校的环境建设,存在以下问题与生态文明建设的精神不相符合:重硬件,轻软件,一批"985""211"学校,大楼、体育场馆建起来了,但师资建设、学科发展、人才培养、科学研究上新台阶了吗? 对校园环境建设往往缺少全局观念、全面规划和长远打算,今天拆这幢房子,明天挖那条路。多校区几乎成了一股风,所造成的人力、财力及对生态的影响,并未引起足够重视,资源和能源的耗费令人痛心,多校区每年耗去的交通费如果能用在教学和科研上将能取得更大成效。在校园环境建设中,对能源系统、水系统、绿化系统,是否注重优化、节能和生态平衡? 建筑设计中材料的选择和废弃物的回收和利用,是否贯彻环保意识? 校园景观是否能营造良好的文化氛围和育人环境? 这些问题都是值得高校领导思考的。

三、 现代高等教育发展必须彰显生态文明建设的理念和精神

高等学校的一切教育活动都必须以学生的成长成才为出发点和落脚点,在

人才培养上要树立以下理念。

（1）以人才培养为核心，培养能适应未来社会发展、服务于生态文明建设的优秀人才。着力于长远，培养知识与能力完整的人。以复旦大学为例，学校实行通识教育，目的是打破专业壁垒，使学生入学后就接受人文社会知识和教育，接受文理专业训练，在此基础上再进入专业学习阶段。在整个大学阶段要将培养学生的好奇心、逻辑思维及想象力、智力和社交能力等贯穿全过程。希望我们培养出来的人具有较好的人文基础和生存能力，将来遇到问题能跨学科思考，看问题能从宏观出发，解决问题从微观入手，这样的人才才能适应未来发展的需要。

始终坚持将可持续发展理念贯穿于教育教学的全过程。在课堂教学中增加可持续发展、环保理论和技能的传授、节约能源理念的内容；在课外通过社会实践了解社会现实和环保要求；通过日常生活行为规范的养成、环保知识的宣传等途径，培养学生的生态文明意识和对人类可持续发展的责任心，建立起人与自然协调发展的价值观，使他们将来能服务于生态文明建设，将祖国、世界建设得更加美好。

大学一定要培养学生终身学习、适应未来的能力。读大学不只是为了饭碗，大学毕业不仅仅是能找到一份工作，我们今天培养的学生面向未来要学会走他们自己的路，能应对各种变化和困难，不断进行创新。高等学校要让学生建立起"π"型的知识结构和能力结构，"π"上面的一横是人文和专业知识，这是基础，下面的"两条腿"，"左腿"是外语和计算机能力，"右腿"是思维和创新能力。一个人如果没有基础，就不知道人类文明的来龙去脉，也不能理性地思考和应对各类问题。如果没有两条腿，就失去了获取信息和不断创新的能力，就无法走向未来、适应未来。

要做到这些，在我国现有的教育体制和机制下，任务艰巨，这既要破除不适合时代要求的传统教育思想，还涉及对大学的课程设置、教学内容、教学方法的改革，涉及师资队伍和学科的建设，路漫漫其修远兮！

（2）以生态科技创新为支撑，实现科技为生态文明建设服务。一方面，增强广大教师为生态文明建设服务的科研意识，以环境保护、生态平衡、节约能源、新能源开发、废弃物的回收利用等作为研究课题，形成在这些方面研究的科研队伍，不断拓宽领域，攻坚克难，促进科研内涵和质量的提高。另一方面，大力加强科研成果的转化，架设与社会和环保部门沟通、协作的桥梁，使高校将研究所取得的成果转化为社会生态文明建设的决策依据，为国家的生态文明建设保驾护航。

在提高高校自身科研能力的同时，应将具有生态文明意识和科研能力的研究人员输送给社会，或者接受社会科研人员培训，以提高全社会整体生态科技水平。

（3）以构建学科、学术生态平衡为重点，营造高校发展良好的学科、学术生态环境。高等学校的学科生态和学术生态直接影响人才培养，既是一种教育生态，也是一种社会生态，是高等教育中生态文明建设的重要方面。

学科建设的根本任务在于合理布局、凝练方向、汇聚队伍、整合资源、搭建平台、凸显优势，打破学科间的分割，促进学科的交叉融合。对特色缺乏、需求不足、发展方向不明的学科，要建立调整和退出机制。大学要借鉴生态学的思想来制定学科发展战略，充分考虑学校的发展目标定位，促使每个学科都有自己的生存空间，找准自己的位置，形成整体优化的学科生态系统结构和协同发展的学科生态环境，使各学科同生共荣、协同进化。

学科要生长和发展，就必须有"土壤""阳光""雨露"和"肥料"，这就是高校的学术生态。当前，高校学术生态"失态"的问题不少，如急功近利、学术浮躁、弄虚作假、剽窃抄袭、学术称霸以及托人情、拉关系等。若不加以遏制，学术生态环境将进一步恶化，更难以形成宽松的学术氛围，不利于学术民主、学术自由。所幸的是，一些明智的高校领导，在贯彻落实党的十八大精神时，已将学科生态、学术生态的建设列入学校建设的重要内容，我们期待着能取得成效。

（4）以生态文化的传承和弘扬为切入点，推动高校健康文化生态建设。一些高校在贯彻生态文明建设中，开始注意对学生知识传授和学生知识结构的完整性，通过开设环保教育课和请环保专业人士做讲座，对学生进行环保知识、可持续发展理论及可持续发展科学技能的渗透。组织学生寒暑假参加社会实践，参加环境恶化调研和环保实践活动，使他们环保意识加强。在校园里，建立各种制度，规范学生的环保行为，如宿舍用电定量包干、超量自负制度；食堂加强宣传，不随便留下和倒掉饭菜；实验室严格执行仪器设备操作规程，养成随手关灯、随手关水的习惯等。通过学生组织环保知识竞赛、环保创意大赛，积极吸引学生参加校园文化建设，促进学校文化生态的健康发展。

（5）以校园生态环境和管理建设为着力点，完善学校生态管理。现代大学校园，校园环境不断翻新，能源消耗量巨大，如何实现生态文明校园建设，需明确校园生态文明的建设目标，并建立起完善的生态管理机制和相应的规章制度。

彰显生态文明校园建设。校园景观建设要本着大气、美观、节约、实用、高品位、可持续发展的原则，注意校园文化的传承。2005 年，复旦百年校庆，校区景观建设是其校园建设的重要内容之一。时任校领导根据枫林校区(原上海医科大学)的实际情况和群众的意见,在校园内的主干道命名了福庆路、同生路,以纪念上医创始人颜福庆教授和上医人心目中的好书记、好院长陈同生同志,同时还命名了"正谊路"和"明道楼",将上医的校训"正谊明道"寓意其中。在治道楼前的草坪上竖起了医学学生誓词碑,碑后以竹林为背景。同时对校园的绿化统一部署,形成有绿有景,校园内有大树,也有桃、李等树木,宣传栏内容经常随形势更换,营造了安静的校园和浓郁的学术氛围,使医学学生走进校园,不忘前人,不忘重任,立志成才。

校园建筑更是校园建设的重头戏。建筑物地点和使用原材料的选择,在上海这样的寸土如金的地方,必须科学设计,提高资源利用率和新技术的利用。积极利用太阳能和地热、地下水,采用节能、节水、资源综合利用等新技术,对实验室、教室、学生宿舍的供电、供水、安全设施等,充分体现环保的要求,同时要方便师生,减少对环境的污染。

校园生态文明建设,离不开生态文明管理。近年来,很多高校根据本校实际,不断完善校园管理,建立用水用电管理办法;学校空调设备、各种大型仪器使用办法;教室、宿舍管理办法等,并加强日常监督检查,在校园网上公布环保动态信息,使生态管理的改进具有可持续发展的内控机制。

建设生态文明校园要以科学发展观为指导,以育人为核心,排除干扰,理清思路,转变观念,建立长期的发展战略,自觉地将生态文明建设融入现代高等教育的改革与发展中,为国家的生态文明建设作出贡献。

(原载《中国高等教育》2014 年第 2 期)

枫林校区在校学生社会主义核心价值观学习情况调研情况汇报

刁承湘

　　根据学校关工委近期对我校部分院、系进行调研的统一部署，我们由张永信、韩宗英牵头，分别对枫林校区护理学院、基础医学院、公共卫生学院、药学院的近 70 名在校学生学习、践行社会主义核心价值观的情况进行了 4 次调研。参加座谈的学生以本科生为主，护理学院有 12 名高职生，药学院有 11 名在校硕士和博士研究生。各学院分管学生工作的党委（总支）书记或副书记、部分学生工作干部也参加了座谈。参加座谈的 5 位老同志与青年学生积极互动，气氛活跃。

一、 学生对社会主义核心价值观的总体认识

　　（1）学生对三个不同层面的社会主义核心价值观 24 个字的基本内容是知道的，并有一定的认识。基础医学院陆超成同学说："社会主义核心价值观的基本内容有 24 个字。其中富强、民主、文明、和谐是国家层面的价值目标，自由、平等、公正、法治是社会层面的价值取向，爱国、敬业、诚信、友善是公民个人层面的价值准则。"

　　由于座谈时间有限，学生们谈得较多的是从个人层面的 8 个字。很多同学谈到，"爱国不是空的口号，不是假大空""爱国是应该从生活细节里做起的，需要实际的举动""是生活里的点点滴滴，是自己想着能为国家做出点什么，而不是老想着国家能给我带来些什么"。因此，"爱国应该是深入内心的价值取向，是每个人生活在这个国家的基本要求，要关心国家大事，关心社会发展。"同学们还说："爱国就像是一条大河，由个人一言一行的涓涓细流汇聚而成。"在谈到爱国二字时，还有些同学联系到今年香港发生的"占中"，谈到对"一国两制"的看法，感到与自己一起学习的港澳台同学不少人至今还不认为大陆是自己的祖国。有同学

还联系在对待"钓鱼岛事件"时,有人游行,有人砸商场的日货,还认为"这是爱国",同学们说:"这不是理性的行动,正确的做法应该是使自己的国家强大,全国人民团结一致,按中央的部署将自己的国家建设好。"同学们对首个公祭日及习主席的重要讲话表示认同。

同学们普遍认为,爱国与敬业是密切相联的,敬业首先是要喜欢自己所从事的职业,敢于尝试,不断实践和钻研,越干越有劲。护理学院的学生联系自己所学专业时认为,要排除社会对护理工作的偏见,弘扬正能量,热爱护理工作。公共卫生学院的学生联系苏德隆教授等前辈的业绩,认识到公共卫生是伟大的事业,一位学生党员说:"预防为主是我国的基本国策,作为一名党员,要去爱它,并为它奉献一生,促使卫生事业进一步发展,这也是党员先进性所在,也是敬业精神的表现。"基础医学院的学生联系现在医患关系紧张,医疗环境不太令人满意,面对各类医闹事件,同学们认为,要保持积极的看法和坚定的学医决心,他们说:"爱国敬业是社会主义核心价值观个人层面的价值准则,需要我们坚守执行。"同学们联系现在的医患矛盾,从医生敬业的角度思考,认为要学好专业知识,设身处地为患者着想,多一份爱心,多一份耐心,多一份关心,做无愧于"白衣天使"称号的好医生。

诚信,就是诚实守信,信守承诺,真诚待人。工作中,尤其是科研工作中要实事求是,不造假数据,不剽窃他人成果。大家在发言中还就某同学为了得到好分数,书写实验报告时造假数据的事,进行了热烈的讨论,认识到实验数据是科学实验的结果,绝不能造假,尤其是研究生,在科学研究中必须实事求是,要有严谨的科学精神,一个人一旦失去诚信,就失去了做人的基本条件;社会失去诚信,社会就会道德沦丧,市场就会一片混乱。

友善是中华民族的传统美德,座谈中同学们普遍认为这是医学生必须具备的良好品质。护理学院的学生谈到,护理工作始终要保持友善,说话语气要轻,不能大嗓门,对病人要耐心。友善还要表现在同学间和睦相处,互相帮助。友善更要表现在社会责任与人为善,只有人人都能做到友善,才能构建和谐社会。同学们在座谈中还联系复旦医学院的投毒案进行了剖析和讨论。

座谈中同学们认识到,个人层面的四个方面是互相结合、互相蕴含的整体,要从内心去认同并要付诸于行动。

(2)社会主义核心价值观与西方普世价值观有着本质的区别。这个问题座谈中相对谈得较少,也不是很深入。同学们认识到,社会主义核心价值观与西方普世价值观有着本质的区别。普世价值观是西方社会希望全人类接受的所谓共同的价值观,是西方国家对我们进行文化渗透的一个方面,强行向我们推销,其内涵和价值取向与我们的社会主义核心价值观是完全不同的。同学们在讨论中普遍感到,现在媒体上各种声音都有,希望学校教育中,能更多地传播正能量,帮助学生提高理论水平和辨析能力,以免走入迷途。

(3)在校学生,学习社会主义核心价值观重在践行,学校要为学生践行社会主义核心价值观搭建平台。同学们感到,对年轻学生来说,背出社会主义核心价值观的 24 个字是不困难的,但关键是要将这些要求、尤其是个人层面的 8 个字落实于行动,也就是要践行社会主义核心价值观,这不是很容易。大家联系实际找问题,谈体会,总结身边的事例。就大家提供的一些素材,我们感到以下平台有利于学生践行社会主义核心价值观。

1)组织学生参加公益活动。如护理学院组织学生参加"阳光之家"志愿者活动;基础医学院组织学生为复旦非医学专业大三学生进行献血巡讲活动,消除他们对献血的顾虑,提高了同学们的献血热情。

2)组织学生参加社会实践。如护理学院组织学生到医院导医,为学生指派临床指导专家(有资历的护士长、优秀护士)等;基础医学院利用假期组织 10 名学生去西宁参加临终关怀的志愿者活动;药学院组织学生义务献血、关心失足青少年。同学们希望学校重视社会实践,给予学生更多的社会实践机会,如支教、关心留守儿童等,让学生了解和接触社会,理论联系实际,践行社会主义核心价值观。

(4)某些修读课程较好体现了社会主义核心价值观的要求。各学院都为在校学生开设思政课,但内容主要是时事政治,与社会主义核心价值观教育结合不太紧密。专业课教学中,自觉地将社会主义核心价值观教育贯穿于专业课教学中也做得不够。基础医学院为学生开设了一门医学生素养课,8～10 人一组,每组配 1 名导师,带领学生讨论人文知识,一起阅读文献,活动之余还与导师交谈和互动,解答学生的困惑,讨论将来如何做一名有医德的医生。学生反映较好。

二、存在的问题

我们的调研还是初步的,调查面不够广,也不够深入,存在的问题有待进一步调研。

(1)复旦大医口相当于原来的上海医科大学,包括了基础、临床、公卫、药学和护理专业的所有在校学生,但复旦上海医学院未设党委,也没有分管学生工作的院行政领导。这样的管理体制，特别在加强党对意识形态领域的引导上难以适应现在的教育、教学工作的需要，学校要在充分调研的基础上作出决策。

（2）党政领导工作繁忙，较少将对学生进行社会主义核心价值观教育和引导列入议事日程，并从制度和教学、实践等方面加以落实，多数学生是通过媒体、网络了解的。

（3）专业课教师自身的水平和对社会主义核心价值观教育的重视程度，我们未作调查，但同学在座谈中较少谈及专业课教学中渗透社会主义核心价值观教育的内容。只有药学院一位研究生提到，他的导师陆伟跃教授每次与学生讨论科研工作都会留出时间与学生交流思想，进行科学态度和诚信教育，学生反映很好。

（4）思想政治教育课也未将社会主义核心价值观的内容列入教材和教学内容中。在当前面对媒体的挑战，如何将社会主义核心价值观内容融入到政治理论课的教材和教学内容中，进行正确的解读和引导，尚未引起领导和教师的重视。

（5）如何寻求合适的教育和引导的理念和方式、搭建更多的平台，促进学生更好践行社会主义核心价值观？

当代的大学生多数为独生子女，在父辈祖辈的呵护下，自我为中心较多，为他人考虑不多，他们具备独立自主、理智果断品质的同时，往往对祖国的传统美德和优秀文化传统了解较少。因此，我们在对他们进行社会主义核心价值观教育和引导时，要创新教育理念，寻求合适的途径与方法，不能是单纯的说教，而要在尊重学生独立思考和自主发展的前提下，用现实生活中有血有肉的事例，从他们的所想所思中加以正确的引导，传播正能量。同时要发挥教师和导师的积极作用，以与学生共同成长为目的，引导学生健康成长，将核心价值观融入成长经历中。要为他们践行社会主义核心价值观搭建更多平台，让他们在实践中去感知和领悟核心价值观的内涵，塑造人格，接受教化。在这方面还有大量工作要做。

（本文写于 2014 年 12 月 29 日，根据"枫林校区在校学生社会主义核心价值观学习情况调研情况"整理

参加调研者：张永信、韩宗英、郭慕依、朱宝年、刁承湘；本文执笔：刁承湘）

重视研究生道德教育的思考

刁承湘

以习近平同志为核心的党中央明确将"加强思想道德建设"作为坚定文化自信、推动社会主义文化繁荣兴盛的重要内容。特别强调要"深入实施公民道德建设工程",要求各类学校要"加强和改进思想政治工作",将立德树人作为高等学校的根本任务。这些指示精神,充分体现了党中央对当前加强道德教育的重要性、必要性和紧迫性要求。

道德是一定社会调整人与人之间关系、人与社会之间关系的行为规范和准则。道德教育是"对受教育者有目的地施以道德影响的活动",它是道德活动的重要形式之一,是高等学校思想政治教育的重要内容之一。研究生教育是高等教育的最高层次,本文仅对研究生道德教育谈些个人的认识和想法。以与同行切磋。

一、 对研究生进行道德教育的特殊性

研究生是一个特殊的群体,有许多自身的特殊性。

1. 研究生在教育层次中的特殊性

研究生处于从本科生到高层次教育、科技、管理人才的特殊培养阶段,是教育层次中的最高层次,他们经历了本科阶段的系统教育和训练,又经历了激烈的升学竞争,在思想、心理、学习、生活等方面有许多与本科生不同的特点。认识处于这一教育层次学生的特点,对我们正确地进行道德教育是非常重要的。多年来,社会上(包括研究生教育学界)对研究生的评价和认识往往褒贬不一。有时称颂他们为"时代精英",有时又责备他们是"令人失望的一代"。顺利时觉得他们样样都好,出了一点问题又会将他们说得一无是处。这是我们思想方法和认

识问题片面性造成的。研究生既有学生身份的一面，又有教师、医生、科研人员等身份的一面，是一个特殊的受教育群体，是处于学校与社会夹层地带的一个年龄、知识、思想层次较高的特殊群体，我们只有正确去认识这一群体，才能使道德教育取得成效。

2. 研究生自身的特殊性

与本科生相比，研究生有以下自身特殊性或特点。

年龄跨度大，面临个人问题较多。现在硕士生年龄一般在 20～35 岁，博士生年龄大的在 40 岁左右，博士生中结婚生孩子的也有。他们入学后遇到的个人问题比较多：到了谈婚论嫁阶段，寻找怎样的伴侣，恋爱、结婚所需的花费，往往给他们不小的压力。入学前已婚者，则面临夫妻两地分居，家庭开支增加，而研究生的奖学金、助学金有限，让本不富裕的小家庭，更觉经济拮据。若已是为人父母，或自己的父母经济也有困难，则牵累更多，往往将赚钱养家作为自己的奋斗目标。

考生来源不同，各人社会经历不一，人生观、价值观呈多元化。随着我国研究生教育事业的发展，生源呈多元化趋势。本科生直升或考取研究生，在职工作人员通过拼搏考取研究生。若是前者，由于是"由校门进校门"社会经验相对不足，思想相对活跃，多少带有本科生的气息。若是后者，他们的社会经历和个人背景不一，他们的思想和工作不可避免地带来社会正面或负面的影响。但不管是前者，还是后者，他们都处于我国改革开放的新时代，一个变化万千的社会变动时期，在新与旧、开放与封闭的交接点上去认识社会和思考人生，社会生活多变性和思考问题的多角度，造成了他们人生观、价值观的复杂化和多元化。例如，他们渴望成才，但对成才道路的艰辛思想准备不足；对未来的期望值往往过高，而又缺乏不断攀登的勇气。又如在市场经济负面效应影响下，人们对"金钱"和"利益"过于追求，使得部分研究生更加关注切身利益，讲究"实惠"，甚至在一定程度上助长了个人主义、利己主义和拜金主义等观点，往往会影响他们对事业的追求。

研究生教育作为本科生教育的高一层次的教育，是本科生毕业后教育的一部分，既不是本科教育学制的"延长"，也不是本科教育的"叠加"，而是一个独立的教育阶段，是在研究中学习，在学习中研究，需要有更高的学习自觉性和自律精神，不少刚进校的研究生对这样的学习生活有个适应过程，容易一头扎进专业学习和科研工作中，忽视了全面发展和对社会、国家大事的关注，这都需要导师和研究生教育管理部门加以正确的引导。

3. 毕业研究生在国家建设中的特殊性

我国研究生教育恢复 40 年,40 年的实践告诉我们,毕业研究生是国家各条战线上的建设者和接班人。研究生的外语水平和计算机应用能力相对较高,他们在这两方面所具有的优势,使他们可以通过图书阅读和网络查询文献,了解自己所学专业的学术动态和学科前沿的研究情况,拓宽专业知识和创新思维。因此,绝大多数研究生毕业后都会受到用人单位的重用,成为国家各行业建设中的栋梁之材。因此,他们的政治方向、素质能力、道德情操、奉献精神如何,关系到国家的前途和命运。

4. 我国当前所面临的国内外形势的特殊性

我国正处于建设中国特色社会主义的新时代,国内在政治、文化、经济、教育科技等方面面临着新课题、新任务、新挑战、新机遇;国际上我国呈现的是负责任的大国形象,在重要国际事务中中国有话语权,国际影响力越来越大,习主席关于建设"人类命运共同体"的论断引起国际关注。作为祖国未来接班人的研究生们必须有国际视野,具有为人类作贡献的宽广胸怀。

总之,我国现在面临的国内外形势,既是最好的发展机遇,又是面临更大的挑战,既为研究生提供了各种施展才华的舞台,又对研究生提出了更高的要求、责任、使命与担当。因此,重视研究生的道德教育,非常必要,极为重要,是我国研究生教育工作紧迫而艰巨的任务,一刻也不能松懈。

二、 研究生道德教育的内容

研究生成长和成才是多方面教育综合作用的结果。研究生道德教育作为思想政治工作的重要组成部分,其内容很多、很广,最终目的是教育学生如何做人、做学问,其具体内容应包括以下。

1. 珍惜学习机会,开拓创新的境界

无论是应届毕业生还是在职人员,考取研究生都不容易,要付出昂贵的代价。应届毕业生可能冒着失去找到理想的工作单位的风险;在职人员为了集中精力温课迎考,有的辞去在职工作,失去了那份工资。为了参加研究生入学考试,他们放弃休息和娱乐,付出了艰苦的脑力劳动,这是那些见不到或难以用金钱来计算的代价。但有时踏进了研究生教育的大门却有人放松了学习,降低了对自己的要求。对此我们有责任加以正确的引导,使他们珍惜来之不易的学习机会,继续拼搏和奋斗。更为重要的是,要让刚入学的研究生懂得,"研究生"也是学生,但重在"研究"二字,"研究"是在前人工作的基础上,不断去探索未知。因此,应有创新的思维,开拓的境界,勤奋的工作,守旧和偷懒是研究生的大忌。

2. 追求远大理想,领悟人生真谛

处于青年时期的研究生,与本科生相比其突出的特点是思想敏锐、富于理想,社会的矛盾、各种思潮和心理情绪,往往通过他们迅速而尖锐地反映出来,他们的人生观、价值观往往更趋于复杂化和多元化。

面对这样的群体,我们的道德教育工作者要沉到他们中间去,通过多种方式,引导他们树立远大的理想,使他们将爱我中华的爱国热情与青年人的时代责任与使命结合起来,在献身于事业和社会实践中去体会和领悟人生的真谛,懂得创业之艰辛、守业之不易,克服以"自我实现"为核心的人生价值取向,去除思想分散、不思进取的懒汉态度,摒弃将"经济收入"放于首位的择业观念。

3. 遵循教育规律,传承道德精神

教育有自身的规律。教育者在向受教育者传授科学知识的同时,要向受教育者传授社会道德规范方面的知识,目的是使社会道德规范通过"灌输"内化为受教育者个体的行为准则,其核心就是教之"上所施,下所效",化之"使作善",使受教育者严格遵守道德规范,使中国传统的道德精神得以传承。我国有5 000多年的文明史,它告诉我们,道德教育具有社会示范性、行为指向性和历史传承性。现代教育思想告诫我们,这"三性"是使受教育者的道德意识在长期的个体道德实践中得到觉醒与升华,不断重塑具有进步意义的时代道德价值和道德精神,这就是道德教育的规诫功能。它影响和制约了受教育者的思想观念和实际行为,作为高层次人才的研究生,他们的德行进而会影响社会的和谐及时代的进步与发展。

4. 坚持实事求是,遵循科学精神

实事求是是毛主席用中国成语对马克思主义世界观和方法论所作的高度概括。"实事"就是客观存在着的一切事物,"是"就是客观事物的内部联系,即规律性,"求"就是去研究。坚持实事求是,基础在于搞清楚"实事",就是了解实际、掌握实情;关键在于"求事",就是探求和掌握事物发展的规律。对研究生来说,坚持实事求是是其从事科学研究的核心要务,离开了实事求是就谈不上科学精神。我们已步入新的历史时期,一方面给科技、教育和文化各方面带来巨大的繁荣、进步和活力,另一方面也产生了一些社会问题,进而影响到高层次人才培养,在研究生中出现一些科研道德的失衡行为。其主要表现在:科研数据有失实的表现,少数人原始记录不认真、不规范,甚至对原始数据进行"包装"或"再加工",更有甚者请人代写论文,这虽然是极少数,但危害极大;科研工作中浮躁和急功近利的作风比较普遍,做出一点成绩就急于发表论文,有的为达到学校规定的论文发表篇数,不惜将一篇水平较高的系统研究文章拆成两篇,发表在低层次的杂志上;科研工作中团结合作的精神也有待加强。这些都是道德教育中无法回避、也不能回避的问题。

5. 树立法治观念,依法立身立人

我们现在生活在一个法治社会,遵纪守法是国家对每个公民的要求,作为研究生,应该带头遵守国家法纪法规和学校的各项规定,以此立身立人,使自己成为本科生学习的榜样。

6. 尊师重教爱生,献身立德树人

研究生具有学生和教师的双重身份,在高校里,一方面他应该尊敬自己的师长,传承他们的学识与精神;另一方面,作为老师又要爱护自己的学生,担当起教书育人的职责。因此,研究生应该成为高校立德树人的中坚力量。

三、 研究生道德教育的途径与方法

一个人的道德是从小养成的,习近平主席说:"人生的第一颗扣子就要扣好,人生中很多个扣子,要在受教育过程中一个个扣好。"要落实研究生道德教育的内容,必须通过必要的途径,采取恰当的方法,才能落到实处。

1. 自觉学习

道德教育固然要靠灌输,但更要自觉地学习国家、社会、学校的道德要求,使之印在脑海里,落实在自己的行动中,而不是挂在口头上。

2. 严格育人

中国有句古语:"严师出高徒。"在研究生教育中教育者和受教育者构成的是一个"人—人"系统。较之工业的"人—机"系统和商业的"人—物"系统,其显著系统特点是人具有主体意识和主观能动性。因此,尊重人的主体意识,调动人的积极性,这既是道德教育的出发点,又是道德教育的归属。由于研究生这一群体无论是思想觉悟还是认识水平,都体现出有较强的自我教育能力。因此,发挥其自我教育的积极性和主观能动性显得特别重要。

在高校里的"师",包括了三种老师:业务教师、从事行政管理的老师和从事后勤服务的老师。因此,高校的育人工作事实上是"三育人",即业务教师的教书育人、管理老师的管理育人和后勤部门的服务育人。在研究生教育中特别要强调的是导师的教书育人作用,这是其他任何人都无法替代的。导师在教学、科研活动中自觉地将将道德教育贯穿其中。例如,入学时结合专业思想教育对学生进行学习目的、远大理想的教育;指导学生论文研究过程中进行科研道德、科学作风和献身精神的教育;毕业时指导学生正确择业,教育学生正确处理国家集体和个人的关系。更为重要的是导师的知识结构、治学态度、工作作风、思想品德等方面潜移默化地影响着研究生,往往对学生是终生的影响。导师是学生事业和人生的引路人,也是对研究生进行道德教育的第一责任人。当然其他业务教师在教学工作中在向学生传授知识的过程中,也必须将育人工作融合在教学工作中。

管理岗位上的教师主要职责是维护正常的教学秩序,执行各项规章制度,做好各个管理环节,保证研究生的培养质量。他们在教学管理工作第一线,与研究生接触较多,研究生中出现的思想、心理问题或违纪事件往往首先在管理干部面前反映出来。因此,每位管理老师都要将自己看成是德育老师,结合本职工作将育人功能融入其中。

后勤服务老师也应将"服务育人"列为己任,在规范研究生的行为习惯、教育学生爱护公物、培养学生的公共道德、监督研究生在公共场所或宿舍内行为表现等方面大有用武之地。

因此,花大力气落实"三育人"并严格育人,这是研究生道德教育的重要途经与方法。

3. 制度的引领和约束

研究生教育经过 40 年的发展,我国学位与研究生教育规章制度不断完善并与时俱进,其中很多都是关于研究生的道德规范。例如,各校根据国家规定和本校实际,制定的《研究生行为准则》《研究生科研道德规范》《研究生奖学金评审办法》《研究生学籍管理办法》等。学校依据这些规章制度对研究生进行日常管理、教育、检查和督促,引导研究生自觉用规章制度来规范自己言行,不断健康成长。

值得强调的是,规章制度是为培养人服务的,而不是为了卡学生或把学生管死,制度要具有一定的引领作用和权威性。因此,制度制定时要多方征求意见,经过充分讨论,有的需要经过校学位委员会或校务委员会讨论决定。一经确认,就要认真执行,以保证规章制度的严肃性和权威性,保证学校依法治校。若执行过程中认为制度不契合实际,跟不上时代发展的要求,需要修改或完善,也应经一定的程序进行修改,制度的执行切忌随意性,这是制度管理中必须重视的问题。

4. 开展网上道德法规教育

以计算机、通信和信息技术为支撑的网络已成为新时期人与人之间互相联系和交流的桥梁和纽带,通过网络交流思想,在网上获得各种新科技及其他信息,在网上周游世界,欣赏世界优秀文化艺术,在网上听课、听报告……随着网络技术的发展,网上的道德、法治观点也受到了挑战,上网者的行为极难控制,不健康的宣传资料经常出现;网上造谣、诈骗时有发生;网上恶作剧也屡见不鲜……研究生是接触网络较为普遍的群体,他们喜欢自由自在的网上聊天;网上不健康的内容也容易给他们带来负面影响。在这样的形势下,除了加强校园的网络管理外,对研究生加强"网者"的道德、法规教育是非常重要的。其内容应包括:提高研究生的自身"免疫力",自觉关闭和取消不健康的网络内容;加强法治观点教育,对轻信和传播违规内容的研究生,一经发现,应给予正确引导,加强教育,对造成不良后果者,应按校纪校规处理;进行科学道德和诚信教育;教育学生形成"自控能力",不能沉迷于上网而影响正常的学习和工作;弘扬爱国主义主旋律,重视健康心理和素质的培养和教育,使学生对竞争和压力有较好的承受能力;提高与人沟通交流的能力,使其性格开朗、情绪稳定、乐观向上。

研究生道德教育是研究生思想政治工作重要内容,贯彻落实是一系统工程,本文只是抛砖引玉。望知我者见教,任由论短道长,探究千秋伟业,期求真理同商。

(原载《上海研究生教育》2020 年第 1 期)

研究生教育留给我的反思

刁承湘

每年我们复旦大学都迎来数千名研究生新生,现在校研究生已逾万人。以往我在位时,每年新生入学,面对那一双双无比诚挚、充满信赖和期待的眼睛,我总觉得有一个声音始终在提醒着我:"你应当怎样去做,如何为他们服务,才不致让学生们失望?"现在,我已退休了,已离开了研究生教育管理岗位,但作为在这一岗位上耕耘了近 30 年,又对研究生教育事业爱得非常深沉的人,脑海里不觉又浮起研究生教育给我留下的许多思考。

一、 分数: 成也萧何,败也萧何

在上海医学院与复旦大学合并之前,有一次,一位博士生导师非常生气地来找我,告诉我,她的一位博士生能力实在太差,她准备让其退学算了。经了解,这位博士生由卫生部某部属医科大学硕士生毕业,入学考试成绩也不错。但入学后反映出各方面能力较差。做超速离心时,竟将该留下的样本弃去,将应弃去的部分留下,导师为此真是哭笑不得。还有导师经常反映,大多数研究生比较重视一篇学位论文,相当多的研究生将研究方向当成自己的专业,而对二级学科专业知识和相关学科关心不够。医科研究生由于课业负担较重、科研周期较长,有的学生将课余生活那扇通向五彩缤纷的外部世界的窗户无情地关闭了,一头钻进专业培养和论文工作,兴趣爱好反而淡漠了。

研究生入学以后,开始课程学习,往往有学生反映,我们研究生的教学内容、教学方法与本科生无大的区别,老师照本宣科的现象相当普遍。研究生实验课,按理说是培养动手能力的好机会,但因条件所限往往几个人合作,有的学生只好站在旁边看,无法满足要求。

这样的例子在我过去的工作中是经常遇到的。不久前,我校一位毕业研究生从美国回来探亲,他已在一所著名大学任教,可以说已是事业有成。在谈起国内的研究生教育制度时,他很坦率地提出了国内研究生教育的一些弊端。其中很重要的问题是,招生考试制度过死,创新能力培养不够,过于强调分数而不太重视个性发展、知识的拓展和全面素质的提高等。他特别讲到,入学考试全国统一划分数线的不科学性。

按照我国现有的教育制度,中学生几经磨炼,泅渡过"题海战术"的汪洋,终于走进了大学的校门;大学毕业后又几经拼搏,过五关斩六将,加入了研究生行列。值得我们思考的是,中学生迈进大学的门槛,凭借的是分数;本科生考取研究生,凭借的也是分数;研究生学习期间,硕博连读的遴选、奖学金的评审,也离不开分数。虽然研究生入学考试每年都在改革,但怎么改,也离不开分数。而在这种考试和分数中,也许让青年人失去了某些不该失去的东西,这分数真让人爱也不是,恨也不是,我们到底应该怎样看待"分数"? 研究生入学考试到底该如何改革? 研究生的课程教学内容,教学方式和考试办法又该如何改革?

每当我回首这些往事时,还总是感到太多的遗憾、太多的歉疚。我们已进入21世纪,面对着素质教育的今天,研究生招生制度、教育教学改革的任务相当艰巨,其路漫漫兮修远,需要我们上下求索!

二、 导师,是专家,更应是教育家

人们常常用蜡烛来形容教师这个职业,说他们是"点燃自己,照亮别人"。我倒以为,一名好的导师应当善于让别人和自己一同燃烧,他自己应当是一团熊熊的火焰。

在我们的周围,有着一批这样的导师,我们把他们称为专家型或学者型导师。对这样的导师,他们身上最可贵的有三条:一是对事业的激情;二是科学、严谨的治学态度;三是对学生的人格力量。他们孜孜以求,永不满足,紧跟时代的步伐和学科的前沿,始终将自己的工作、事业和自己的生命融为一体,他们对学生高度负责,鼓励学生"青出于蓝而胜于蓝"。他们培养的研究生毕业离校时感到,"几年学习,终身受益"。

还有一批导师可以称为经验型导师,他们按部就班地做事,依靠经验和习惯带学生,他们或将学生当作"加工"的对象,按自己的模式去塑造一批批学生;或是将学生当作"劳动力"使用,时间一长,研究生的创造兴趣可能衰退,创造能力的培养也可能成为一句空话。

也有少数导师成了真正的挂名导师。课题由学生自己找,课题研究情况也很少过问,甚至论文写好了,导师一个字也没有改。在临床上,这样的导师三年未带学生开过一次刀,研究生在二级学科轮转,他很少关心。学生在毕业离校时,往往会向研究生管理部门吐露真情:我未从导师那里学到真才实学!或是长叹几年的酸甜苦辣。

研究生培养的特点决定了导师在研究生成长过程中起着他人所不可替代的指导与影响作用,有人将导师的作用比喻为航标和舵手。清华大学前校长梅贻琦先生曾有一句名言,大意是大学之大并非有高楼大厦,而是因为拥有大师级的学者和导师。何谓"大师"虽无人为之定义,但我想,大师应该具备渊博的知识、超人的见解、非凡的才能、博大的胸怀,他们应该是学生做人做事的楷模,他们是专家、学者,还应该是教育家。

作为国家重点建设的高校,其目标是向世界一流的研究型大学迈进,在这一进程中研究生教育无疑具有重要的战略地位。而培养研究生导师是关键,大家希望导师们都是专家、学者,更应该是教育家。学校要努力造就一批一流的导师,这样才能培养出更多一流的学生。重点高校在"211"工程、国家重点建设计划等,拥有不少的经费,但最重要的不是先多盖几幢大楼,建标志性的建筑,而是应该多纳贤,尤其是一流的大师。学校有很多建设任务,但首先是要抓好师资队伍、尤其是导师队伍建设。大学的教授是 professor,而不是 teacher。因此,导师都要自觉地用专家、学者、教育家的标准来要求自己,永葆自己的学术和教育青春。

三、 质量,研究生教育的生命线

研究生的培养质量是研究生教育的生命线,这是大家早有共识的。研究生的质量主要体现在哪里?我国研究生教育的历史告诉我们,研究生质量主要体现在政治质量和业务质量两个方面。在对以往工作再思考时,深感切实抓质量决不是件容易的事,尤其是在招生规模扩大、导师新老交替、社会不正之风向学术界蔓延的形势下,对质量问题切勿掉以轻心,在新的形势下,我们在抓质量时要注意处理好以下几个关系。

一是数量与质量。两者是辩证的关系。质量要建立在一定的数量基础上,但没有质量的数量只能是空号数字。我国这些年研究生招生人数有了较大的发展,现跃居世界研究生教育大国,现在是该冷静地对待发展速度问题。其一,应对导师队伍现状作客观的分析;其二,对现有的教学资源(包括上课教师、教室、实验室、临床能为专业学位提供的床位等)要认真摸底;其三,对整个育人环境要保持清醒的头脑;其四,对毕业生质量进行追踪调查。根据各培养单位的家底来确定招生规模,研究生一旦进校,就应抱着对学生、对家长、对国家负责的态度,保证培养质量。

二是分数与素质。"分数"是衡量学习好坏的一把尺子,但在强调素质教育的今天,大家一定会赞成这样的观点——100 分≠高质量。尤其是对研究生,我们的任课教师和导师决不应仅仅满足于用考试分数来衡量学生工作的好坏,而是要挖掘他们的创造才能,进行全面的素质教育,使他们成为在整个人生道路上无往而不胜的强者。如果我们的任课教师和导师开启了研究生的智慧之窗,研究生有了素质的全面优化,分数和成绩的取得乃是情理之中、水到渠成的事,质量也才会有保证。

三是论文和能力。研究生培养得好不好,质量高不高,论文固然是一个很重要的标志。要完成一篇好的论文需要具备以下主要条件:一是学生要好。即学生要有好的基础,好的动手能力,好的开拓精神和好的韧性。二是导师要好。导师的素质、作风、水平和思想境界,常对论文好坏起很大作用。三是选题要好。新选课题无论是理论上,还是实际上都要给学生留有发展的余地,有发展前景,尤其是博士论文必须有一定的创新。四是好的工作条件。有的导师既无科研经费,又无实验室条件,研究生要完成论文工作,往往要到处求助,做出一篇高水平的论文确实很艰难。五是学术环境要好。团队精神、学术氛围对研究生来说都极为重要。有了这些条件,最后还是要研究生自己做出来,要靠自己的能力,其中最重要的是动手能力、创新能力、分析思维能力、归纳总结能力和文字表达能力等。因此,为保证出优秀论文,要重视条件建设,从培养能力入手。

四是政治与业务。现在有部分研究生往往提起"政治"就会反感,但是我们设想一下,如果我们培养的研究生没有正确的政治方向、政治观点、政治立场,他的业务再好对我们社会主义祖国又有何用?"法轮功"酿成的惨剧,看到我们有的博士生成为"法轮功"的痴迷者,作为一名教育工作者真感到如芒在背——难道我们不该从这些受害者中寻找促成其悲剧的内在根源吗?难道我们还不能从中清醒地认识这些人所受的教育中存在的弊端吗?据一些学校的调查,现在研究生中,关心政治、关心国家大事的人数在下降,更多的人是"自我设计",关注自己的前途,殊不知离开了国家,又谈何个人的前途?因此,我们必须树立政治质量与业务质量的全面观点,并落实在研究生教育工作的各个环节中。

保证和提高研究生的教育质量是系统工程,是研究生教育工作中的永恒主题,今天我们依然要高奏这一主旋律。

四、管理,需要有人为此作奉献

学位与研究生教育管理是一门科学,是一门学问,是一项事业,是学位与研究生教育工作重要组成部分。关于研究生教育管理本文暂不作详细论述,仅对学位与研究生教育管理干部的选拔、培养、使用谈点个人的反思。

1999 年 6 月,一位本科毕业生到上医研究生院应聘管理干部,当我向他介绍研究生院的情况和工作范围后,他询问管理干部的工资、奖金、福利待遇情况,我实事求是回答了他的问题,最后我对他说:"我们研究生院管理老师的待遇在机关干部中还算可以,但高校师资本身都很清贫,你要想拿高工资,我们难以满足。真正将我们这些人凝聚到一起的,是研究生教育事业以及我们为之所作的拼搏。但你似乎对这些最主要的东西都不太感兴趣,因此,你也就很难加入到我们队伍里了。"研究生院的干部是为研究生成才作铺路石子,为他人作嫁衣,服务对象是广大导师和研究生。这就要求我们要挑选懂业务、高素质、乐于奉献的人,为使工作有连续性,需要有一支相对稳定的管理干部。在一个集体里,比较合理的学历结构(有高学历的,也要有少数大专、中专学历的)、年龄结构和性别结构,形成合理的梯队,这是我们在挑选干部时就要注意的,也是我的工作实践留给我的教训。

当干部来到管理岗位后,对领导来说要注意四点:第一,创造学习的环境。通常我们最容易犯的毛病是,干部上岗后就是干活,加之研究生管理部门往往都是工作很忙的单位,容易钻进事务堆里,只顾埋头干活,无法抬头看路,更没有时间学习和做些研究。其实,研究生教育管理,涉及教育学、管理学、社会学及心理学诸多学科,还要了解上级的有关方针政策、本校的基本状况和改革措施。因此,作为部门领导要组织新同志学习或岗前培训,并在日常管理工作中安排一定的学习、交流时间,使每位同志都有边干边学,不断提高的机会。第二,鼓励大胆实践。实践出真知,管理工作能力是在实践中不断提高的。对新来的同志明确其工作职责后,传授工作方法,鼓励其大胆实践,不断创新,切忌用老同志的工作方法使其固化,影响创新。第三,营造良好的工作氛围。无论是整个大集体,还是科室小集体,都应为管理干部营造团结、协作、宽松的工作环境。研究生管理部门是个大集体,每位同志根据分工,所承担的工作任务只是整个管理工作的一部分。但是研究生教育管理是项系统工程,各项工作彼此虽有分工,但又是密切相联的,分工不等于分家,所以彼此的协作、沟通、理解和支持相当重要。如果"分工如分家",彼此"老死不相往来",这就难以形成管理团队,难以提高工作成效。第四,加强研究,注意总结交流,让同志们有成就感。我国的研究生教育,面临着许多新情况、新问题,需要大家去探索和研究,从某种意义上来说,我们每个研究生管理工作者都是学位与研究生教育的探索者和研究者,所以要不断对自己从事的工作进行总结和研究,这样才能适应发展形势,提高工作效率,也提高自身的能力和水平。说老实话,我们当院长、主任的,外出开会、学习的机会比一般干部多,而工作是靠大家做的,一个好的领导,要将大家的积极性调动起来,使其有成就感,而不能做"孤家寡人"。我说这些发自内心的话,不是说我做得好,恰恰相反,是我在过去的工作中没有做好,现在醒悟过来,觉得这几方面都很重要,否则怎么能说是反思呢?我们现在的研究生管理干部,很多都是硕士、博士毕业生,如果我们不重视这些方面,那就是浪费人才,也就难以形成一支相对稳定的研究生教育管理队伍。

作为一个老兵,我切身体会到,研究生教育管理需要更多的人为此作奉献,如何做好新形势下研究生教育管理,还有许多难题需要有人去探索和创新。我的反思,仅是为大家提供一些思考,希望能一石激起千重浪,有更多的人去思考这些问题,使研究生教育管理工作、我国的研究生教育事业步上新台阶。

（原载《上海研究生教育》2020 年第 1 期）

新冠病毒肺炎疫情后我对医学研究生教育的点滴思考

刁承湘

一年多的新冠病毒肺炎疫情,牵动了亿万人民的心,也引起我对医学研究生教育的一点思考。

这次疫情反映出我国医学教育的一些问题。如预防医学和临床医学分开,联系不紧密;医学教育中公共卫生教育理念薄弱;对医学生进行公共卫生教育少;公共卫生的专家、教授话语权薄弱,即使讲了也得不到足够重视;忽视对医药卫生人才进行大健康教育的人文素养的培养;医学人才的培养和社会需求不完全匹配,人才培养的质量评价尤其是研究生培养的质量评价科研导向严重;中西医结合的大方向是坚持了,但没有得到真正的重视和落实;中西医结合人才的培养难以满足社会需求。

这些本科生教育中的问题,也会延伸到研究生教育阶段。我国的医学研究生教育自20世纪80年代中期就明确分为医学科学学位和医学专业学位两种不同类型的研究生,顺应了医学的特点和医学发展的需要,这是值得总结的历史经验。但医学研究生教育还存在一些问题,如整个医学研究生教育中,预防医学观念的教育不够;研究生中重医疗、轻预防的理念普遍存在;临床研究生课程中预防医学、公共卫生、健康保健的课程不够,研究生对基层次医疗卫生状况了解很少;一些学科,尤其是临床学科越分越细,尽管强调二级学科培养研究生,但临床导师都是三级学科的专家,因此,还是偏重于三级学科培养,为此研究生知识面的宽广度不够;科研选题,尤其是博士生的选题,过于强调高精尖,实验室工作占很大比重,对社会和临床现实问题关注不够,临床实际工作的训练不多,解决临床实际问题的能力有待提高。

这些问题要引起医学研究生教育学界的重视。高层次医学专门人才的培养,必须贯彻"大健康"的理念;我们要坚持培养两种不同类型的医学研究生,要认真总结 1986 年以来培养临床应用型高层次医学专门人才的经验,不断研究新情况,解决新问题,使我们培养的临床医学研究生能适应现代医学的改革和发展;医学研究生的培养要重视基础、公卫、临床的融合和交流,重视交叉学科人才的培养;导师小组要由不同学科的专家组成,研究生承担的现代医学科研任务的完成,需要不同学科专家、教授的联合指导下,应用多学科知识和方法才能取得成效;研究生的科研选题要重视对现实问题的研究,研究结果能推动基础医学、公共卫生和临床医学的改革和发展;加强研究生与国内外的学术交流,发挥他们外语和计算机应用能力较强的优势,鼓励参加国内外学术会议和向国内外学术期刊投稿。

我已离开研究生教育工作一线 20 年了,不了解现状,也许这是我不切实际的思考,但我对研究生教育的情怀是永远埋在心底的。

(原载《上海研究生教育》2020 年第 2 期)

学习四史、不忘初心、坚定信念

——党的光辉照亮我成长的道路

刁承湘

  1941 年初春，我出生在江苏省革命老区黄桥东北的一个名叫"刁家控"的小村庄，我是一个标准的"生在旧社会、长在红旗下"的"40 后"。在人生步入耄耋之年时，迎来祖国成立 72 周年、建党 100 周年的大庆，脑海里不时冒出人生中的几个阶段，她反映了我在党的阳光沐浴下，与祖国共成长的艰辛和幸福的历程。

一、 依稀童年事

  在我 5 岁时，爸爸就瞒着家人参加革命，这一走就是 5 年没有音信，我的童年是跟随着妈妈和爷爷、奶奶在农村、在抗日的烽火中度过。记得那时经常有日本飞机从天空飞过，还有国民党反动派经常下乡扫荡，因为爸爸参加革命，我和弟弟被国民党下乡扫荡的人称为是"土匪的孩子"。因此，一旦有日本鬼子和反动派来，妈妈就会带着我和弟弟当"逃兵"。寒冷的冬天，天寒地冻，太阳出来后结了冰的地面化冻了，很难走，我们走到一个小村庄，妈妈会带我们到农民家里休息一下，那时的农村很穷、很苦，我们往往吃点随身带的粗粮饼，喝点白开水，一天就过去了，晚上再逃回家。即使不出逃，在家里只要听到飞机的声音，我和弟弟都会躲到门后或桌子下。记得有一次，妈妈在地里干活，突然飞机从天空飞过，她赶快往家里飞奔，推开家门，见我和弟弟已躲在桌子下，她告诉我们她在往家里奔的路上，一颗子弹从耳边飞过。我瞪大眼睛问妈妈："子弹打中你，你会死吗？你死了，我们怎么办？"妈妈说："傻孩子，妈妈是好人，子弹不会打中我的。"这种胆战心惊的童年生活一直持续到日本投降，家乡解放。在我幼小的心灵里留下可恨的日本鬼子的深刻印象，是他们给我们带来苦难的童年。那时从妈妈给我们讲的道理，我似乎有点懂得，日本敢欺负我们，其中一个原因是我们国家太穷了。因此,在我脑海里朦朦胧胧期盼着早日解放,期盼着祖国的强大。

二、 我盼望上学

1949年,祖国解放了,家乡很多像我这样年龄的孩子陆续上学,但学校离我家较远,因为爸爸多年无消息,家里人视我和弟弟如宝贝,怕在上学的路上会遇到什么意外,没有送我上学。我常抱着妈妈的双腿,吵着说:"妈妈,我要上学!"妈妈总是说:"等爸爸回来就送你上学! 你先在家里跟着爷爷学习识字。"我很听话,也很爱学习,在家里跟着爷爷学了很多字。

1951年春,爸爸终于回来了! 这时我已10岁,爸爸抚摸着我的头说:"长这么高了,得赶快送你上学。"这年秋天我背着书包上学了,根据爸爸的意见,我的学名改为承湘,意为"继承湖南湘江的革命传统"。因为我已认识很多字,因此插班读小学二年级,心里无比高兴! 是祖国的解放给我带来了上学的机会,从此我在祖国的阳光雨露滋润下茁壮成长.

春去夏来,一年年过去,我读完小学升初中,读完初中推荐免试直升高中,一路顺利。我们生长在毛泽东时代,唱着东方红长大,学习毛主席著作、在党的教育下争做社会主义事业的接班人。1963年,我考入上海第一医学院医学系,在这所国内外有名的医学院校里,我受到优良教风学风的熏陶,接受严格的教育教学管理,在社会主义大学里学专业,学技术,练本领;学政治,明方向,懂事理。读书改变了我人生命运,进入上医学习,这也就意味着我将一生献给为人民服务的医学事业中。

三、 一切听从党安排

1965年7月12日,我大学二年级加入了中国共产党,是年级学生中的第一个党员。支部大会上同志们分析我的优缺点,提出诚恳的希望,让我终身难忘。过了几天,当时基础医学部的党总支书记冯光同志找我谈话,当我走进她的办公室时,她和蔼地对我说:"我们现在在党内是同志,入党了,周围的人眼睛都会盯着你,看你像不像党员,入党后,你要听党的话,跟党走,一切都将交给党安排。"爸爸也与我有一次长谈,讲了一些我不知道的他参加革命的故事,让我记得最牢的话是,入党后你就是党的人,要一辈子接受党的教育与考验,各方面要严格要求自己,做合格的党员。

大学毕业，服从分配到妇产科医院工作，但我不喜欢这所医院，也不喜欢妇产科专业，只能在实践中培养对专业、对医院的爱。1975 年 6 月，因为上医组织巡回医疗队工作的需要，我赴江西医疗队工作了 2 年。当我在实践中爱上了新生儿专业和妇产科医院时，1978 年 3 月，因为学校恢复研究生教育工作的需要，我服从组织安排，调回学校从事学位与研究生教育管理。这一转岗，我将人生中最宝贵的青壮年时期奉献给了学校的研究生教育管理事业，为学校高层次人才的培养尽了微薄之力，成为他们成长成才的铺路石子，我无怨无悔。2000 年，上医与复旦合并时，我虽未到退休年龄，但由于当时的学校干部政策的年龄规定，我处于待退休状态，我利用这段时间，在各方的支持下，主编和编写了两本书：《医学研究生教育实践论》《研究生德育论》，为学校留下了宝贵的财富。也为自己 20 多年的研究生教育管理工作画上了句号。

2001 年 1 月，我年满 60 岁，退休了。退休后，我仍旧服从党的安排，被研究生院返聘，在研究生院又工作了 8 年，从事学位与研究生教育研究和《上海研究生教育》杂志编辑部的工作，我没有脱离老本行。后来又先后接受学校的任务，主编和执行主编了《上医情怀》《上海医科大学志》和《复旦名师剪影（医学卷）》。

在完成这些任务的过程中，遇到很多困难和问题，我曾多次想打退堂鼓，但最后都是在"我是党员，一切都得听从党安排"的理念下，去接受挑战，去学习自己不懂、不熟悉的工作，并努力去完成任务。

50 多年，我面对的环境发生很多、很大的变化，时代的车轮不断向前飞奔，但不变的是我对党的忠诚和对共产主义的理想和信念，努力学习，与时俱进，尽力跟上时代的步伐，这都是党长期培养和教育的结果。

四、 夕阳无限好

退休至今，已经整整 20 年了。现在回忆起来，这 20 年我退而未休，老年生活过得丰富多彩、充实而有意义。

1. 继续为研究生教育添砖加瓦

我一退休，即返聘在《上海研究生教育》编辑部工作，负责该杂志的组稿、审稿、定稿、出版及发行等工作。这一角色的转变，使我延续了对研究生教育管理工作的时限。

2001 年 11 月 16 日，"全国学位与研究生教育发展中心"成立了上海研究基地，基地设在复旦大学研究生院，我担任基地副主任。在复旦分管校长的领导和研究生院的指导与支持下,参与基地的筹建、培训及各项学术活动,得到多方面的锻炼和提高。

在这段时间里,为纪念我国恢复研究生教育30年,我参与了全国和上海市的有关总结、纪念和各种活动。受邀去浙江大学、上海外国语大学、中国医科大学等全国近20所高校及中科院上海分院等单位,为导师和研究生管理干部培训讲课,继续活跃于我国研究生教育战线。

学位与研究生教育事业,是我永远的爱!

2. 在校园文化的传承与建设中尽心尽力

作为主编和执行主编,我编写了《上海医科大学志》(170余万字)、《上医情怀》(60余万字)、《复旦名师剪影(医学卷)》(60余万字)。

"三书出版尽开颜",我为步入老年后还能为学校的文化传承做点事,为上医的历史留下宝贵的财富而感到欣慰,这对我的毅力和意志也是很大的考验,非常感谢各级领导和400多名参加收集资料、参与编写的各位老师和同道。

3. 在老教协、退教协中体察为老服务的人生价值

2009年4月至2018年5月,我有幸参加了复旦大学老教协、退教协的理事工作,是枫林机关分会的会长。我努力完成协会交给的各项任务,带领会员积极开展各项活动。近10年的为老服务中,我与老年朋友们一起学习,一起活动,让我体会到老年人生和为老服务的乐趣。

4. 在关心下一代的工作中焕发青春

2006年4月至2019年2月,我参加了学校关工委的有关工作。10多年,在关工委的领导下,我为在校医学生(包括本科生和研究生)上了10多次党课;多次接受学生采访、多次为青年教师、医生、学生讲上医校史、上医文化;辅导学生学习《颜福庆传》;作为党建组织员与近百名入党积极分子和预备党员谈话,协助基础医学院党委做好党建工作;参加关工委的课题研究、理论学习等。关工委的工作让我找回了青春,我非常珍惜,努力做青年学生的忘年交朋友。

5. 不忘自己是上医人,为上医校友会尽微薄之力

从1963年进上医读书,我在上医学习、工作了50多个年头,上医是我永远的精神家园,成了我心中的永远牵挂,而她与复旦合并后,我更多的是将这种情感寄托于上医校友会。退休10多年,承蒙校友会的厚爱,直至2019年我一直是校友会的理事,凡是校友会要我做的事都尽力而为。

6. 老有所学,努力跟上时代步伐

时代的发展,使我感到不学习就会落后,甚至被时代所抛弃。而我们老年人

精力有限,不能什么都学,在上海市老年大学我选择了学习电脑的基本知识,以便在学习和工作中使用;学习书法,以满足自己的兴趣爱好。我现在基本可以上网查资料,可以收发电子邮件,与别人交流,也可以在电脑上写文章。我坚持在老年大学学书法,使自己的书法水平有了长足的进步。

我们的党走过了辉煌的 100 年。在党的领导下我们伟大的祖国发生了天翻地覆的变化,屹立在世界的东方。现在步入习近平新时代,面临着更为艰难、复杂的任务。而我已步入耄耋之年,能为党做的事越来越少。但我明白,共产党员永远没有退休,在党的教育下我与祖国共成长,我为祖国献力量!步入老年的我仍旧与祖国共成长!

没有伟大的祖国就没有我的今天!我爱我的祖国母亲!我爱我们伟大的党!

(原载《上海研究生教育》2021 年第 1 期)

传递红色基因，致力铸魂育人

刁承湘

中国共产党第十九次全国代表大会,将习近平新时代中国特色社会主义思想确立为党必须长期坚持的指导思想并庄严地写入党章,这是新时代中国共产党的思想旗帜,实现了党的指导思想的与时俱进。第十三届全国人民代表大会第一次会议通过的宪法修正案,郑重地将习近平新时代中国特色社会主义思想载入宪法,这是国家政治生活和社会生活的根本指针,实现了国家指导思想的与时俱进。

习近平总书记指出,要把学习党的新理论作为全党、全国人民思想武装的重中之重,并同学习党史、新中国史、改革开放史、社会主义发展史(以下称为"四史")结合起来,与"读懂中国"学习活动结合起来。总书记要求把立德树人融入学校的思想道德、文化知识、社会实践各个环节,对学生加强爱国主义、集体主义、社会主义教育。复旦大学党委在纪念老校长陈望道首译的《共产党宣言》全译本发表100周年时开展各种纪念活动,要求全体教师要弘扬和传承红色基因,致力于铸魂育人。

作为高校的老师,我们这一代人,学习或亲身经历过新中国成立后的各个历史时期,对学校的历史也有一定的了解,有责任在传递红色基因、培育社会主义事业的建设者和接班人的工作中尽微薄之力。

自2014年起,复旦大学基础医学院即邀请我为学院的入党积极分子上党课和为在校学生讲上医历史;2017年为基础医学院开设的"医学人文导论"课程上课,主讲"颜福庆的医学教育思想及其现实意义";2018年开始,时任基础医学院党委书记的钱海红牵头,为医学院学生开设了一门课程——"人文医学",我作为授课教师受聘讲"上医精神与颜福庆的医学教育思想"。此外,这些年来,我先后为五官科医院、儿科医院党员上党课、为华山医院在校研究生党员和入党积极分子上党课、为肿瘤医院退休老党员上党课。这些课程尽管听课对象不同，要求也不完全一样，但主旨都是：以上医（包括附属单位）文化与精神为主线，以上医历史上的优秀共产党员和名师的事迹为案例，结合党章、现在的形势要求、听课者的实际情况进行讲解，传递的是校园文化与精神的红色基因，最终目的都是为了铸魂育人。

此外，我还在家里多次接受学生的来访，他们事先会提供访谈提纲，我根据他们的要求，谈自己在党的培养教育下成长的经历，谈自己的入党动机，与他们坦诚交流青年人的理想和信念。访谈结束，我带领他们参观位于我家附近的宋庆龄陵园，了解伟大的共产主义战士、国家名誉主席宋庆龄的丰功伟绩，接受革命传统教育。陵园的名人园内有复旦创始人马相伯和复旦医学院的名师、共产党员陈中伟院士的塑像，在这里学生传承的也是复旦的红色基因。

回顾这些年参加关工委的工作和经历，在传递红色基因、教书育人方面我的做法和感悟是：

（1）党中央号召全国人民要"读懂中国"，作为高校教师首先要读懂自己的学校。习总书记关于"读懂中国"的号召，对建设中国特色社会主义有着非常重要的意义，我国正处于经济、社会的转型时期，我们的国家往哪里去？将建设成什么样的国家？我们首先要了解中国的历史，了解中国 5 000 年的文明史，了解中国的过去、现在和将来；中国是由中国共产党领导的，因此也必须了解中国共产党的历史和他的治国理念。

在这样的大背景下，复旦大学要建设世界一流大学，复旦大学上海医学院要建设成世界一流医学院，那我们作为学校的教师，首先要读懂上医，了解上医从哪里来，将向哪里去？作为高校退休教师应为此做些力所能及的事。因此，我这几年在和枫林校区的学生、青年教师和退休老同志交流时，要求自己首先要读懂上医，讲上医的故事，讲上医不同历史时期优秀共产党员和先进人物的故事，使上医的历史和各个时期的历史人物，具有时代穿透力，向上医的后人传递上医的红色基因。通过我的讲解，"故事里的上医"历史人物一个个鲜活起来，听课者听得津津有味，成为学生们学习的榜样和偶像，结合当代形势的要求，启发和帮助他们树立共产主义的理想和信念。

（2）授课前先了解听课对象的所思所想，以使授课内容契合实际，提高授课效果。邀请我上课的单位一般都提前 1～2 个月就告诉我上课的任务，我都会请他们做一些预调查，了解听课对象的现实想法和对听课的要求。例如，听课者对上医和所在单位的历史了解吗？对学校发展的关注度如何？学生中对入党的动机及我党历史、现状的认识如何？预备党员对做一个合格党员有些什么想法？老同志退休后有些什么困惑？退休后的党员对如何发挥党员的先锋模范作用有些什么认识？听课对象中有那些典型事例(包括正反面的)。这样的预调查,让我做到心中有数,上课内容就可以做到有的放矢,接地气,使自己与听课者之间能心灵沟通,带着平和的心态与听课者交流。

从每次授课后的反馈信息,让我感到很欣慰。有的学生说:"我原来不知道上医有那么多一级教授,更不知道他们的事迹。听了刁老师的课,才知道他们在苦难深重的中国留学国外,为改变祖国医药卫生的落后面貌,放弃国外的优越条件,依然回国,这是真正的爱国主义精神,在当代仍具有时代意义。"还有研究生同学说:"读医好苦,医学科研要出成果很不容易,要耐得住寂寞,来不得半点虚假。上医的前辈告诉我,什么是实事求是,什么是科学精神,这是科学研究的灵魂,我们要牢记并传承。"

(3) 在读懂的基础上,将上医的文化、传统和精神进行总结和概括,与我们所处的时代精神结合起来,便于听课者传承和发扬,更好发挥育人的功效。习总书记指出:"文化是一个国家、一个民族的灵魂"。他还说:"文化是最需要创新的领域。在人类发展的每一个重大历史关头,文化都能成为时代变迁、社会变革的先导。"那么,什么是上医文化? 他与传统、精神有什么样的关系? 这是讲课中要回答的问题。

在上医 90 华诞的庆典大会上,上医杰出校友韩启德院士在致辞中说:"文化是一个群体在一定时期内形成的思想、理念、行为、风俗、代表人物及由这个群体整体意识折射出来的一切活动。"他还说:"一代人有一代人的责任。所有上医人要高擎先辈点燃的精神火炬,继续为后人贡献自己,为上医添砖加瓦。"每所稍有传统的高校都有自己特有的文化和文化氛围,给予师生特有的熏陶和滋润,在润物细无声中授予师生特有的素质和品格,并形成一所大学特有的传统和精神,正因为如此,大学成为校友们永远的精神家园。因此,大学文化是大学传统与精神的根基。《复旦名师剪影(医学卷)》中的上医名师及现在还健在的名师们所彰显的是医学名家的学术典范、爱国为民的奉献精神、高尚的行为与人格魅力,都集中体现了上医文化。名师们用上医文化塑造了一代代白衣天使,上医培育的学子是作风严谨、工作踏实、勤奋刻苦、好学上进、爱国为民的医药卫生人才。在这次全国抗击新冠肺炎的战斗中,无论是驰援武汉的抗疫英雄,还是坚守在全国各地医疗卫生战线的上医学子,人们看到了他们"苟利国家生死以"的英雄无畏和全心全意为人民服务的精神。这些都彰显的是上医传统,上医成了为千万人提供"托命之场"的医学院校。原协和医科大学校长巴德年院士称上医是现代医学界的"黄埔军校"。我每次讲课力求用史实说话，将上医的文化、传统和精神进行概括和总结，希望让上医的红色基因镶刻在学生的脑海里，融合在他们的血液内，体现在他们的行动中，使上医成为现代医学的"黄埔军校"。

（4）教育人者必须自己首先受教育，必须提高自身的文化素养和精神境界，尽量使自己跟上时代步伐。我是 20 世纪 60 年代上医培养出来的学生，作为学生，在校学习期间对母校的历史、传统与精神并没有更多的了解，更何况时逢文化大革命，上了很多阶级斗争课，上医文化与精神被扭曲。拨乱反正后虽然还上医历史真面貌，但并没有系统接受这方面的教育，而是在自己留校工作后的工作实践中切身体会到上医的文化、传统和精神，但从未研究过。

值得庆幸的是，我退休后受学校之命，作为主编，编写了《上医情怀》，作为执行主编编写了《上海医科大学志》《复旦名师剪影（医学卷）》等书，这让我有机会更全面地了解母校的历史，接受了上医传统与精神的洗礼，感到上海医科大学前辈们对上医文化提出了卓越的理念，每个历史时期都涌现出反映上医精神的英雄人物。我自觉地将这些工作看成是极好的学习机会，如饥似渴地学习，从先辈们身上汲取精神营养，陶冶内心情操，提高思想境界。同时我也注意关心时事政治，了解新时代对青年人的要求，在关工委学习会上向其他老同志学习到很多。上医培养我养成了思考的习惯，比较注意积累资料。在学习和工作中我认识到，作为医学院的一名老党员、老职工要接过先贤的重托，牢记为党育人、为国育才的使命，将红色基因一代代传下去，使我们培养的医学生能弘扬"为人群服务，为国家献身"的传统，具有"救死扶伤、医者仁心"的精神，成为有温度的医药卫生工作者，以服务健康中国为使命和担当。

退休的 20 年是我重新学习、接受教育、不断提高的老年学习阶段，非常感谢学校给了我这样的机会。这为我向学生传递红色基因奠定了基础。

这些年，我在为读懂中国、传承红色基因、教书育人工作中进行了探索。我认为这种教育活动还可前移，医学生入学时就应该列为入学教育的内容，并贯穿于整个学习阶段。全体教师首先要了解上医，他们都应该是上医红色基因的传播者和教育者，是学校育人的主体。同样，青年教师上岗前也要接受上医文化教育，请老教授给他们进行岗前培训，讲述上医的教风和学风，否则他们怎么能传承呢？在上医的校园里现在已经营造了一定的上医文化的育人环境与氛围，步入这所医学殿堂就要牢牢记住：我是上医的后代！我要当好上医传人！

习总书记早在 2014 年 9 月，在北京师范大学师生代表座谈会上就指出："好老师应该懂得,选择当老师,就选择了责任,就要尽到'教书育人、立德树人'的责任。"我虽然从工作岗位上退下来了,但我感到教书育人的责任永远不应该退岗。回顾是为了正确的认知,缅怀是为了更好地传承。动态的、历史的、前瞻性的理解传统与精神,理解教书育人,在传承的同时要发展,注入新的内涵,使上医文化红色基因和教书育人的优良传统不断发扬光大!

（本文写于 2021 年 4 月）

后 记

经过近一年的努力,《探索者的足迹》与大家见面了!

本书从 1978—2001 年我在上海医科大学从事学位与研究生教育的 20 多年及 2001 年退休后至 2021 年所写的 100 多篇论文中,精选了 44 篇汇编成论文集。

我在书的前言中已说明了我编写此书的一些想法。今年是中国共产党建党 100 周年,此书作为"光荣在党 50 年"的一位老党员,为建党 100 周年准备的一份薄礼;今年是我国颁布《中华人民共和国学位条例》40 年,作为亲历者,收入本书的文章集中反映了我从事学位与研究生教育的历程及所思所想,是对我国《学位条例》颁布 40 年的纪念;今年我步入"80 后"老年人行列,收入该书的文章,基本反映了我自改革开放后的人生印迹。无论是在岗时还是退休后的工作,我都是在探索中前进,故书名定为《探索者的足迹》。

在该书出版之际,我由衷地感谢上海医科大学杰出校友、中国科协名誉主席、中国科学院院士韩启德教授,他极力支持我出版此书。当我告诉他,书名准备定为《探索者的足迹》时,他拍案叫好,并立即表示愿为我题写书名,几天后我喜出望外地收到他的墨宝,这无疑是对我莫大的鼓励。教育部原副部长、国务院学位委员会办公室原主任、中国工程院院士赵沁平教授百忙中欣然为本书写序,序言中对我工作的溢美之词,是老领导对我工作的肯定,更是鞭策,将激励我在余生之年,不忘初心,继续前行,不负所望。中国科学院院士、我校附属中山医院院长樊嘉教授,作为上医培养的优秀研究生代表也为本书写了序,他的真诚和淳朴、深厚的师生情谊,让我动容,深感作为老师,我所走过的育人之路在他的脚下延伸,从他身上我进一步感悟到老师的人生价值。复旦大学副校长张志勇教授和复旦大学出版社的领导对本书的出版给予多方面的关心和支持,两位责任编辑魏岚、刘冉对本书的编辑、出版付出了辛劳，我发自内心地感谢他们。感谢所有关心、帮助和支持我出版此书的同事、同仁和朋友。

"按照毛主席教导的革命事业接班人的五条标准，严格要求自己，并付之于行动。"这是我父亲1965年在我的日记本的题字，我珍藏至今，并时刻铭记父亲教诲，身体力行。父母是我人生的第一位老师，这本书出版时，亲爱的爸爸妈妈愿你们含笑九泉！

最后感谢老伴孔宪章，他几十年如一日关心、支持和照顾我，让我能静心坐下来写文章和思考问题，我的文章他往往是第一读者，还常常提出建设性的意见。本书的顺利出版，与他及儿女们的充分理解和支持是分不开的。

刁承湘

2021 年 7 月

图书在版编目(CIP)数据

探索者的足迹/刁承湘编著. —上海:复旦大学出版社,2022.7
ISBN 978-7-309-16128-1

Ⅰ.①探… Ⅱ.①刁… Ⅲ.①医学教育—研究生教育—教育改革—研究—中国 Ⅳ.①R-4

中国版本图书馆 CIP 数据核字(2022)第 032756 号

探索者的足迹
刁承湘 编著
责任编辑/王 瀛

复旦大学出版社有限公司出版发行
上海市国权路 579 号 邮编:200433
网址:fupnet@ fudanpress. com http://www. fudanpress. com
门市零售:86-21-65102580 团体订购:86-21-65104505
出版部电话:86-21-65642845
常熟市华顺印刷有限公司

开本 787×1092 1/16 印张 19 字数 331 千
2022 年 7 月第 1 版第 1 次印刷

ISBN 978-7-309-16128-1/R·1937
定价:78.00 元